精选特效
老年治病偏方
1000例

轩丽勇 / 编著

JINGXUAN TEXIAO LAONIAN ZHIBING
PIANFANG 1000LI

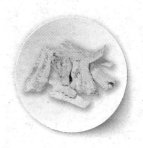
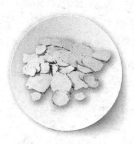
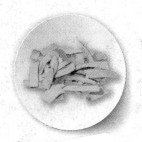

陕西新华出版传媒集团
陕西科学技术出版社

图书在版编目（CIP）数据

精选特效老年治病偏方1000例/轩丽勇编著. —西安：陕西科学技术出版社，2016.1
ISBN 978-7-5369-6611-6

Ⅰ. ①精… Ⅱ. ①轩… Ⅲ. ①老年病—土方—汇编 Ⅳ. ①R289.2

中国版本图书馆CIP数据核字（2015）第311000号

精选特效老年治病偏方1000例

出 版 者	陕西新华出版传媒集团　陕西科学技术出版社
	西安北大街131号　邮编　710003
	电话（029）87211894　传真（029）87218236
	http://www.snstp.com
发 行 者	陕西新华出版传媒集团　陕西科学技术出版社
	电话（029）87212206　87260001
印　　刷	北京建泰印刷有限公司
规　　格	710mm×1000mm　16开本
印　　张	21
字　　数	330千字
版　　次	2016年3月第1版
	2016年3月第1次印刷
书　　号	ISBN 978-7-5369-6611-6
定　　价	28.00元

版权所有　翻印必究

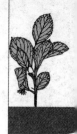

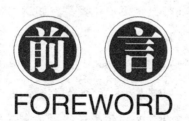

前言 FOREWORD

近年来，人们的生活水平突飞猛进。以前，能吃上精米白面就是"土豪"，如今，馒头米饭在餐桌上的地位却逐渐下降；以前，鸡鸭鱼肉只在逢年过节时才能摆上餐桌，如今，人们更青睐清淡的素食。充足且营养丰富的食物给人类健康带来了福音，人的寿命也被延长。据世界银行的官方统计，1960年，中国人均预期寿命仅为43.46岁。半个世纪后，2010年，中国人均预期寿命猛增至73.5岁。到2020年，中国人的平均期望寿命有望达到77岁，达到中等发达国家的水平。

然而，有句俗话说得好：生命重在质量，而不在数量。经历过人生百味，体验过人生艰辛，洗净铅华的人生变得从容、安详起来。沉淀后的心态愈发澄明，但身体机能却开始衰退，无论是由自然衰老造成的，还是意外导致的，都会给温馨的老年生活埋下许多隐患，最终会降低老年人的生活质量。

这本《精选特效老年治病偏方1000例》为帮助老年人减少病痛烦恼、提高生活质量的目的而编写。"偏方"就是指那些民间流行的使用起来简单便捷的药方。偏方在很大程度上并不是由专业医务人员研发，而是多由生活中不经意间的歪打正着而流传。之所以称其为"偏方"，多是因为这些药方大多"剑走偏锋"，具有四两拨千斤的效果。

本书列举的偏方具有取材方便、简单易行、安全有效的特点，书中的偏方包括食疗、按摩、刮痧、药酒等多种药方，而且每一种小偏方的配药、制用法和功效都有完整的介绍。让每一位老年人都能按照书中的药方或祛除病

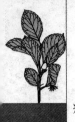

痛的困扰，或制作出美味又滋补的药膳，或通过按摩减轻病症。

本书以老年人常见的各种疾病为索引，分为日常保健、明智健脑、强筋壮骨、内科、五官科、呼吸系统、消化系统、妇科男科、急症杂症九大类精选治病偏方，并且对每一种疾病的常见症状和保养方法都有简单介绍。通俗易懂的语言、清晰有序的分类，方便每一位老年人查找和阅读，帮助老年朋友掌握各种疾病的症状和保养方法，做到尽早治疗和提前防范。

每一位老年人都希望自己的晚年生活能过得幸福健康，这不仅需要老年朋友平时有良好的保养方法，还需要及时消除影响健康的危险因素。出现一些头痛脑热的小症状时，就要引起重视，将其对症下药处理好，将危险隐患扼杀在萌芽状态，更好地享受晚年幸福生活。

愿每一位老年朋友都能身体健康，远离病痛，幸福生活，颐养天年！

编　者

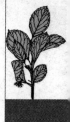

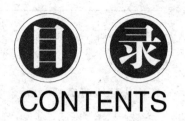

第1章 日常保健精选偏方
——益寿延年人长乐

口腔溃疡——半夏旱莲去心火 002
感冒——柴胡桂枝汤方便又有效 006
食欲不振——乌梅陈皮好开胃 009
上火——黄瓜甘凉能解毒 011
早白头——芝麻首乌能黑发 014
免疫力下降——太子参益气补血壮体质 017
褥疮——外用酒方见效快 019
皮肤瘙痒——除湿止痒四物汤 023
手脚冰冷——枸杞老姜暖洋洋 026
痔疮——生地苦参可止血 028
口臭——口有余香莲子心 031
牙齿松动——坚持叩齿可预防 034
老年性肥胖——新鲜荷叶搭粳米 037

第2章 明智健脑精选偏方
——神清气爽身体棒

帕金森综合征——天麻炖鱼头祛风通络	042
气血不足——山药蜜奶来帮忙	045
神经衰弱——玫瑰泡茶抚心神	049
心悸——花茶养心心不慌	052
记忆力衰退——安神补脑用核桃	055
头晕——巧用莲菊神智清	058
头痛——川芎止痛最在行	061
更年期综合征——小麦山药解忧又安神	064
入睡困难——酸枣仁汤有奇效	068
老年性低血压——党参枸杞升血压	071
老年性贫血——当归黄芪最相宜	074

第3章 强筋壮骨精选偏方
——骨骼坚韧身板硬

骨质疏松——陈皮当归壮骨髓	080
腰腿痛——白酒枸杞大有裨益	082
骨折——蒲公英粥消肿散结	084
骨质增生——活血行气川芎汤	088
关节炎——樱桃米酒祛风湿	090

颈椎病——按摩穴位通经络	094
肩周炎——白芍桃仁粥活血化瘀	097
腿脚抽筋——泡杯芍药甘草茶	099
坐骨神经痛——川乌粥温经止痛	102
足跟痛——试试萝卜皮热敷	105
痛风——珍珠丹参汤治慢性痛风	107

第4章 内科精选偏方
——好身体要注重"内在"

糖尿病——生地茯苓可降糖	112
高血压——枸杞是降压良品	116
心律失常——茯神羚羊角宁心定智	119
心绞痛——橘枳生姜温经散寒	122
冠心病——多吃白菜豆腐干	125
风湿性心脏病——狗骨玉竹解心病	127
高脂血症——醋泡花生降血脂	130
肺炎——热病就用鱼腥草	133
慢性肾炎——枸杞芝麻糊促康复	135
三叉神经痛——萝卜丹参比药好	138
肝硬化——赤豆鲤鱼化瘀利水	141
脂肪肝——散肝胆湿热用柴胡	144
肾结石——玉米芯排石不用慌	146

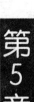

第5章 五官科精选偏方
——耳聪目明更自信

老年斑——外用内服葆容颜 ······ 150

耳鸣——党参黄芪，耳净心也清 ······ 152

耳聋——通窍聪耳很关键 ······ 154

鼻炎——金银花饮宣肺泄热 ······ 156

老年性白内障——试试黄精珍珠母 ······ 160

青光眼——活血利水降眼压 ······ 164

老花眼——食疗+按摩，双管齐下 ······ 167

眼干眼涩——黄芪丹参茶明眸醒目 ······ 170

牙周炎——花生补血又消瘀 ······ 173

牙痛——薄荷茶清凉止痛 ······ 176

第6章 呼吸系统精选偏方
——呼吸畅快精神好

老慢支——首选苏子降气汤 ······ 180

肺气肿——黄芪炖鸽可益肺 ······ 183

慢性咽炎——用青果能清热利咽 ······ 186

哮喘——滋阴润燥止气喘 ······ 190

久咳不止——银耳百合食疗胜过药 ······ 194

肺结核——猪肺贝母好润肺 ······ 197

第7章 消化系统精选偏方
——吸收好，身体更棒

打嗝不止——按摩穴位止嗝快 … 202
消化不良——鹌鹑炖山药可改善 … 205
胃下垂——常喝苏枳壳山楂汤 … 208
胃溃疡——三白汤轻松治溃疡 … 211
慢性胃炎——莲子糯米是解药 … 215
老年性便秘——清热润肠用麻仁 … 218
慢性肠炎——党参黄芪温肾清肠 … 221
腹泻——大蒜巧用可止泻 … 224
水肿——红小豆快速消肿 … 229

第8章 妇科男科精选偏方
——赶跑"不能说的烦恼"

老年性阴道炎——仙灵脾抗炎杀菌 … 234
外阴瘙痒——杀虫止痒苦参最有效 … 239
乳腺增生——穴位刮痧常预防 … 242
子宫脱垂——金樱子敛气固脱 … 246
尿频——多吃龟肉不起夜 … 250
子宫肌瘤——心情舒畅肌瘤少 … 253
前列腺炎——生大黄方简单好用 … 256

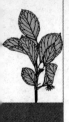

前列腺增生——常吃南瓜子可预防 ········· 260

早泄——食用香蕉恢复快 ············· 263

膀胱炎——车前草清热利尿 ············ 267

尿路感染——苦参柴胡可消炎 ············ 270

第9章 急症杂症精选偏方

——少一份意外，多一份幸福

烧烫伤——试试龙骨地榆膏 ············ 274

盗汗——当归六黄汤方可见效 ··········· 278

扭伤——桃仁杜仲消肿散瘀 ············ 281

中暑——藿香香薷解暑快 ············· 284

跌打损伤——小磕小碰用三七 ··········· 287

蚊虫叮咬——有艾草，蚊虫不咬 ········· 291

破伤风——天南星防风治可镇静 ········· 294

鼻出血——桑菊薄荷饮泻火止血 ········· 296

蜂蛰伤——家常食材可解毒 ············ 300

鸡眼——生半夏消痞散结 ············· 302

食物中毒——仙鹤草止血解毒 ··········· 306

晕车——鲜橘皮可解困扰 ············· 310

脚气——车前子除湿杀菌 ············· 312

醉酒——喝蜂蜜水，酒后不头痛 ········· 315

尿失禁——枣仁芡实可补脾止泄 ········· 318

脱发——首乌固精气，留住"烦恼丝" ····· 321

第1章
日常保健精选偏方
——益寿延年人长乐

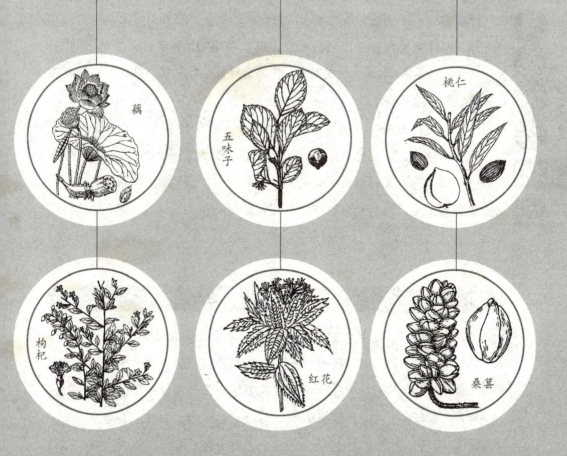

口腔溃疡
半夏旱莲去心火

养生小课堂

口腔溃疡是一种常见病症，人体若长时间处于内分泌失调的状态，或长时间睡眠质量不佳，都有可能导致口腔溃疡的发生。另外，缺乏某些微量元素的话，同样会导致患者出现反复发作口腔溃疡的情况，比如缺锌、缺铁，缺乏叶酸、维生素 B_{12} 等，长期如此，势必会降低免疫功能，从而增加复发性口腔溃疡发病的可能性。

中医认为口腔溃疡是典型的"形之于外，而发之于内"的病变。表面看，病变在局部，但细究其病因却非口腔疾病所致，而是机体上火的外在表现。所谓上火，又有虚实不同，往往初起为实，反复发作则由实转虚了。实火表现为多点溃疡，溃面鲜红，有黄色渗出物覆盖，周围黏膜充血明显。虚火则表现为溃疡点少，溃面嫩红，周围黏膜轻微充血，并伴有手心热，大便干燥。

精选治病偏方

乌梅生地绿豆糕

●配　药　乌梅50克，生地30克，绿豆500克，豆沙250克，白糖适量。

●制用法　将乌梅用沸水浸泡3分钟左右，取出切成小丁或片。生地切细，与乌梅拌匀。绿豆用沸水烫后，放在淘箩里擦去外皮，并用清水漂去。将绿豆放在钵内，加清水上蒸笼蒸3小时，待酥透后取出，除去水分，在筛上擦成绿豆沙。将特制的木框放在案板上，衬以白纸一张，先放一半绿豆沙，铺均匀，撒上乌梅、生地，中间铺一层豆沙，再将其余的绿豆沙铺上，揿结实，最后把白糖撒在表面。把糕切成小方块。

● 功 效

滋阴清热，解毒敛疮。

半夏旱莲汤

● 配 药　法半夏、旱莲草各20克，黄芩、党参、女贞子各15克，干姜、甘草、大枣各10克，黄连6克。

● 制用法　每日1剂，水煎，分早、晚服。

● 功 效

清热泻火，燥湿敛疮。主治顽固性复发口疮。

女贞子治口疮

● 配 药　女贞子嫩叶20克。

● 制用法　女贞子用清水洗净，嚼烂含漱10分钟，然后咽下药液，药渣吐出。或捣烂取汁涂在患处，每日3次。

● 功 效

用本方治疗口腔炎，对口腔溃疡也有作用，连用5天即愈，且不复发。

大黄散

● 配 药　大黄40克，吴茱萸30克，胡黄连、天南星各20克。

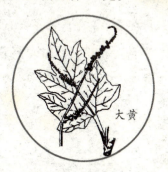

大黄

● 制用法　将上药共研细末，装瓶密闭备用。用时取药末20克，加醋调成稀糊状，每晚睡前敷双侧涌泉穴，外用敷料固定，次日晨起除去药物，5次为1个疗程。

● 功 效

清热泻火。

黄芪青黛治口疮

● 配 药　生黄芪25克，粉青黛6克，蒲公英、麦冬、北沙参、玄参各12克，淮山药、生地各15克，白术10克。

● 制用法　每日1剂，水煎，分2次服。

● 功 效

滋阴降火，清热解毒，托疮生

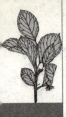

肌。主治复发性口疮。

地黄麦冬治口疮

● 配　药　干地黄、麦冬各15克，熟地黄、天冬各12克，黄芩、石斛各10克，茵陈、枇杷叶、甘草各9克，枳壳、黄连、桔梗各6克。

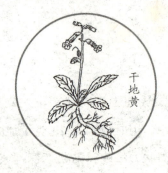

干地黄

● 制用法　每日1剂，水煎，分2次服。小儿量酌减。

● 功　效

滋阴生津，清热解毒。主治偏热型口腔溃疡。

鲜藕萝卜饮

● 配　药　生萝卜数个，鲜藕500克。

● 制用法　生萝卜和鲜藕捣烂绞取汁液。含漱。每天数次，连用3日。

● 功　效

清热除烦，生津止渴。

蒲公英治口疮

● 配　药　蒲公英（鲜品）150克。

● 制用法　将上药煎浓汁，漱口兼口服，每日2次。

● 功　效

主治复发性口疮。

大青叶芦根治口疮

● 配　药　大青叶、鲜生地、生石膏（先煎）、鲜芦根（去节）各30克，黑玄参、赤芍、丹皮各10克，生甘草5克。

● 制用法　每日1剂，水煎，分5～6次饮服。

● 功　效

清热养阴，活血凉血。主治口腔溃疡。

肉苁蓉治口疮

● 配　药　肉苁蓉适量。

● 制用法　将上药研粉，过筛，每次温开水送服10克，1日3次。

● 功　效

主治复发性口疮。

苍术五倍子治口疮

● 配　药　苍术15克，五倍子9克，甘草3克。

● 制用法　每日1剂，水煎，分3次口服。

● 功　效

主治口疮。

参莲枣饮

● 配　药　玄参90克，丹皮、炒枣仁各30克，柏子仁、莲子心各9克。

● 制用法　用水清洗，入砂锅中，加水300毫升，小火煎煮30分钟，去渣。加水再煎，滤取汁液，将2次所得药汁归并，加白糖少许，分3次服用，每日1剂。

● 功　效

养阴降火。适用于心火过旺，口腔溃疡，口干舌红，渴欲饮冷水。

熟地黄芪汤

● 配　药　熟地15克，生黄芪、当归、女贞子、丹皮、山药、茯苓、山茱萸、川芎、牛膝各10克。

● 制用法　加水煎至300毫升，每日1剂，分2次温服。连服4周为1个疗程。

● 功　效

滋补肾阴，活血散瘀，敛疮生肌。主治口腔溃疡，肝肾阴虚，虚火挟瘀型。

小贴士

一般情况下，舌头溃疡1周左右就可以康复。口腔溃疡是一种最常见的口腔黏膜疾病，是一种以周期性反复发作为特点的口腔黏膜局限性溃疡损害，可以自愈，可发生于口腔黏膜的任何部位，以唇、颊、舌部多见，严重者可以波及咽部黏膜。

对口腔溃疡的治疗方法虽然很多，但基本上都是对症治疗，目的主要是减轻疼痛或减少复发次数，但不能完全控制复发，所以预防本病尤为重要。可以外用口腔溃疡散、云南白药等，多喝水也有利于口腔溃疡的愈合。

感 冒

柴胡桂枝汤方便又有效

养生小课堂

感冒分普通感冒和流行性感冒。普通感冒又称"伤风",四季均可发生,是由鼻病毒、副流感病毒、呼吸道融合病毒、腺病毒等多种病毒引起的上呼吸道感染。其起病较急,局部症状重,一般表现为头痛、发热、怕风、鼻塞、流清涕、喷嚏、咽部干痒疼痛、声音嘶哑或咳嗽。流行性感冒,简称"流感",是由流感病毒引起的一种急性呼吸道传染病,每因病毒变异,人群抵抗力低下而发生流行或大流行,起病急骤,局部症状一般较轻,全身中毒症状明显,常有高热、畏寒、头痛、全身酸痛、乏力等,中医称为"时行感冒"。

感冒多与人的机体免疫功能低下有关,有研究发现柴胡桂枝汤能增强机体的免疫功能。对急性上呼吸道感染有治疗效果。

精选治病偏方

胡椒丁香贴

●配 药 胡椒15克,丁香9克,葱白适量。

●制用法 前2味研末,入葱白混捣如膏状,取适量敷于大椎穴,胶布固定;另取药膏涂于双劳宫穴,合掌放于两大腿内侧,夹定,屈膝侧卧,盖被取汗,早、晚各1次,每次45~60分钟,连用2~3日或病愈为止。

●功 效

外感风寒,恶寒发热,头痛,皆因风寒袭表而成。胡椒、丁香外用均有祛风散寒止痛之效,再辅以辛温解表之葱白,其发汗力尤胜。

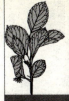

第1章 日常保健精选偏方——益寿延年人长乐

柴胡桂枝汤

● 配　药　柴胡、桂枝各6克,黄芩9克,白芍8克,党参10克,半夏3克,生姜2片,甘草2克。

● 制用法　每日1剂,水煎服。

● 功　效

解急退热,温阳散寒。主治流行性感冒。

老姜贴

● 配　药　老生姜30克,朱砂0.3克,玄明粉10克。

● 制用法　上药共捣烂如泥,以鸡蛋清1枚调和成糊状,每取药糊适量涂胸部,每次涂擦1~5分钟,每日涂2次。

● 功　效

主治伤寒高热发狂之症,方中老姜发汗解表、开痰;朱砂镇心安神、清热解毒;玄明粉镇惊安神。全方有退热解表、镇惊安神之功,故治伤寒高热效佳。

荆芥穗板蓝根治感冒

● 配　药　荆芥穗、羌活、白芷、杏仁各10克,板蓝根、生石膏各35克,前胡、黄芩各15克,淡豆豉30克。

● 制用法　每日1剂,用温水浸泡15分钟,微火水煎约20分钟,水煎2次,每次煎取药液150~200毫升,每日服2~4次。

● 功　效

祛风散寒,清热解毒。主治感冒。

柴胡香薷治感冒

● 配　药　柴胡、香薷、银花、连翘、厚朴、炒扁豆、淡竹叶、藿香各10克,黄芩、焦山栀各5克。

● 制用法　先用温水浸泡30分钟,水煎,水开后10分钟即可,每日1剂,分3~4次温服。

● 功　效

祛暑化湿,退热和中。主治夏季感冒。

板蓝根金银花治感冒

● 配　药　板蓝根、金银花各20克,牛蒡子、贯众、连翘各15克,淡豆豉、杏仁、荆芥、桔梗、前胡各10克,薄荷、苏叶各8克,甘草6克。

● 制用法　每日1~2剂,水煎,分2~3次口服。

● 功　效

适用于感冒。

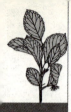

青叶龙葵治感冒

● **配　药**　青叶30克，龙葵、鱼腥草、射干各15克。

● **制用法**　每日2剂，每剂加水600毫升，煎至200毫升，加白糖或蜂蜜，2次分服。

● **功　效**

清热解毒，利咽消肿。主治感冒、流行性感冒。

马鞭草羌活治感冒

● **配　药**　马鞭草30克，青蒿、羌活各15克。

● **制用法**　每日1剂，水煎服。

● **功　效**

祛风散寒，止痛。用于流行性感冒。

柴胡鸭跖草治感冒

● **配　药**　柴胡12克，鸭跖草25克，金银花15克，板蓝根20克，桔梗、桂枝各10克，生甘草6克。

● **制用法**　每日1剂，将上药用水浸泡60分钟（以水淹没药面为度），用温火煮沸3次合并药液，分2次口服。

● **功　效**

适用于各种感冒的治疗。

小贴士▼

感冒通常是一种病毒性疾病，症状较轻的无须治疗，只要多喝水、多休息，一般5~7天大多可以自愈。如果是伤风感冒，可服用双黄连冲剂等中成药；如果是单纯性病毒感染，可服用板蓝根冲剂或者抗病毒药物。平时体质较弱容易感冒的人，和感冒1周后仍有鼻塞、咽喉痒、咳嗽等上呼吸道症状的人，还可服用些维生素C。但最好不要使用抗生素，因为抗生素对病毒无效，只能抑制或杀灭相应的敏感细菌，而且往往有一定的副作用。还应注意的是，感冒时不可滥用退热药，成人发热在38.5℃以下时没必要服用退热药。老年人体质较弱，必要时可以输液辅助治疗。

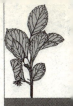

食欲不振
乌梅陈皮好开胃

养生小课堂

有专家指出，老年人吃东西没味，食欲下降，通常与两方面的因素有关。第一，随着年龄增长，老人舌头上的味蕾会逐渐退化，舌头感知食物的反应慢慢减弱；第二，老人消化功能的下降，会导致产生胃寒，引起食欲不振。有些时候，老人因服用了过多的祛火药（如黄连等），也会导致没有胃口。

如果是由于消化系统功能下降，导致吸收不好、消化不良，则可选择山楂、陈皮、神曲等一些健胃消食的药物。新鲜山楂可以当零食吃，干山楂泡水喝，或煮汤喝；陈皮晒干后，可切成丝，当饮料喝；神曲既可用来冲水喝，也可用来熬汤。还可以熬制一些乌梅陈皮茶来喝。陈皮有助于消化，因为含有类柠檬苦素，性平和，易溶解于水，还含有挥发油、橙皮甙、维生素B、维生素C等成分，它所含的挥发油对胃肠道有温和刺激作用，可促进消化液的分泌，排除肠管内积气，增加食欲。乌梅里的柠檬酸可帮助吸收维生素及酵素，还能预防疾病及消除疲劳。

精选治病偏方

乌梅陈皮茶

● 配　药　陈皮5克，乌梅3颗，普洱茶10克，蜂蜜适量。

● 制用法　将乌梅剪开，与陈皮洗净。普洱茶放入茶壶中，冲入沸水。陈皮与乌梅再加入茶壶中，略泡一会加入蜂蜜即可饮用。可常饮。

第 1 章　日常保健精选偏方——益寿延年人长乐

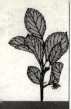

● **功　效**

乌梅可解热生津，镇呕及促进食欲；陈皮理气健脾，助消化。

香附酒

● **配　药**　香附根60克，白酒、水各250毫升。

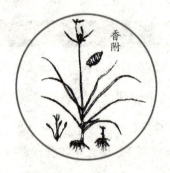

● **制用法**　香附根与白酒、水一起浸泡5天，饮之。

● **功　效**

改善食欲不振。

辣椒茶叶末

● **配　药**　茶叶10克，辣椒500克，胡椒、盐各适量。

● **制用法**　将所有原料捣碎拌匀，放瓶内封口15日即可食用。

● **功　效**

治疗厌食。

淮山粥

● **配　药**　淮山60克，粳米（或糯米）100克，食盐适量。

● **制用法**　淮山与粳米同煮粥，用食盐调味食用。

● **功　效**

健脾益胃，补肾固精，止泄泻，治消渴。适用于食欲不振、老年糖尿病等症。

麦芽汤

● **配　药**　糯稻芽、大麦芽各30克。

● **制用法**　水煎服，早、晚服用。

● **功　效**

主治食欲不振、消化不良或食滞不化。

参枣米饭

● **配　药**　党参20克，大枣20枚，糯米250克，白糖适量。

● **制用法**　将党参、大枣同水煎半小时，捞去药渣。糯米蒸饭，大枣铺于饭上，枣参汤加白糖煎为浓汁淋在饭上即可食用。

● **功　效**

有补气养胃的作用。

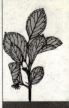

小贴士 ▽

平时多按摩足三里也是增强脾胃功能的方法之一，能缓解食欲不振。足三里位于外膝盖下面3寸、胫骨外侧约一横指处。按摩时，可将拇指指端按放在足三里处，尽力按压，然后推拨筋肉，连做7次，两侧交替进行。用手掌搓擦腿部，自上而下各一遍，约1～3分钟，同样可以起到清热和胃、促进消化吸收、增加食欲的作用。

上 火
黄瓜甘凉能解毒

第1章 日常保健精选偏方——益寿延年人长乐

养生小课堂

"上火"为民间俗语，又称"热气"，可以从中医理论解释，属于中医热证范畴。中医认为人体阴阳失衡，内火旺盛，即会上火。因此所谓的"火"是形容身体内某些热性的症状，而上火也就是人体阴阳失衡后出现的内热证候，具体症状如眼睛红肿、口角糜烂、尿黄、牙痛、咽喉痛等。"上火"在干燥气候及连绵湿热天气时更易发生。一般认为"火"可以分为"实火"和"虚火"两大类，临床常见的"上火"类型有"心火"和"肝火"。解决方法是"去火"，即中医的清热泻火法，可服用滋阴、清热、解毒消肿的药物，还可用黄瓜猕猴桃汁清热泻火。另外，平时要注意劳逸结合，少吃辛辣煎炸等热性食品。

011

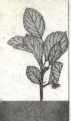

精选治病偏方

黄瓜猕猴桃汁

● 配 药 黄瓜200克,猕猴桃30克,凉开水200毫升,蜂蜜2小匙。

● 制用法 黄瓜洗净去籽,留皮切成小块,猕猴桃去皮切块,一起放入榨汁机,加入凉开水搅拌,倒出,加入蜂蜜于餐前1小时饮用。

● 功 效

黄瓜性甘凉,入脾胃经,能清热解毒、利水。可治疗身热、烦渴、咽喉肿痛。而猕猴桃性甘酸寒,入肾和胃经,能解热止渴,所以二者合用能润口唇。

甘蔗萝卜饮

● 配 药 甘蔗汁、萝卜汁各半杯,百合100克。

● 制用法 将百合煮烂后混入2汁备用。每天临睡前服用1杯。

● 功 效

具有滋阴降火的功效,适用于嗓音疲劳和慢性喉炎,虚火偏旺,喉干咽燥、面红、手足心热者。

枸杞粥

● 配 药 枸杞子15克,糯米150克。

● 制用法 糯米、枸杞子分别洗净,加水放置30分钟,以文火煮制成粥即可。每天服用1碗。

● 功 效

有滋阴润喉的功效,适用于咽喉干燥者。

芝麻红糖粥

● 配 药 芝麻50克,粳米100克,红糖适量。

● 制用法 先将芝麻炒熟,研成细末。粳米煮粥,待粥煮至黏稠时,拌入芝麻、红糖稍煮片刻即可食用。

● 功 效

此粥气香味美,适用于肝肾不足、头昏目花、肺燥咳嗽等症。

西瓜汁

● 配 药 西瓜半个。

● 制用法 挖出瓜瓤挤汁液。瓜汁含于口中,约2~3分钟后咽下,再含新瓜汁，反复多次。

● 功　效

具有清热解毒、促进口腔溃疡愈合的功效。

鲜石榴汁

● 配　药　鲜石榴2个。

● 制用法　剥开取籽，捣碎，以开水浸泡，凉后过滤。1日含漱数次。

● 功　效

有杀菌、消炎、消肿、促进口腔溃疡愈合的功效。

绿豆小米粥

● 配　药　绿豆100克，小米50克。

● 制用法　先将绿豆用小火炖熟，再加小米，炖到极烂，放白糖适量，早、晚各喝2碗。

● 功　效

用于治疗口腔溃疡。

蜜梨膏

● 配　药　生梨2个，蜂蜜适量。

● 制用法　用榨汁机将梨榨成汁，加入适量蜂蜜，以文火熬制成膏。每日1匙。

● 功　效

清热去火，生津润喉。梨甘微酸凉，入肺、脾经，能治口渴、咳嗽、便秘。

小贴士

上火时，可以适当喝一些茶水。茶可兴奋神经中枢，消除疲劳，清热降火，润喉解渴；饮茶可补充多种维生素，提高人体健康素质等。其中以铁观音和绿茶的效果最好。

中医认为，盐有清热、凉血、解毒的作用。据《本草纲目拾遗》记载，盐能"调和脏腑、消宿物、令人壮健"。因此，清晨起床后空腹喝1杯淡盐水，有利于降火益肾、保持大便通畅、改善肠胃的消化吸收功能。

第1章　日常保健精选偏方——益寿延年人长乐

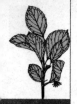

早白头

芝麻首乌能黑发

养生小课堂

老年人头发变白是一种生理现象，毛球中黑素细胞活性丧失，而使毛干中色素消失，未到老年的早期白发常有家族史，表现为常染色体显性遗传。恶性贫血、甲状腺功能亢进、心血管疾病等，易发生灰发。严重的情绪影响可使头发迅速灰白。

早白头可以用中医中药来调理，平常炖菜煲汤时，可以适当放一点中药材，如山茱萸、何首乌、熟地、核桃、灵芝、枸杞子、女贞子、覆盆子、天门冬、黄精、当归，也可喝一些黑芝麻糊。

另外，精神放松很重要。如果某段时间，精神上过于紧张、焦虑，会导致大脑中儿茶酚胺释放增加，使酪氨酸酶活性减少，从而影响黑色素的代谢，使头发中的黑色素合成减少，从而出现早白头。

精选治病偏方

黑芝麻首乌糊

- **配药** 黑芝麻粉、何首乌粉各15克，白糖适量。
- **制用法** 清水600毫升，加入何首乌粉，煮沸。再加入黑芝麻粉和白糖，熬成糊状，盛出即可。开水冲服。每晚1剂，连服10日。
- **功效** 黑芝麻与何首乌搭配，有滋阴凉血、养血乌发、补肾安神等功效，长期服用效果更佳。

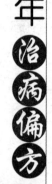

地黄丸

●配 药 生、熟地黄各2500克。

●制用法 将两地黄研细,以蜜为丸,如绿豆大。每服10克,每日3次,白酒送下。

●功 效

适用于各个年龄组及不同性别的白发。

桑葚桑叶熟地汁

●配 药 鲜桑葚1000克(或干品500克)、桑叶100克,熟地、蜂蜜各300克。

●制用法 将桑葚、桑叶、熟地洗净,加水适量煎煮,每30分钟取煎液1次,然后加水再煮,共取煎液2次。合并煎液后,再以小火煎熬浓缩,至较为黏稠时,加蜂蜜煮沸停火,待冷后装瓶。每次1汤匙,以沸水冲化饮用,每日2次。

●功 效

适用于早白头。

黑豆枸杞芝麻首乌汤

●配 药 黑豆、枸杞、黑芝麻、何首乌各20克。

●制用法 将此4味料放入汤锅中,同煲汤材料一起,文火慢熬。可长期适量食用。

●功 效

补肾益气,有乌发的功效。

桂圆莲子大枣粥

●配 药 桂圆肉、莲子、大枣、粳米各适量。

●制用法 以上材料共煮成粥。每日2次,连服15~30日。

●功 效

可滋补气血,使白发变黑。

五味药丸

●配 药 女贞子、桑葚、枸杞各300克,旱莲草、桑叶各150克。

●制用法 先将女贞子阴干,再用酒浸1日,蒸透晒干;桑葚、枸杞、旱莲草、桑叶阴干。将上5味药碾成细末,炼蜜成丸,每丸重10克。每日早、晚各服1丸,淡盐开水送服。

●功 效

适用于治疗早白头。

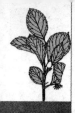

九味汤

● 配 药 制首乌、当归、川芎、大枣、陈皮、桑叶各10克，黑芝麻、大黑豆、熟地各20克。

● 制用法 取上述9味料置锅中，加入适量凉水，煮开后文火慢煎，每煎30分钟，共2煎。每日1剂，分2次服。

● 功 效

有益于白发变黑。

菊花茯苓散

● 配 药 巨胜子、菊花、茯苓各1000克。

● 制用法 将上药研末，以蜂蜜为丸如绿豆大。吞服，每日3次，3个月为1个疗程。

● 功 效

适用于白发患者。

何首乌红枣酒

● 配 药 何首乌100克，红枣10枚，白葡萄酒500毫升。

● 制用法 何首乌与红枣放入白葡萄酒中浸泡半个月，每天晨起服1匙。

● 功 效

长期服用，可使头发乌黑发亮。

小贴士 ▼

早白头的老年人要注意饮食营养。可常食紫米、黑豆、赤豆、青豆、红菱、黑芝麻、核桃等；蔬菜类常食胡萝卜、菠菜、紫萝卜头、紫色包心菜、香菇、黑木耳等。动物类常食乌骨鸡、牛羊猪肝、甲鱼、深色肉质鱼类、海参等。水果类常食大枣、黑枣、柿子、桑葚、紫葡萄等。

另外，外出时还应做好头发的保护工作。避免强烈的日光或干燥多风使毛发变性。过度紫外线照射会使头发中的化学结构断裂，破坏头发的弹性，使头发变干，颜色也会变淡。因此，不要让头发过多地晒太阳，秋冬干燥季节尤其要注意头发的保湿，防紫外线的护发品会有一定的作用。

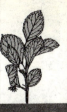

免疫力下降
太子参益气补血壮体质

养生小课堂

很多人都认为只有儿童才需要提高免疫力，认为成年人身强体壮，不需要在意免疫力的问题。其实，任何年龄段的人群都会受到疾病的侵袭，尤其是老人和孩子。身体素质较弱的老年人可以从日常饮食上进行调理，比如多喝酸奶，坚持均衡饮食。当人的精神变得紧张或饮食不平衡时，身体的抗病能力削弱。因此，保持轻松愉悦的心情和营养均衡的饮食就尤为重要。

太子参对于增强人体免疫力大有裨益。太子参是人参的一种，又称为孩儿参、童参。药性平和、味甘，有补气生津的作用。常用于脾胃虚弱、倦怠乏力、食欲不振、干咳少痰、病后体虚等症。实验研究证实，太子参可以提高免疫功能，改善心功能。常服用太子参可以增强体质，长期服用未见有副作用。

精选治病偏方

玉屏风散

- **配 药** 黄芪、防风、白术各10克。
- **制用法** 黄芪、防风、白术研磨成粉。早、晚各服3克。
- **功 效** 提高免疫力，抗过敏，预防感冒。

参芪益气蜜膏

- **配 药** 党参、制黄芪各500克，蜂蜜适量。
- **制用法** 党参、黄芪切片，浓煎取汁，用蜂蜜收膏；日服2次，每次10~15克，温开水送服。

第 1 章 日常保健精选偏方——益寿延年人长乐

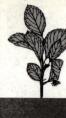

● 功 效

补益元气，健脾和中。用于免疫力低下、营养不良等。

黄芪固表蜜膏

● 配 药 黄芪100克，蜂蜜适量。

● 制用法 黄芪切片，煎汁浓缩，以蜜调匀为膏。日服2次，每次10～15克，温开水送服。

● 功 效 补气，固表，止汗。用于体弱自汗等虚弱症。

太子参饮

● 配 药 太子参、生黄芪、黄精、鸡血藤各15克，山药、白术、麦冬、黄芪各10克。

● 制用法 水煎服，每周服1剂。

● 功 效

本方益气补血，能提高人体免疫力，适宜形体消瘦、肤色无泽、精神不振的人群服用。

七锦糯米粥

● 配 药 糯米500克，红糖120克，冬瓜糖60克，黑芝麻、白芝麻各15克，桂圆干、大枣、银耳各30克。

● 制用法 先将桂圆去壳，大枣洗干净去核，银耳发透后去杂质。糯米淘干净后放入锅内，然后加入大枣、桂圆肉、银耳、冬瓜糖以及适量水，用旺火煮至六成熟，再放入芝麻、红糖，煮成粥即可。

● 功 效

健脾补血，增强体质。

人参大枣汤

● 配 药 人参10克，大枣5枚。

● 制用法 人参切片备用；大枣洗净备用。人参放入砂锅中，加清水浸泡半天，加大枣，煮约1小时即成。可代茶饮。

● 功 效

本方有大补气血的功效。适用于气血亏虚，虚弱劳损，体力下降。

黄芪肉末汤

● 配 药 黄芪30克，瘦肉末适量。

● 制用法 黄芪与肉末用5碗水慢火煎至4碗水，或慢炖30分钟，每次1小碗。1日1次。

● 功 效

滋养卫气，使病邪不易侵入人体。适合免疫力低的人群。

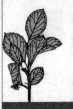

小贴士 ▽

免疫力低下的原因有很多种，同时会频繁出现问题，特别是老年人随着年纪的增长，抵抗力会随之下降。能提高免疫力的食物有很多，比如茶、木瓜、番茄、橘子、橙子、胡萝卜、动物肝脏、海鲜、蘑菇、平菇、大蒜、酸奶、菠菜、山楂、沙棘等，多食用有助于增强免疫力。

在饮食方面要注意营养问题。一日三餐要荤素搭配，水果和蔬菜要适量地多吃一些，对预防便秘及润肠和消化有很好的作用。牛肉、鸡肉、羊肉等都是御寒的食物，同时对老年人也有滋补的作用。豆制品产热量也很高，还能提供优质的脂肪和植物蛋白。

褥 疮
外用酒方见效快

养生小课堂

躯体久着席褥而生疮，即为褥疮。该病是长期卧床患者的常见并发症，如治疗与护理不当，可引起大量蛋白和体液丢失，继发感染甚至危及生命。该病多因多病气血亏虚，长期卧床不起，以致气血运行失常，不能营养肌肤，复因擦磨溃破感染而成。

患有褥疮的老年人饮食宜清淡，多吃鸡蛋、瘦肉、蔬菜和含蛋白粉以及维生素C的食物。多吃高蛋白食品，食用植物油，如花生油、芝麻油、豆油、

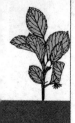

菜籽油等，有润肠功效，有利于缓解因长期卧床而导致的便秘。多食用富含植物纤维的食物，如粗粮、蔬菜、水果、豆类等。

富含维生素B_1的食物，如粗粮、豆类、瘦肉、动物内脏、新鲜蔬菜等也有利于褥疮愈合。若有消化不良、肠炎、腹泻、便秘的现象，可以适当食用酸奶。

患有褥疮的老年人，宜外用偏方做主要治疗手段，内服药可作为辅助，同时要做好清洁工作，定时更换姿势，以免影响褥疮恢复。

精选治病偏方

十一方酒

●配 药 田七、血竭、琥珀、生大黄、桃仁、红花、泽兰、归尾、乳香、川断、骨碎补、土鳖、杜仲、制马钱子、苏木、秦艽、自然铜、没药、七叶一枝花、无名异、白酒各适量。

●制用法 上药各适量放入白酒7500毫升，浸泡3～6个月后备用。用时，取药酒纱布填塞伤口，每日滴药酒一次。也可内服。当发现皮肤潮红时，将十一方酒10毫升倒入手中用手掌按摩患处，每日2～3次，局部有水疱形成者，用无菌注射器抽吸水疱内液后再涂擦十一方酒，每日2～3次。如皮肤有溃疡、渗液，可用十一方酒纱布湿敷，每日3次。

●功 效

活血化瘀，消肿止痛，收敛防腐生肌。

芎参花酒

●配 药 川芎、丹参、红花各10克。

●制用法 上药共研末，置50%的乙醇（酒精）500毫升中密封浸泡1个月以上，滤出药液备用。用时，在骨骼隆起受压处，每2～4小时翻身涂擦药液1次，3～5分钟后用滑石粉外敷。

●功 效

祛瘀活血，行气通络。主治褥疮。

红花酒

●配 药 红花、当归尾各30克。

●**制用法** 上 2 药浸入 50% 的乙醇（酒精）1000 毫升中，浸泡 1 个月后滤取清液备用。用红花酒少许涂于受压部位，用大小鱼际肌在受压部位由轻至重环形按摩 5 分钟，再用滑石粉或爽身粉外敷，每日 4~6 次。

●**功　效**

活血祛瘀，通络止痛，消散瘀肿。主治褥疮。

白杨叶水

●**配　药** 白杨叶适量。

●**制用法** 白杨叶洗净加水（水没叶子两指），熬开 10 分钟即可。待温热时，反复用布沾药水敷于患处，至水将凉，用温热的叶子贴在患处，十几分钟后拿下。

●**功　效**

白杨叶有杀菌消炎的功效。

地榆三黄酊

●**配　药** 地榆、黄芩、黄连、黄柏各 15 克，75% 的酒精 500 毫升。

●**制用法** 将上药放入 75% 的酒精 500 毫升内浸泡 5~7 日后备用。治疗时对褥疮部位用生理盐水清洗，再用棉球蘸地榆三黄酊外涂患处，并加用立灯照射 30 分钟，每日 1 次，不用包扎，注意局部清洁即可。

●**功　效**

清热解毒，收敛。主治褥疮。

党参二白汤

●**配　药** 党参 100 克，茯苓 15 克，熟地、白芍、川芎、当归、白术、生姜各 10 克，炙甘草 6 克，大枣 3 枚。

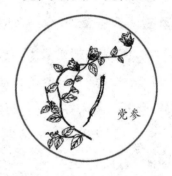

党参

●**制用法** 每日 1 剂，水煎 2 次，分 3 次服，同时配合局部一般换药。

●**功　效**

气血双补，托毒生肌。主治褥疮气血两虚证。

紫草油

●**配　药** 紫草 10~15 克，麻油 100 克。

●**制用法** 将麻油煎沸，入紫草浸泡，放置 4~6 小时装瓶备用。将紫草油涂

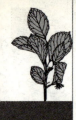

敷在褥疮面上，每日2~6次。对中期有坏死、感染、渗出的褥疮，在皮损处外敷云南白药粉，每日2~3次。

● 功　效

清热排毒。主治褥疮。

当归生地膏

● 配　药　当归50克，生地30克，白花、北紫草各15克，川黄连10克，姜黄6克。

● 制用法　上药加水500克，文火煎至焦枯为度，去渣，加血竭15克，沸腾片刻，用8层纱布过滤于容器中，加蜂蜡30克，微火熔解，不断搅拌至完全混合，冷却备用。先清创，再敷以药膏，每日1次。

● 功　效

滋阴养血，燥湿止痒。主治褥疮。

大黄五倍子膏

● 配　药　生大黄100克，五倍子130克，铜绿1.5克，轻粉1克。

● 制用法　将生大黄加水300毫升，煎沸20分钟，过滤。再加水300毫升，煎沸15分钟，过滤。2次滤液浓缩至100毫升，即为所用之大黄煎出液。然后每100克凡士林中加入30毫升大黄浓缩液，使其成为30%的大黄膏，再将轻粉、五倍子、铜绿研成细末，掺入大黄膏内。使用时将药膏平摊于消毒纱布上，贴于创面，胶布固定，每12小时更换1次。

● 功　效

清热解毒，祛腐排脓，敛疮生肌。主治褥疮。

小贴士 ▼

褥疮多是由于局部长期受压而引起，多见于卧床病人。所以褥疮患者在饮食上要注意调理。可食用一些清热解毒活血清凉之品，像冬瓜、金针菜、木耳、黄瓜、茄子等。还要多喝些汤类，如猪骨头冬瓜汤、紫菜汤、鸭血汤、丝瓜蛋汤等。水果饮料可食西瓜、香蕉、椰子汁等，还可饮用绿豆汤或赤豆汤、绿豆百合汤等。

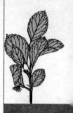

皮肤瘙痒
除湿止痒四物汤

养生小课堂

皮肤瘙痒症是一种以皮肤瘙痒为主而临床上无原发损害的神经功能障碍性皮肤病。由于瘙痒难忍，患者会不断搔抓，因而出现抓痕、血痂、色素沉着及苔藓样变化等继发损害。皮肤瘙痒症通常分为泛发性和局限性，前者发病之初瘙痒仅局限于一处，然后逐渐扩展至大部分身体或全身，后者则只发生于身体的某一部位，如肛门、阴囊、头部等。

本病中医称为"风瘙痒"，多为血虚风燥、肌肤失养而致病；或因风湿蕴于肌肤，不得流泄而诱发。西医认为，皮肤瘙痒症可由某些疾病、药物、寒冷、毛织品过敏等刺激而发生。

精选治病偏方

加味四物汤

●配　药　熟地黄、首乌、当归、白芍、川芎、威灵仙、刺蒺藜各12克，地肤子20克，蛇蜕1克，防风、全蝎各6克，白鲜皮15克。

●制用法　将上述药物加冷水浸泡半小时后煎煮，取汁150毫升，2煎后混匀。分早、晚2次温服。每日1剂。

●功　效

养血润燥熄风，祛风除湿止痒。适用于单纯性老年皮肤瘙痒症。

当归首乌汤

●配　药　当归、防风各10克，首乌、生地、熟地各15克，鸡血藤、刺蒺

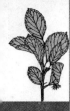

藜各30克。

●制用法 水煎，日服2次。

●功 效

治疗皮肤瘙痒症，尤其适用于风湿蕴阻型皮肤瘙痒。

二味消风散

●配 药 薄荷叶、蝉蜕（去头、足）各等量。

●制用法 上药研细末，每次6克，空腹用温酒调下，每日3次。

●功 效

祛风止痒。治皮肤瘙痒不能忍者。

马鞭草洗液

●配 药 马鞭草150克。

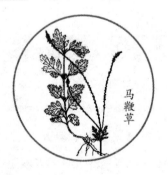

马鞭草

●制用法 水煎，每晚入睡前洗浴。

●功 效

活血凉血，清热解毒。治老年性皮肤瘙痒症。

芹菜大枣汤

●配 药 鲜芹菜250克，大枣90克。

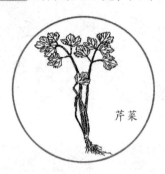

芹菜

●制用法 按常法煮汤服。每日1剂。

●功 效

养血清肝。治皮肤瘙痒症。

首乌熟地煎剂

●配 药 何首乌20克，桑葚子、熟地各15克，女贞子、天冬、麦冬、酸枣仁、防风、蒺藜各12克。

●制用法 水煎服，每日1剂，连用10剂。

●功 效

适用于皮肤瘙痒症。

蛇床子苦参黄柏洗剂

●配 药 蛇床子30克，苦参、黄柏、百部、地肤子各15克，川椒、白矾、生艾叶、菖蒲各9克。

● 制用法 水煎,擦洗。每日1~2次。

● 功 效

适用于皮肤瘙痒症,也可用于燥湿杀虫、清热止痒。

姜桂红枣汤

● 配 药 干姜9克,红枣10枚,桂枝6克。

● 制用法 以上食材加水煎汤。每日1剂,连服10日。

● 功 效

温经散寒,祛风止痒。适用于皮肤瘙痒症患者。

消风散

● 配 药 当归、生地、防风、蝉蜕、知母、苦参、胡麻仁、荆芥、苍术、牛蒡子、石膏(先煎)各6克,甘草、木通各3克。

● 制用法 水煎服。空腹服用,早、晚各1次。

● 功 效

疏风养血,清热除湿。适用于皮肤瘙痒症患者。

密陀僧粉

● 配 药 密陀僧、醋各适量。

● 制用法 将密陀僧放炉火中烧红后,立即投入醋中,待冷后将药捞出。如此反复7次后,将药研为细末。同时加茶油调匀,涂患处。

● 功 效

适用于皮肤瘙痒兼有血虚证者。

小贴士 ▽

皮肤瘙痒者应清淡饮食,多吃些新鲜蔬菜、水果及高纤维食物,如白菜、西红柿、黄瓜、萝卜、苹果、柑橘、香蕉等。多饮水,保持大便通畅,忌烟、酒及辛辣刺激食物。还要注意保持皮肤清洁卫生,经常洗澡,不用碱性肥皂,尤忌热水烫洗,洗后在瘙痒部位涂擦护肤油或激素软膏。在穿着方面,应选择棉织品内衣,以宽松柔软、舒适合体为宜,经常洗换。居室温、湿度要适当,寒流来时尽量少出门。

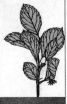

手脚冰冷
枸杞老姜暖洋洋

养生小课堂

老年人因身体阳气减弱，天气一冷，就感觉全身发冷，尤其手脚冰凉受不了，这种情况，就是中医所说的"阳虚"，也就是一般所俗称的"冷底"或是"寒底"。手脚冰凉和心脏血管有很大的关系。一旦心血管系统的功能出现障碍，就会影响血液运行输送，造成手脚冰凉的情形。

老年人可以通过按摩穴位的方法缓解手脚冰冷的症状。脚底的涌泉穴是肾经的起点穴位，在按摩的时候可用手心摩擦脚心，可引火归元，擦到发热，一般5~10分钟即可。一般手脚冰凉的人，睡眠也不会太好，因为气血运行不太畅顺。如有这样的情况，可在每天洗澡后、睡前半小时摩擦涌泉穴，治疗失眠的效果也不错。另外，常喝枸杞老姜茶也能起到暖身的效果。

精选治病偏方

白酒烧鸡蛋

● 配 药　二锅头白酒50克，鸡蛋1枚。

● 制用法　白酒倒在茶盅里，打进鸡蛋，把酒点燃，酒烧干了鸡蛋也熟了，早晨空腹吃。鸡蛋不加任何调料。

● 功 效

能驱寒、暖胃。

鲜姜白糖治胃寒

● 配 药　鲜姜500克（细末），白糖250克。

● 制用法　鲜姜与白糖腌制。每日3

次，饭前吃，每次吃1勺。

● **功效**

鲜姜有暖胃的功效。

枸杞老姜茶

● **配药** 老姜1块，枸杞、红糖各50克，水500克。

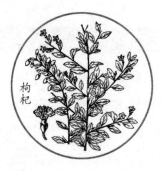
枸杞

● **制用法** 将老姜、枸杞洗净，所有材料放入锅内中火煮约15分钟即可。

● **功效**

红糖性温、味甘、入脾，具有益气补血、健脾暖胃、活血化瘀的作用。老姜（姜母）味道辛辣，可以补血活络。枸杞有提高机体免疫力的作用，具有补气强精、滋补肝肾、抗衰老、止消渴、暖身体、抗肿瘤的功效。

高良姜鸡汤

● **配药** 母鸡1只，砂仁12克，高良姜6克。

● **制用法** 母鸡去毛、净膛。砂仁、高良姜用纱布包好，放入鸡肚中共炖，熟后去药包。食肉饮汤，每周1次。

● **功效**

可暖胃散寒。

小贴士 ▼

足三里穴又叫长寿穴、鸡汤穴，每天按一按、灸一灸或者揉一揉，就像每天喝一碗老母鸡汤，很补身子，一年四季、老少皆宜。手心罩在膝盖上，中指往下放，按住胫骨前缘的最高点，再往外移出1寸，就是足三里穴。这是胃经的合穴，能生发胃气，对胃有很好的调节作用。可每天揉按2～5分钟，也可用指腹点按，点按时四指握住小腿后侧肌肉，拇指在前点按即可。

第1章 日常保健精选偏方——益寿延年人长乐

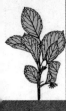

痔 疮
生地苦参可止血

养生小课堂

痔疮又称痔，是肛门直肠下端和肛管皮下的静脉丛发生扩张所形成的一个或多个柔软的静脉团的一种慢性疾病。这种静脉团俗称痔核。按其生成部位不同分为内痔、外痔、混合痔3种，中医一般通称为痔疮。多因湿热内积、久坐久立、饮食辛辣，或临产用力、大便秘结等导致浊气瘀血流注肛门而患病。

痔疮患者可用生地苦参方进行治疗。生地味甘苦、性寒而入血分，能清营血分之热而凉血，有止血之功效，可用于血热的各种出血症；苦参性寒，有清热燥湿、杀虫的功效，苦参浴能够清除下焦湿热，并且杀虫止痒，对皮肤瘙痒有很好的缓解作用，能促进受损血管神经细胞的生长和修复，恢复皮下毛细血管细胞活力。

精选治病偏方

鲜藕红糖汤

● 配 药 鲜藕500克，红糖50克，僵蚕7个。

● 制用法 洗净切片，3味共煮，连汤食用。

● 功 效 活血。适用于痔疮。

生地苦参汤

● 配 药 生地、苦参各30克，生大黄、槐花各9克。

● 制用法 水煎服，早、晚各1次。

● 功效

活血，止血。治痔核出血。

地榆汤

● 配药 地榆、红鸡冠花各30克，生大黄15克。

● 制用法 水煎服，早、晚服用。

● 功效

清热，止血。

鲫鱼韭菜汤

● 配药 鲫鱼1条（约200克），韭菜60克，酱油、盐各适量。

● 制用法 将鲫鱼开膛去内脏洗净留鳞，把韭菜装入鱼腹，放盘内，加酱油、盐，蒸20分钟即可。食鱼肉饮汤。每日1次。

● 功效

活血，补气。本方适用于痔漏、内外痔疮。

无花果汤

● 配药 无花果10~20颗（如无果，用根叶亦可）。

● 制用法 将上药加水2000毫升放在砂锅内煎汤。于晚上睡前30分钟，熏洗肛门1次，连续7次为1个疗程。不愈，可再继续1个疗程。

● 功效

止血。主治痔疮。

大黄汤

● 配药 大黄、酒黄芩各适量。

● 制用法 水煎服，1日2次。

● 功效

清热，解毒。治外痔。

马钱子汁

● 配药 生马钱子数枚，醋适量。

● 制用法 将生马钱子去皮放在瓦上用醋磨成汁，敷于患处。每日1~3次。

● 功效

散结消肿，通络止痛。适用于外痔。

鱼腥草明矾汤

● 配药 鱼腥草50克，明矾10克。

● 制用法 将上药加水浸泡30分钟，煎汤去渣，熏蒸肛门，待药液温热时，用纱布蘸药液敷洗患处。每日2次。

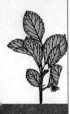

● 功 效

活血，利湿。适用于外痔。

鱼腥草汤

●配 药 鱼腥草、马齿苋各9克，槐花18克，五倍子4.5克。

●制用法 煎汤，趁热洗患处。

● 功 效

清热。治内痔。

花椒艾叶汤

●配 药 花椒、艾叶、葱白、五倍子、马齿苋、茄根、芒硝各等份。

●制用法 锉碎，水煎，先熏后洗。

● 功 效

固本，清热。治痔漏。

仙人掌甘草酒

●配 药 仙人掌60克，甘草18克，白酒500毫升。

●制用法 将药物浸泡在白酒中，7天后饮用。每次10毫升，每天2次，空腹服用。

● 功 效

清热解毒，活血。适用于痔疮出血。

丝瓜末

●配 药 丝瓜适量。

●制用法 烧存性，研末，酒服6克。每日1剂。

● 功 效

消肿，清热。主治肛门久痔。

鲜案板草浴

●配 药 鲜案板草2000克（干品则500克）。

●制用法 上药为1次药量，加水煎开10分钟后倒入盆中，待温时，坐浴30分钟，再将药渣敷于患处30分钟。每日3次，4日为1个疗程。

● 功 效

活血，消肿。主治外痔。

南瓜子汤

●配 药 南瓜子100克。

●制用法 加水煎煮，趁热熏肛门。每日最少2次。熏药期间禁食鱼类发物。

● 功 效

消肿散瘀。主治内痔。

蚕豆叶汁

- **配 药** 蚕豆叶、黄酒各适量。
- **制用法** 蚕豆叶捣取汁,黄酒送服。
- **功 效** 止血。主治内痔出血。

小贴士

痔疮患者应不吃或少吃辛辣食物,戒酒;多吃蔬菜和水果,保持大便通畅;还要注意保持肛门的清洁卫生,经常清洗并保持干燥,选择柔软的便纸,不要用力擦揩,以避免对局部的刺激。

从事久坐或久立性工作的人,应每隔一段时间活动一下,或做提肛动作,每次5分钟,每日多次。另外,热水坐浴可促进局部血液循环,预防痔疮的发生。

口 臭
口有余香莲子心

养生小课堂

口臭是指由多种口腔疾病长期不愈,遂发口臭,但亦可单独出现口臭。本病在临床上并不少见。多因嗜食肥甘厚味,或暴饮暴食、食积内停、损伤脾胃、胃失和降、气机不畅、郁而化热、热灼津液、熟腐过久、浊气上逆而

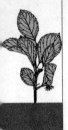

致口臭；或心火亢盛，邪热循经上炎、灼伤舌体；或素体阴虚、津液于损、阴亏于上而形成口臭。

莲子心有去心火的功效，能改善口臭的症状。除了用莲子心泡茶治疗口臭，还应该坚持每天早、晚刷牙和饭后漱口，保持口腔清洁卫生，是改善口臭最有效的基本方法。有口臭者需养成良好的口腔卫生习惯，正确掌握刷牙方法，及时清除滞留于牙面、牙缝及颊唇沟等处的食物残渣、软垢，控制口腔细菌的生长繁殖，口臭也将自然消除。

精选治病偏方

葛根木香方

●配 药 葛根30克，木香、陈皮、藿香、白芷各12克，丁香5克。

●制用法 将上药水煎，每日1剂，分多次先含5分钟，吐出，再喝药1口。此方宜久煎。有口腔溃疡者禁用。

●功 效 健脾行气，除口臭。

黄连水

●配 药 黄连6克，白糖20克。

●制用法 每日取黄连用沸水浸泡其汁（约100毫升），加白糖搅匀。分2次饮用，早、晚各服1次。嗜茶厌糖者，则每日泡茶时，放入黄连6克一同浸泡，缓缓饮服之。

●功 效 消除口臭，保持口腔清洁。主治口臭。

大黄冰片

●配 药 大黄炭100克，冰片10克。

●制用法 将上药共研为细末，装瓶内密闭备用。用时，取此药粉适量刷牙漱口，每日早、晚各1次。

●功 效 清热除湿，凉血止血。主治口臭。

丝瓜汤除口臭

●配 药 老丝瓜1根。

●制用法 将丝瓜洗净连皮切段，加清水500毫升，煎煮半小时后加食盐少许，再煮半小时即成。每日1剂，日服2次。3天为1个疗程。一般服药1~3个疗程后有较好疗效。

● 功 效

凉血清热，除口臭，利尿通淋，通经络。主治口臭、骨节酸痛、尿道刺痛。

嚼漱散

● 配 药 香薷、射干、草豆蔻各10克，桂花、细辛各5克。

● 制用法 上药共研细末备用。每次取3克，放口中反复嚼漱，每日2次。

● 功 效

除口臭。主治口臭。

雄黄治口臭

● 配 药 雄黄、青黛、甘草、冰片各6克，牛黄、黄柏、龙胆草各3克。

● 制用法 将各药研极细，取10克，加入白开水100毫升，漱口，每日4次。

● 功 效

清热燥湿，除口臭。主治口臭。

石膏煅治口臭

● 配 药 石膏煅、硼砂各1.5克，黄柏、甘草各0.9克，青黛0.6克，牛黄、冰片各0.3克。

● 制用法 共研极细末。先以板蓝根、金银花各10克浸水漱口，再含药末少许，每日3~6次。

● 功 效

清热除湿，除口臭。主治慢性口腔干燥及口臭。

小贴士 ▽

预防口臭还要做到营养要均衡，多吃含叶绿素多的蔬菜、瓜果，比如生菜、油菜等；避免多食气味强烈、刺激性及不易消化的食品。这些食品不仅会刺激胃肠道黏膜产生过量的酸，而且由于不易消化容易造成口腔异味。但是这并不是意味着不能吃辛辣食物，适量吃一些葱和蒜不仅能调节口味，还可杀灭口腔内的细菌，由它们引起的口腔异味只是暂时和表面的，可以通过简单的口腔清洁就可以去除。

牙齿松动
坚持叩齿可预防

养生小课堂

随着机体功能的退化,老年人大都会出现牙齿松动的现象,那么如何做到预防牙齿松动呢?以下3点有助于老年人保护牙齿。

1. 少吃坚硬的食物。人的牙齿上包有一层珐琅质,珐琅质能保护牙质、牙髓神经。若经常吃一些坚硬的食物,会使这层珐琅质因过度磨损而受到破坏,牙齿的健康环境由此被破坏。

2. 适当对牙齿进行按摩。按摩牙齿可防止牙齿脱落。每次刷牙时,可用手指按摩牙龈,以促进牙龈的血液循环,有效防止牙龈萎缩和牙齿松动。

3. 坚持叩齿咽津可预防牙齿松动。每天早晨醒来和临睡坚持做上下牙之间相互叩击。开始时轻叩十几下,以后逐日增加叩击次数和力量,达到每次叩击50次左右。此法能增强牙周组织纤维结构的坚韧性,促进牙龈及颜面血液循环,使牙齿保持坚固。叩齿后咽下唾液也有利于养生。

精选治病偏方

红参三七散

●配 药 红参、三七各100克,蛤蚧5对。

●制用法 各药焙干,研为细末,每次1克,日2次,温开水送服。

●功 效 活血,补气。感冒期间停服,忌绿豆及大寒之品。体质虚弱较甚者,可加用紫河车1具,一起服用。

灵飞散

●配　药　云母粉500克，茯苓400克，钟乳粉、柏子仁、人参、续断、桂心各350克，菊花750克，干地黄600克。

●制用法　以上药共为细末，生天门冬9500克取汁搜药，铜器中蒸120升黍米下，米熟曝干为末，服2克，日1次；或取8毫升，白蜜和捣杵，丸如梧桐子大小，每服7丸，日3次。

●功　效　有补益固齿之功。

清胃汤

●配　药　炒山栀、连翘（去心）、牡丹皮、黄芩各5克，石膏2匙，生地（酒洗）、炒黄连各1.5克，升麻、炒白芍、桔梗各3.5克，藿香2.5克，甘草1克。

●制用法　每日1剂，水煎后服用。

●功　效　有洁牙固齿之功。

补火丸

●配　药　石硫黄500克，猪大肠60厘米。

●制用法　将硫黄为末，灌于肠中。烂煮3时出，去皮，蒸饼为丸，如梧桐子大。每服10丸，渐加。

●功　效　有固齿洁牙之功。

不老汤

●配　药　生姜500克，大枣1000克，青盐60克，甘草120克，丁香、白檀香各1.5克，陈皮10克。

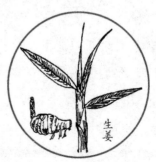
生姜

●制用法　将生姜切片，枣煮熟去皮核，同姜捣烂，焙干为末，与别药搅匀。每次3克，每早服下。

●功　效　有固齿香口之功。

地黄散

●配　药　生地黄650克，山药、茯苓、人参各125克，地骨皮90克。

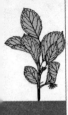

●**制用法** 将生地捣取汁。余药为末，用好酒7500克，煎至2250克，去渣入生地汁再煎，加白蜜500克，酥油少许，成丸如小豆大。每服酒送下30丸，日3次，渐至5次。

●**功 效**

有补益固齿之功。

玉池散

●**配 药** 防风、细辛、川芎、槐花、当归、地骨皮、白芷、升麻、藁本、甘草各等份。

●**制用法** 上药共为细末，以揩牙甚效，大段痛动摇，每服10克，以生姜3片，黑豆50克，水1盏半，同煎至1盏，和渣服。漱口亦殊效。

●**功 效**

有固齿洁口之功。

安肾丸

●**配 药** 青盐（炒）、补骨脂（盐水炒）、山药、石斛、白茯苓、菟丝子（酒炒）、巴戟天（去心）、杜仲（姜汁炒）各50克，肉苁蓉（酒浸）、白蒺藜（炒）各100克。

●**制用法** 以上方药共为细末，炼蜜为丸，如梧桐子大。每服70~80丸，空腹盐汤下。阴虚火旺或胃火上炎者当慎用或忌用。

●**功 效**

有补肾牢齿之功。

黑豆方

●**配 药** 当归、牛膝、生地、熟地各12克，甘草、川芎、广皮、白术、白芍、丹皮、菊花各3克，炒杜仲、黄芪各6克，首乌、枸杞子各24克，青盐18克。

●**制用法** 以上药煮黑豆500克，豆熟去药。每服豆20粒，每日3次。

●**功 效**

有固齿明目之功。

鸡舌香散

●**配 药** 鸡舌香、当归、青葙子、干姜、石菖蒲、莎草根、木香、青黛、胡桐泪、棘刺各等份。

●**制用法** 以上共为散剂，每用绵裹1.5克，含化咽津。

●**功 效**

有洁齿固齿之功。

小贴士 ▽

预防牙齿松动还可以用这两种方法：

口外按摩：晚上睡前刷牙后，将右手食指放在牙龈相应的口外皮肤上，由左至右、由上至下按摩各个部位的牙龈，按摩方向是上牙向下、下牙向上，轻轻按揉各50次，也可以做小圈状旋转按摩。牙齿内侧的牙龈，可用舌抵住牙龈，按上牙向下、下牙向上的方式按摩各50次。

牙刷按摩：每日刷牙后，将刷毛倾斜约45度，压在牙龈上，使牙龈暂时发生缺血变白，5～10秒后放松牙刷，使牙龈重新充血，如此反复操作。

老年性肥胖
新鲜荷叶搭粳米

养生小课堂

从老年生理学的角度来说，肥胖使老年人的各器官负担进一步加重，耗氧量进一步增加。由于腹部脂肪的堆积，使膈肌抬高，肺活量明显下降，机体耐受能力进一步降低。加上老年人的代谢能力降低，骨质相对疏松，肥胖使得脊柱及四肢关节负荷加重，容易引起腰背疼痛，关节变形。肥胖还能使老年人肝胆疾病的发生率提高，诸多因素造成老年人寿命缩短。所以，中、重度肥胖的老年人，应当控制体重。

要控制体重，首先要做的就是控制摄入的热量。

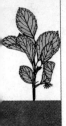

老年人可根据自己的肥胖状况适度降低主食量,并做到少吃糖果、点心、甜食、冷饮、肥肉和含油脂多的干果、油料籽仁等。还要限制食盐的摄入量,以减少体内潴留水分。

由于限制主食,蛋白质也会相应地减少,故应补充富含蛋白质的食物,如瘦肉、鱼类、黄豆及豆制品。每日每千克体重蛋白质的摄入量不应少于1克,有条件的每日可增加100克左右。最好多吃些蔬菜和水果,特别是多摄入低聚糖食品。水果和蔬菜能使人产生饱腹感,而且还能供给充足的无机盐和维生素。

精选治病偏方

荷叶粥

●配 药 新鲜荷叶1张,粳米60克,冰糖适量。

●制用法 先将洗净的荷叶煎汤,用荷叶汤煮粳米成粥,加少量冰糖即可食用,早、晚食之。

●功 效

荷叶粥是汉族传统名点之一,荷叶有良好的降血脂、降胆固醇和减肥的功效。老年肥胖者可常食用。

白茯苓粥

●配 药 白茯苓适量,粳米60克,冰糖少许。

●制用法 白茯苓磨成粉,每次取茯苓粉15克,与粳米煮粥,加冰糖少许即成,早、晚服用。

●功 效

可治疗老年肥胖症。

薏仁炖猪蹄

●配 药 薏苡仁200克,猪蹄2只,精盐、料酒、葱段、姜片、胡椒粉各适量。

●制用法 将薏苡仁、猪蹄、葱段、姜片、料酒、精盐同入适量清水,烧沸后改为小火炖至猪蹄熟烂,拣去姜、葱,加胡椒粉调味即成。当菜肴食用之。

●功 效

适用于肥胖病,肌肤粗糙、无光。

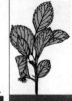

薏米橘羹

● 配 药 薏苡仁150克,无核蜜橘500克,白糖、糖桂花、湿淀粉各适量。

● 制用法 薏仁加水煮沸,改为小火慢煮,待薏仁熟烂加白糖、桂花卤、橘丁烧沸,用湿淀粉勾稀芡,出锅装碗即成。

● 功 效

去湿利水。适用于水肿性肥胖。

红豆鲤鱼汤

● 配 药 鲤鱼1尾(约重1000克),赤豆100克,草果、陈皮各8克,精盐、花椒、葱、姜、白糖、麻油、生油各适量。

● 制用法 将鲤鱼去杂,洗净待用。将赤豆、陈皮、草果、花椒洗净后塞入鱼腹内,将鱼放入盆子里,加姜、葱、盐、白糖、生油,再注入适量清水,上蒸笼蒸1小时,鱼熟入味即可出笼,淋上麻油即成。

● 功 效

红豆与鲤鱼均有利湿的功效,有利于缓解水肿。

海带草决明汤

● 配 药 海带10克,草决明15克。

● 制用法 将上2味水煎,滤除药渣,吃海带饮汤。

● 功 效

补充膳食纤维,增加肠道蠕动。

滋阴减肥汤

● 配 药 蒸首乌、丹参各20克,枸杞子、赤芍、草决明、山楂各15克,丹皮、莪术、郁金、鸡内金各10克,桃仁9克,荷叶30克,泽泻12克,琥珀3克(2次冲服)。

● 制用法 水煎服。日服1剂,分2次服。

● 功 效

适用于肝肾阴虚型肥胖症。

桃红四物汤

● 配 药 当归、川芎、赤芍、生地、桃仁、猪苓、泽泻、白术、桂枝、贝母各9克,红花6克,云苓15克。

● 制用法 水煎服,每日2次。

● 功 效

适用于单纯性肥胖症。

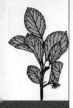

五苓消肥汤

●配 药 白术、内金、半夏、厚朴各9克，云苓、山楂各15克，泽泻2克，玉米须30克，桂枝、砂仁、广木香各6克，甘草3克。

●制用法 水煎服。日服1剂，早、晚口服。

●功 效

适用于脾虚湿重的肥胖症。

小贴士▼

患有肥胖症的老年人应在医生指导下，采取逐步降低热量的饮食疗法。根据热量守恒定理，每减6.8千卡热量时，体重可下降1克，以此来计划膳食，每月减低体重1千克左右为宜。

由于老年人体内肝糖原随着年龄的增长而减少，各种代谢反应减慢，所以老年人不耐饥饿，易进食过量。为此老年人可安排一日4~5餐。这种多餐次、小餐量的食法，可防止肥胖。

适当运动能帮助消耗体内的脂肪和糖类，从而起到减肥的作用。散步、打太极拳、跳老年舞等一切力所能及的运动都适合老年人。

第 2 章
明智健脑精选偏方
——神清气爽身体棒

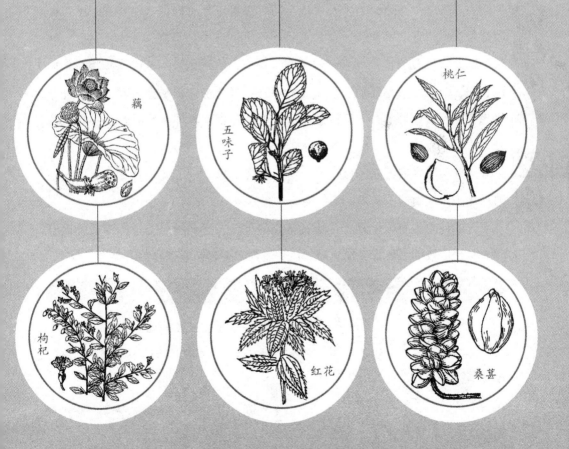

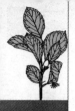

帕金森综合征
天麻炖鱼头祛风通络

养生小课堂

帕金森病是一种中枢神经系统的变性疾病，以静止性震颤、运动迟缓、肌强直和姿势步态障碍为主要表现，同时患者可伴有抑郁、便秘和睡眠障碍等症状。由于食欲不佳或进食量不足等原因，不少帕金森患者体重减轻，建议帕金森病患者的饮食应当营养丰富、均衡，热量充足；尽量选择相对柔软的食物，食物的块不要切得太大。另外，把食物烹调得尽量柔软，这样能帮助患者咀嚼。如果还有体位性低血压，可往食物中添加比平时略多一点的食盐，有利于血压稍稍升高，改善脑部供血。

天麻质润多液，能养血熄风，治疗血虚肝风内动的头痛、眩晕等症，还可以用于风痰引起的眩晕、偏正头痛、肢体麻木、半身不遂。

天麻炖鱼头对帕金森综合征有食疗效果，能增加脑血流量，降低脑血管阻力，轻度收缩脑血管，增加冠状血管流量，缓解帕金森的发病症状。

精选治病偏方

天麻炖鱼头

● 配　药　天麻25克，川芎10克，鳙鱼头1条，葱、姜各适量。

● 制用法　将天麻、川芎切薄片，与鱼头一起放入砂锅内，加葱、姜和清水，入蒸锅蒸炖。食肉喝汤，隔日1剂。

● 功　效

可缓解帕金森氏综合征。

黄芪当归汤

●配　药　黄芪30克，川芎、全蝎、当归、地龙各10克，巴戟天、天麻、赤勺各15克，红花6克，蜈蚣6条，丹参20克，木瓜18克。

●制用法　水煎服，每日1剂，30天为1个疗程。

●功　效

补气活血。主治老年人帕金森综合征，手脚颤抖或局部疼痛等。

天麻炖猪脑

●配　药　天麻10克，猪脑1个。

●制用法　天麻与猪脑放入砂锅内，加水适量，文火炖1小时左右。调味后喝汤食猪脑，每日1次或隔日1次。

●功　效

养血通络。

菊花白芷炖鱼头

●配　药　菊花6克，鱼头1个，豆腐500克，白芷、川芎、夏枯草、葛根各10克。

●制用法　将上药装入纱布袋内，扎紧口；豆腐切块。将鱼头、豆腐、药包及适量料酒、姜、葱、盐等调料放入炖锅内，加水800毫升，大火烧沸后用文火煮35分钟即成。分次喝汤、吃豆腐、鱼头。

●功　效

主治震颤麻痹、头痛头晕。

沙棘菊花汤

●配　药　沙棘50克，菊花10克。

●制用法　将沙棘、菊花洗净后共同煎汤，每日2次，可早、晚服用1次，也可代茶饮。

●功　效

适用于帕金森氏病合并高脂血症。

干姜薏米粥

●配　药　干姜12克，薏米、白糖各适量。

●制用法　将干姜、薏米煮成稀粥，加入白糖服食。每日1次，连服1个月。

●功　效

主治肢体关节重着，酸痛，或有肿胀，痛有定处，手足沉重，活动不便，肢体麻木，苔白腻，脉濡缓。

043

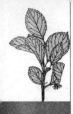

石松酒

●配 药 石松240克,白酒2000毫升。

●制用法 浸泡5~7日,每次饮30~50毫升,1日2次。

●功 效

主治风寒湿痹,关节酸痛,皮肤麻木,四肢软弱。出血过多者忌服。

天麻酒

●配 药 天麻30克,白酒500毫升。

●制用法 天麻放入白酒中泡7天后服,每次10~30毫升,每日2~3次。

●功 效

缓解风湿痹痛,肢体麻木。

川乌生姜粥

●配 药 川乌2.5克,生姜3片,粳米50克,蜂蜜适量。

●制用法 将川乌研为细末,与蜂蜜、生姜、粳米同入锅内,加水500毫升,文火久煮成稀粥。温热服食,每日2次。

●功 效

适用于风寒湿痹,周身关节疼痛,四肢拘挛,麻木不仁,半身不遂,心腹冷痛等症。

菠葜酒

●配 药 菠葜250克,60°白酒适量。

●制用法 将上药研成粗末,入白酒中浸渍5~7日,澄清即得。口服,每日2~3次,每次1小杯。

●功 效

改善关节疼痛,筋骨麻木。

木耳核桃蜜

●配 药 木耳50克,桃仁15克,蜂蜜、白酒各50毫升。

●制用法 木耳泡展洗净,与桃仁共捣烂,加蜜、酒蒸熟吃。

●功 效

适用于四肢麻木。

天门冬酒

●配 药 天门冬60克,白酒500毫升。

●制用法 浸泡密封,30天即得。每次饮20~30毫升。

●功 效

改善肢体麻木疼痛。

晚蚕砂酒

● 配　药　晚蚕砂100克，黄酒500毫升。

● 制用法　晚蚕砂炒燥，装入布袋，浸入黄酒内。7～10天开始饮用，每日2次。

● 功　效

改善肢体麻木。

小贴士

早期的帕金森患者若无明显平衡功能障碍时，可以进行球类、游泳、跳舞、自行车、太极、瑜伽等运动，但是不建议进行竞技性质的体育活动。锻炼的主要目的是维持患者的心肺功能和肢体关节活动度。对于病情发展至有平衡障碍时，建议患者进行太极、散步、固定位的功率自行车锻炼等，主要目的是放松肌肉，维持关节活动度，保持良好的身体稳定性和延展功能。

气血不足
山药蜜奶来帮忙

养生小课堂

气血不足即中医学中的气虚和血虚。气血不足的结果会导致脏腑功能的减退，引起早衰的病变。气虚，即脏腑功能衰退，抗病能力差。老年人发生气虚时，会出现畏寒肢冷、自汗、头晕耳鸣、精神萎靡、疲倦无力、心悸气

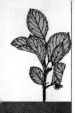

短等现象。血虚则出现皮肤干燥、毛发枯萎、指甲干裂、视物昏花、手足麻木、失眠多梦、健忘心悸、精神恍惚等现象。

导致血虚的原因之一是失血过多。因外伤失血过多、月经过多，或其他慢性失血皆可造成血虚证。由于出血过多，日久则导致瘀血内阻，脉络不通，一方面造成再出血，另一方面也影响新血的生成，继而加重血虚。饮食不节也可能造成血虚。暴饮暴食，饥饱不调，嗜食偏食，营养不良等原因，均可导致脾胃损伤，不能化生水谷精微，气血来源不足，而导致血虚。

精选治病偏方

山药蜜奶

● 配 药 山药1节，牛奶250毫升，蜂蜜10毫升。

● 制用法 山药带皮蒸熟，去皮。把山药放到搅拌机内搅匀，放入蜂蜜调味即可。可当甜食食用。

● 功 效

山药是一种非常好的补养品，它有滋润肌肤、延缓衰老的作用，中医认为，山药有补肺气的作用，肺气充足可以使皮肤滋润，而且毛发可以得到滋养，因此属于一种有补益功效的食品。

黄酒炖牛肉

● 配 药 牛肉1000克，黄酒250毫升，食盐适量。

● 制用法 将牛肉洗净，切成小块，放入锅中，加水适量，大火煮开，去除血污和浮沫，继小火煎煮半小时调入黄酒和食盐，煮至肉烂汁稠时即可停火，待冷装盘食用。佐餐食用。

● 功 效

补脾胃，益气血，肥健人。适用于虚弱、消瘦、少食、乏力、精神倦怠者食用。

核麻杞枣豆浆

● 配 药 黄豆45克，核桃仁20克，黑芝麻、红枣各10克，枸杞15克。

● 制用法 将黄豆洗净，放入温水中泡6~8小时，待泡至发软时，将核桃仁、黑芝麻、枸杞、红枣洗净，与泡好的黄豆一并放入豆浆机中，待豆浆制好即可食用。

● 功 效

常服核麻杞枣豆浆，具有补血滋

阴、美容养颜、润发护发、增强人体免疫力等作用。方中的核桃仁能补气养血、润燥化痰。

童子鸡露

●配 药 童子鸡1只、黄酒、生姜、食盐、葱白各适量。

●制用法 将鸡宰杀，去除内脏和鸡毛，洗净切块，在汽锅内放入鸡块，并放葱、姜、黄酒、食盐等佐料，不加水，利用汽锅生成的蒸馏水，制得"鸡露"。佐餐，饮露食肉。

●功 效

本方益气、补精、肥健，凡体弱、产后、病后、老年消瘦者均可酌情选用。

松仁胡桃蜜

●配 药 松子仁、胡桃肉各50克，蜂蜜25克。

●制用法 松子仁、胡桃肉捣成碎末，与蜂蜜拌匀，上火煮沸遂停火，待冷装瓶备用。

●功 效

本方润肺益肾、补中肥健，适宜身体瘦弱者长期服用。

黄精太子参煎剂

●配 药 太子参、生黄芪、黄精、鸡血藤各15克，山药、白术、麦冬、黄芪各10克。

●制用法 水煎服，每周服1剂。

●功 效

本方益气补血，主治形体消瘦，肤色无泽，精神不振。

当归红茶饮

●配 药 当归、冰糖各10克，红茶8克。

●制用法 把当归去杂洗净，放入锅中加水适量，旺火烧开，加入红茶文火煮30分钟，过滤取汁，加入冰糖溶化即可。可代茶频饮。

●功 效

补血养血，温暖肠胃。

桂圆红茶

●配 药 桂圆6枚，红茶10克，红糖适量。

●制用法 把桂圆、红茶分别整理干净，同放锅中，加水适量，旺火烧开，加入红糖文火煮20分钟，过滤

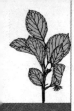

取汁即可。可代茶频饮。

● 功 效

补益气血，温暖肠胃。

山楂决明子茶

● 配 药 山楂、决明子各10克，冰糖适量。

● 制用法 把山楂、决明子分别去杂洗净同放锅中，加入冰糖文火煮10分钟，过滤取汁即可。可代茶饮。

● 功 效

消食通便，活血明目。

芝麻红枣茶

● 配 药 黑芝麻10克，红枣5枚，冰糖适量。

● 制用法 把红枣洗净，与整理干净的黑芝麻、冰糖一起放入杯中，闷10分钟即可。可代茶饮。

● 功 效

补血明目，润肠通便。

首乌甘草茶

● 配 药 何首乌10克，甘草6克，红糖适量。

● 制用法 把首乌、甘草分别去杂洗净同放锅中，加水适量，旺火烧开，加入红糖文火煮30分钟，过滤取汁即可。可代茶饮。

● 功 效

润肺止咳，补益精血。

桂圆红枣羹

● 配 药 桂圆肉15克，红枣15枚，红糖适量。

● 制用法 将桂圆干洗净，加水文火煮半小时，加入洗净的红枣，煮至稠烂，加入红糖溶化即可。可代茶饮。

● 功 效

补益气血，养血安神。

葡萄红枣茶

● 配 药 红葡萄10克，红枣6枚，红茶适量。

● 制用法 把红葡萄、红枣分别去杂洗净，与红茶同放锅中煎煮10分钟。代茶频饮。

● 功 效

益气补血，滋阴养血。

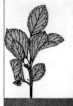

小贴士 ▽

气虚血虚的老年人不仅要从饮食上进行调理，还要做到早睡早起，保证睡眠，养肝血。血虚体质的人不宜过度劳累，凡事宜量力而行，以免耗伤气血。因肝藏血，人卧则血归于肝，使肝气得养，所以即使睡眠多不佳，也要早些上床，保证充足的睡眠，尽量不要迟于晚上11点入眠。

常用的补血中药有当归、川芎、红花、熟地、桃仁、党参、黄芪、何首乌、枸杞子、山药、阿胶、丹参、玫瑰花等天然药材，用这些中药和补血的食物一起做成可口的药膳，均有很好的调节内分泌、养血效果。

神经衰弱
玫瑰泡茶抚心神

养生小课堂

神经衰弱是指易疲乏、易激怒、头痛、抑郁、失眠、注意力不集中及缺乏欢乐感的一种神经症。中医属"不寐""郁证""虚劳"等范畴。临床主要表现有入睡困难或浅睡多梦，寐短早醒，健忘，注意力不集中，心烦意乱，无精打采，常感力不从心，稍事工作即感疲惫不堪、周身困乏，思维亦减退，轻微头痛或伴头晕、头胀，还可伴有心悸、胸闷、消化不良、阴茎勃起障碍、早泄、月经不调等症状。一般起病缓慢，病情时轻时重，如迁延日久不愈，则病情加重且持久而固定。

第2章 明智健脑精选偏方——神清气爽身体棒

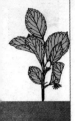

神经衰弱患者可选用具有健脾益气、补血养心作用的食物，如：粳米、糯米、小米、黄豆及制品、大麦、胡萝卜、南瓜、西红柿、奶类、人参、鲤鱼、桂鱼、猪肝、猪肚、牛肉、羊心、兔肉、鸽蛋等。从临床应用上看，如果是轻度患者，以上疗法不失为较好的辅助治疗。另外，患者应该培养起较好的生活习惯，如晚饭后多散步，平常多运动等等，这些对于症状的恢复均有很好的帮助。

精选治病偏方

玫瑰厚朴茶

●配　药　玫瑰花4.5克，滁菊花、佛花、合欢花、厚朴花各9克，生白芍12克，炙甘草3克。

●制用法　水煎服，日1剂，分2次服。

●功　效

玫瑰泡茶可缓和情绪、平衡内分泌、补血气、美颜护肤，对肝及胃有调理的作用，并可消除疲劳、改善体质。玫瑰茶的味道清香幽雅，能令人缓和情绪、纾解抑郁，能改善内分泌失调。本方适用于神经衰弱初起。

合欢花茶

●配　药　合欢花10克，红糖适量。

●制用法　将合欢花洗净后放入茶杯，用沸水冲泡，加入红糖即可服用。

●功　效

养心健脾，解郁理气。用于神经衰弱、胸闷不舒，常饮可使身心愉快，头脑清晰。

绞股蓝茶

●配　药　绞股蓝（又名七叶胆甘）50克。

●制用法　将洗净的绞股蓝放入茶杯中，倒入沸水，闷泡5～10分钟即可饮用。

●功　效

有镇静、安眠、抗紧张作用。经验证明，连续服用此茶不仅没有不良反应，还可以强身健美、延年益寿，又因不含咖啡因及茶碱，对人体没有刺激，睡前饮用还有安神、调节失眠等效用。

黄精玉竹饮

●配 药 制黄精、生玉竹、制首乌、钩藤、女贞子、旱莲草各30克,川芎3克,决明子9克,鲜马尾松叶60克。

●制用法 水煎服,日1剂,早晚服。

●功 效

本方适用于神经衰弱。

川芎炖猪脑

●配 药 猪脑1只,川芎、白芷各4.5克,食盐适量。

●制用法 将猪脑与川芎、白芷蒸熟,加盐调味,服食。

●功 效

本方补脑行气活血,止头痛。适用于神经衰弱。

菊花决明子茶

●配 药 菊花、炒决明子各适量。

●制用法 将其2味代茶泡服。

●功 效

本方明目、止眩、止痛。适用于神经衰弱。

玫瑰羊心

●配 药 鲜玫瑰花50克(干品15克),羊心500克,盐适量。

●制用法 先将玫瑰花放在小锅中,加入食盐和适量水煎煮10分钟,待冷备用。羊心洗净,切成块,用竹签串在一起后,蘸玫瑰盐水反复在火上烤炙,趁热食用。

●功 效

本方养血安神。适用于神经衰弱,症见惊悸失眠等。

丹参红糖水

●配 药 丹参、红糖各60克。

●制用法 将上2味水煎,以文火煎沸1小时,滤取药液。临睡前30分钟1次服完。糖尿病患者忌服。

●功 效

活血养血,健脾安神。主治神经衰弱,症见失眠健忘、心悸心烦等。

二香贴

●配 药 沉香25克,山奈、光明盐各15克,肉豆蔻、公丁香、荜拨、

第2章 明智健脑精选偏方——神清气爽身体棒

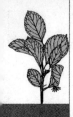

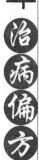

花椒各10克。

●制用法 上药共研细末，用香油调成泥状，敷贴于脐穴，1日1换，7日为1个疗程。

● 功 效

该药熄风补气，交通心肾，对精神恍惚、胸闷憋气、气喘不平均有良效。

小 贴 士 ▽

患有神经衰弱症的老年人不宜进行脑力活动，日常生活要注意合理休息。在饮食上，神经衰弱患者的饮食调养和普通人的饮食没有太大区别，仅在症状明显的时候应注意节制食量。此外，应多食有镇静安神作用的食物，如龙眼肉、大枣、小麦、百合、莲子、猪心、羊心等，可有助于症状减轻。可参加体力劳动和从事体育锻炼，但应避免过于剧烈的活动，如在活动中有心悸等不适感，应立即停止活动。

心 悸
花茶养心心不慌

养生小课堂

心悸是指在心前区感到的心脏"咚咚"的跳动。通常正常人在静息状态下不感觉到心跳，但在剧烈的运动后或高度兴奋时，会感觉心跳。然而，如在安静的情况下或稍微活动后（如上一、二层楼梯），就感到心跳，这就是异常的了。

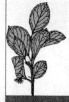

传统医学认为，心悸虽然病位在心，然而，五脏六腑的功能失调均能相互影响，相互波及。因而，还要视脏腑亏虚的程度不同，或是补益气血之不足，或是调理阴阳之盛衰，以求阴平阳秘，使脏腑功能恢复正常，气血运行调畅。

其次，心悸又可引起不寐和眩晕等心神不安症状，皆因心主神明，心主血，心气通于脑之故。故治疗心悸时常在补虚及祛邪的基础上加用养心安神，或镇心安神、补益心血的方药。

精选治病偏方

龙甘酸五茶

●配 药 生龙齿15克，炙甘草、酸枣仁、五味子各10克，花茶2克。

●制用法 生龙齿加水约600毫升，煮开20分钟，再加后3味同煮15分钟，取沸汤冲泡花茶，不拘时温饮，1日1剂。

●功 效

养心定悸。适用于心虚胆怯型心悸，症见心悸惊恐而发，悸动不安，气短自汗，神倦乏力，少寐多梦，舌淡苔薄白等。

芪草归陈酸枣茶

●配 药 黄芪15克，炙甘草、当归、酸枣仁各10克，陈皮6克，花茶2克。

●制用法 前5味加水约500毫升，煮开15分钟，取沸汤冲泡花茶，不拘时温饮。日1剂。

●功 效

益气补血定悸。适用于心脾两虚型心悸，症见心悸不安，失眠健忘，面色㿠白，头晕乏力，气短易汗，纳少胸闷，舌淡红，苔薄白等。

龙麦连夜茶

●配 药 生龙齿20克，麦冬10克，黄连6克，夜交藤12克，绿茶2克。

●制用法 生龙齿加水约600毫升，煮开20分钟，再加后3味共煮15分钟，取沸汤冲泡绿茶，不拘时凉饮。1日1剂。

●功 效

滋阴清火定悸。适用于阴虚火旺型心悸，症见心悸不宁，思虑劳心尤甚，心中烦热，少寐多梦，头晕目眩等。

桃红丹归合欢茶

●配 药 桃仁、红花、当归、合欢皮各10克，丹参15克，花茶2克。

●制用法 前5味加水约500毫升，煮开15分钟，取沸汤冲泡花茶，不拘时温饮。日1剂。

●功 效

活血化瘀定悸。适用于心血瘀阻型心悸，症见心悸不安，胸闷心疼阵发，或面唇紫暗，舌质偏紫等。

苓术甘腹桂枝茶

●配 药 炙甘草6克，茯苓、白术、大腹皮、桂枝各10克，红茶3克。

●制用法 前4味加水约500毫升，煮开15分钟，再加桂枝共煮5分钟，取沸汤冲泡红茶，不拘时热饮。日1剂。

●功 效

化气行水定悸。适用于水气凌心型心悸，症见心悸不安，胸闷气喘，面浮足肿，不能平卧等。

龙附桂甘茶

●配 药 生龙骨15克，制附子6克，桂枝、炙甘草各10克，红茶5克。

●制用法 前2味加水约600毫升，煮开20分钟，继加炙甘草共煮10分钟，再入桂枝同煎5分钟，取沸汤冲泡红茶，分2次热饮。日1剂。

●功 效

温补心阳定悸。适用于心阳虚弱型心悸，症见心悸动则为甚，胸闷气短，畏寒肢冷，头晕，面色苍白，舌淡胖苔白等。

苦参制剂

●配 药 苦参、益母草各20克，炙甘草15克。

●制用法 水煎服，每日1剂，每剂煎2次。1周为1个疗程。

●功 效

适用于心悸而脉数的患者。

定心汤

●配 药 龙眼肉30克，酸枣仁、山萸肉各15克，炒柏子仁12克，生龙骨、生牡蛎各20克，生乳香、生没药各3克。

●制用法 水煎服，每日1剂，每剂煎2次。10天为1个疗程。

● 功 效

适用于心悸、怔忡者。

养心镇惊汤

● 配 药 白茅根、茯神、磁石、生白芍各15克,天竺黄9克,龙骨、牡蛎各20克,钩藤、忍冬藤各12克,朱砂3克,石菖蒲10克。

● 制用法 水煎服,每日1剂,每剂煎2次。10天为1个疗程。

● 功 效

适用于惊恐所致心悸不安者。

小贴士

心悸患者应保持精神乐观,情绪稳定,坚持治疗,坚定信心。应避免惊恐刺激及忧思恼怒等。生活作息要有规律。饮食有节,宜进食营养丰富而易消化吸收的食物,宜低脂、低盐饮食,忌烟酒、浓茶。轻症可从事适当体力活动,以不觉劳累、不加重症状为度,避免剧烈活动。重症心悸应卧床休息,及早发现变证、坏病先兆症状,做好急救准备。

记忆力衰退
安神补脑用核桃

养生小课堂

老年人若发现有记忆力变差的症状,难免会担心发展成痴呆。其实,从健康的角度出发,这样的担心是多余的。但如果出现有规律的健忘,比如每

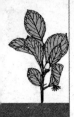

天都要吃的药忘了吃，就要引起重视了。那么，怎么防止记忆力下降呢？

最重要的是保证充足的睡眠。因为人的记忆力与体内的乙酰胆碱水平有关，乙酰胆碱缺乏不仅会引起记忆力下降，思维迟钝，严重的还会导致痴呆。痴呆患者脑中的乙酰胆碱水平极低，其治疗方法也是通过药物提高脑内乙酰胆碱水平。白天消耗的乙酰胆碱会通过夜晚睡眠时进行的新陈代谢所补充。如果长期睡眠不足，乙酰胆碱不能得到补充，就会出现记忆力下降的症状。另外，也可以用食疗方松子核桃膏辅助治疗。

精选治病偏方

松子核桃膏

● 配　药　松子仁、核桃仁各30克，蜂蜜250克。

● 制用法　松子仁、核桃仁用水泡后去皮，研成末，放入蜂蜜和匀即成。每日2次，每次取1汤匙，用沸水冲服。

● 功　效

益精润燥，补脑安神。核桃含有丰富的蛋白质、脂肪、维生素等营养物质，有抗衰老、健脑、强心等重要作用。适宜于腰膝酸软、健忘失眠、心神不宁、大便干燥者服。

核桃杏花酒

● 配　药　核桃仁、红枣各60克，杏花30克，酥油、白蜜各30毫升，白酒1500毫升。

● 制用法　将白蜜、酥油熔化，倒入白酒和匀，随将其余3味药研碎后放入酒内，密封。浸泡21天后即可饮用，每次服15毫升，每日2次。

● 功　效

适用于老年健忘症。阴虚火旺者忌服。

阿胶白酒

● 配　药　阿胶10克，白酒10~15毫升，鸡蛋1个。

● 制用法　阿胶放入容器内，加入白酒，蒸至阿胶全部溶化后取出，趁热打入鸡蛋搅匀，再蒸至蛋熟，顿服。每日2次。

● 功　效

阿胶可以缓解紧张情绪，使大脑

和全身得到充分休息，有利于提高体质，强身壮神。阿胶中含有小分子活性肽，能增强机体记忆力和提高识别能力，有较强的抗疲劳作用。

枸杞酒

● 配　药　枸杞60克，白酒500毫升。

● 制用法　将枸杞浸入白酒内封固，浸7天后即可饮用，每晚服1小杯。

● 功　效

枸杞子能显著增加肌糖原、肝糖原的储备量，提高人体活力，能增强记忆能力。

青茶茉莉花

● 配　药　青茶10克，茉莉花、石菖蒲各6克。

● 制用法　共研粗末，沸水冲泡，随意饮用。

● 功　效

改善失眠、健忘症状。

茯苓二仁饮

● 配　药　白茯苓、松子仁、柏子仁各30克，蜂蜜适量。

● 制用法　将白茯苓、松子仁、柏子仁分别去杂洗净，茯苓切片，同放入铝锅内，武火烧沸，改为文火煮1小时，加蜂蜜煮沸即成。

● 功　效

此饮具有养心安神、养阴润肺的功效。适用于心悸、失眠、健忘、燥咳、吐血等病症。健康人饮之更能耳目聪明、健康少病。

小贴士

根据挪威的一项最新研究显示，年长者多吃鱼可以减缓记忆力衰退的迹象，而且吃得越多效果就越好。这份研究报告发表在《美国营养学会》期刊上。研究人员发现，多吃鱼的年长者在参加记性、视觉感知、空间认知、注意力、方向感、语言流畅度等方面的测试时，得分都比其他人高。牛津大学史密斯博士称，多吃鱼的年长者，无论男性、女性，在接受六项认知测试时表现得很好，而且吃鱼越多的人效果就越好。

头 晕
巧用莲菊神智清

养生小课堂

头晕是一种常见的脑部功能性障碍，也是临床常见的症状之一。主要症状为头昏、头胀、头重脚轻、脑内摇晃、眼花等。头晕可单独出现，但常与头痛并发。头晕伴有平衡觉障碍或空间觉定向障碍时，患者感到外周环境或自身在旋转、移动或摇晃。

头晕的病因繁多，最常见于发热性疾病、高血压、脑动脉硬化、颅脑外伤综合征、神经症等。发病年龄常见于青年、中年和老年。

精选治病偏方

荞麦陈醋敷贴

●配 药 陈荞麦30克，陈醋适量。

●制用法 将荞麦放入锅内炒至老黄色，加醋再炒，然后取出用醋调成稠糊，装布袋趁热敷额上发际处。冷后炒热再敷之，至鼻子流黄臭涕停止。

●功 效 祛风，活血止痛。主治鼻窦炎、鼻炎、鼻塞引起之头晕头痛。

莲菊茶

●配 药 莲花30克，菊花15克。

●制用法 将上2味水煎取汁，代茶饮用。每日1剂。

●功 效 清热散风，活血祛瘀。

058

鱼腥草茶

- ●配 药 鱼腥草30克。
- ●制用法 水煎代茶饮。
- ●功 效

清热解毒。适用于缓解头晕。

苦丁茶汤

- ●配 药 苦丁茶、藁本、荷叶各9克。
- ●制用法 水煎服,每日1剂,日服2次。
- ●功 效

清热,祛风止痛。

吴茱萸汤

- ●配 药 吴茱萸、柴胡各10克。
- ●制用法 水煎服,每日1剂,日服2次。
- ●功 效

补肝解郁,清热止痛。可缓解头晕。

野洋参根方

- ●配 药 野洋参根30克。
- ●制用法 蒸鸡或炖猪肉吃,或水煎服用,早、晚空腹各服1次,每次半碗。
- ●功 效

适用于肾气虚弱所致的头目眩晕,伴四肢乏力。

枸杞猪脑汤

- ●配 药 猪脑1只,枸杞子10克,怀山药50克,精盐、味精、料酒各适量。
- ●制用法 将猪脑洗净,与怀山药及枸杞子同放砂锅内加适量水及料酒炖至熟。加入适量的精盐及味精调味服食。
- ●功 效

适用于头晕、耳鸣等症。

葵花子鸡汤

- ●配 药 母鸡1只,葵花子适量。
- ●制用法 将葵花子去壳,和母鸡炖汤服用。
- ●功 效

适用于头痛、眩晕。

篱栏药膳治头晕

- ●配 药 中草药篱栏25克,带壳鸡蛋1个,大米50克。
- ●制用法 将中草药篱栏、带壳鸡蛋和大米煮成稀粥,可加适量油、盐、

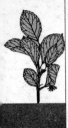

味精调味。煮熟后，去篱栏渣和蛋壳，一天分2次食用药粥和鸡蛋，一般连续食用3天，头晕、头痛症状即有明显好转。

● 功 效

此药粥不仅香甜可口，可治疗头晕、头痛，还具有辅助降压作用。

枯草汤

● 配 药 夏枯草、生杜仲各25克，生白芍15克，黄芩10克。

● 制用法 先煎前3味药，放入3茶盅水，熬30分钟，从火上拿下来，稍停再加入黄芩，煎5分钟即成，每天早、晚各服1次。

● 功 效

服后即能感觉头轻眼亮。

菊花治头晕

● 配 药 野菊花、油柑子叶、绿豆壳各适量。

● 制用法 以上药材晒干待冷后，装入枕袋内缝密即可。

● 功 效

菊花能降血压、明目解毒，治头晕、头痛、耳鸣目眩，能使小便清长。菊花枕头对妇女肝阳火盛致头晕、晚间烦躁不能成眠者有帮助。

小贴士

不少食物都会诱使头晕头痛发作，经常感觉头晕的老年人就应该在饮食上加以注意，不吃或少吃以下食物。

1. 奶酪和巧克力。奶酪和巧克力富含酪氨酸，是引起偏头痛最常见的食物。部分偏头痛患者由于分解酪氨酸能力降低，体内酪氨酸增多，促进前列腺素合成，直接作用于头部血管，引起血管强烈舒张，导致头痛发作。其他富含酪氨酸的食物还有香肠、熏鱼、洋葱等。

2. 酒精饮料。许多普通人都经历过饮酒后头昏脑涨的感觉。酒精同样能诱发头痛，原因在于酒精本身具有扩张血管、刺激前列腺素合成的作用，而啤酒、白酒、水果酒等还含丰富的酪氨酸，"双管齐下"，加剧头痛发作。

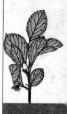

头痛
川芎止痛最在行

养生小课堂

头痛是临床上常见的症状之一，通常是指局限于头颅上半部，包括眉弓、耳轮上缘和枕外隆突连线以上部位的疼痛。头痛的原因繁多，可指由于外感与内伤，致使脉络绌急或失养，清窍不利所引起的以自觉头部疼痛为特征的一种常见病症。

一些食物也会诱发头痛，营养师指出，经证实可诱发头痛的食物包括：酒、鳄梨、熏肉、香蕉、扁豆、无花果、乳酪、鸡肝、巧克力、柑橘类水果、咖啡、热狗、味精、干果、洋葱、香肠、酸奶，经常头痛的老年人最好避免食用。

精选治病偏方

桑叶菊花贴

●配 药 桑叶、菊花、川芎、白芷各15克，川乌、草乌各10克，地龙3条，酒、面粉各适量。

●制用法 上药共研细末，加面粉、酒适量，调制成小药饼，睡前贴敷于太阳穴，用胶布固定，次晨揭去，每日1次。至头痛消除后继续贴敷1周，以巩固疗效。

●功 效 搜风，清热，止痛。用于头部胀痛较甚，伴灼热感，常猝然发作，或兼畏风、目赤、口干、舌质红、苔黄、脉数等症状。

百草霜胡椒贴

● **配 药** 胡椒、百草霜各 30 克，葱白适量。

● **制用法** 将胡椒研为极细粉末，加入百草霜混合均匀，储瓶备用。用时取药末 6 克，同葱白共捣烂如泥状，敷于患者肚脐上，盖以纱布，胶布固定。

● **功 效**

适用于风寒型头痛。症见头痛时作，痛连项背，恶风畏寒，遇风尤剧，口不渴，苔薄白，脉浮。敷药后令患者覆被而卧，并吃热粥，以助药发汗，汗出痛止。

川芎天南星末

● **配 药** 川芎、天南星各等份，连须葱白适量。

● **制用法** 将上药研为细粉，与连须葱白共同捣烂，调为糊状，贴于太阳穴。

● **功 效**

川芎辛温，祛风止痛之功颇佳，又性秉升散之性，能上行头目，为治诸经头痛之要药；天南星苦温性烈，燥湿化痰，祛风止痛。合葱白通阳通窍，对风寒外袭之头痛，及痰浊头痛皆有卓效。

菊花蝉蜕饮

● **配 药** 蝉蜕、全蝎、穿山甲各 10 克，菊花 20 克，赤芍、蔓荆子各 15 克，白芍、川芎各 30 克，蜈蚣 3 条。

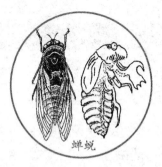

蝉蜕

● **制用法** 水煎服，每日 1 剂，日服 2 次。

● **功 效**

适用于顽固性头痛。

地龙散

● **配 药** 全蝎、蜈蚣、僵蚕、地龙各等份。

● **制用法** 将上药共研为细末。每次 2 克，每日 3 次，温开水送服。

● **功 效**

适用于瘀血阻络型头痛。

白芷防风治头痛

● 配 药　白芷、荆芥、人参各30克，防风、川芎、红花、桃仁各15克。

● 制用法　将上药研末，炼蜜为丸，每丸6克。每次1丸，每日2次，服药时以荆芥煎汤冲服为佳。

● 功 效

适用于血虚型头痛。

马齿苋治头痛

● 配 药　生马齿苋1把，川朴硝30克，麻油适量。

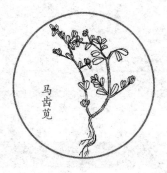

马齿苋

● 制用法　取上药混合研细，入麻油，调令如膏，涂于头上，立见效。

● 功 效

治热病头痛不可忍。马齿苋清热解毒，散血消肿，川朴硝清热止痛，麻油祛头面风，对热病头痛有效。外用调敷，有毒解、热清、痛止之功。

蔓荆子方

● 配 药　生姜160克，蔓荆子叶尖180克。

● 制用法　将以上2味药，制成热敷剂。即将上2味药研细，用芭蕉叶包好埋入火灰中烧热后取出，包前额部。1日1次。

● 功 效

此方除对头痛有较好疗效外，对腰痛、胃痛、风湿痛、跌打损伤等均有一定止痛效果。

北细辛散

● 配 药　北细辛10克，白芷30克，川芎20克，冰片5克。

● 制用法　上4味药共研细粉，过120目筛，瓶装备用。头痛时把药粉撒在脱脂棉球上，塞于一侧鼻腔内。左痛塞右，右痛塞左，全头痛两侧鼻孔交替塞，取喷嚏后头痛即可减轻。1日1~2次。

● 功 效

本方主治头痛，亦可治疗三叉神经痛，止痛迅速，得嚏止。有鼻出血者禁用。

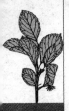

小贴士 ▼

1. 头痛患者平时应避免或减少日晒，头痛发作时宜进入安静而避光的环境内，并卧床休息，尽可能促其睡眠。

2. 要注意劳逸结合，避免过度疲劳和精神紧张，女性在月经周期中尤其要注意休息。保持心情轻松愉快，不动怒，少忧虑。

3. 饮食要有节制，忌过饱过饥。不吃或少吃高脂肪或富含酪氨酸、苯乙酸胺的食物，如肥肉、动物内脏、巧克力、乳酪、柑橘、鱼和酒类等。多吃新鲜蔬菜，如白菜、菠菜等。

更年期综合征
小麦山药解忧又安神

养生小课堂

女性一般在40~55岁左右会经历人生中一段不可避免的生理过程——更年期。更年期是每个女性人生中必须度过的一个重要时期，在这一时期，每个女性都在身体方面有着极大的改变。更年期症状出现的轻重程度因人而异，包括月经减少或者周期紊乱、潮热出汗、头晕目眩、头痛耳鸣、腰痛、口干等等。

很多男性朋友认为，更年期是女人的问题，跟男性没什么关系。其实这是错误的，男性其实也有更年期，只是症状不如女性明显而已。男性的更年期一般出现在50~60岁之间，表现为容易疲惫，精神处于紧张状态，有时候还会出现抑郁、失眠、出汗、注意力不集中等情况。

中医认为男性步入更年期后，由于肾气逐渐衰少、精血日趋不足，导致肾的阴阳失调。肾阴、肾阳是各脏器阴阳的根本，肾阴、肾阳的失调进而导致各脏器功能紊乱，从而形成了男性更年期综合征的病理基础。

精选治病偏方

小麦山药粥

●配 药 干山药片30克，小麦、糯米各50克。

●制用法 山药、小麦、糯米加适量砂糖同煮为稀粥。早、晚餐食用，温热服。

●功 效

补脾胃，安心神，补肾固精。主治更年期综合征。症见脾肾不足，精神不振，失眠多梦，食少便溏，腰酸痛等。

藕汁饮

●配 药 柿子2个，生藕汁30毫升。

●制用法 将柿子剥皮，与藕汁搅匀喝汁，每日2次。

●功 效

生津止渴，理气通络。主治更年期综合征。

百合枣仁煎

●配 药 鲜百合50克，生、熟枣仁各15克。

●制用法 百合用清水浸泡1夜，取生、熟枣仁水煎去渣，用其汁将百合煮熟。连汁吃、饮。

●功 效

宁心，安神。主治妇女更年期综合征。

小米百合粥

●配 药 小米、百合各50克。

●制用法 小米淘净，注入清水800毫升，烧开后，再将百合洗净放入，慢熬成粥，分1~2次空腹调蜂蜜服。

●功 效

健脾和中，清心安神。主治妇女更年期综合征，症见情绪急躁、夜卧不宁。

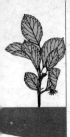

金橘茶

●配 药 金橘、枸杞各30克，菊花15克。

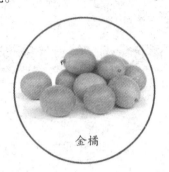
金橘

●制用法 分别洗净沥干水煎，每次用水300毫升，煎20分钟，2次混合，去渣，当茶饮。

●功 效

养心安神。适用于更年期烦躁易怒、情绪不宁、坐卧不安、头晕。

太子参治更年期失眠

●配 药 太子参60克，朱砂、琥珀各15克，白豆蔻、薄荷各10克。

●制用法 上药共研成细粉和匀备用。治疗时，取药粉适量与温水调成膏敷于病人肚脐内，外盖纱布，然后用胶布固定。每日换药1次，可连续应用。

●功 效

太子参补气养阴，朱砂、琥珀安神助眠，白豆蔻化湿开胃，薄荷开窍醒神。全方具有安神开窍、清热养阴的作用。

山楂荷叶茶

●配 药 山楂20克，荷叶15克。

●制用法 将上2味水煎取汁，代茶饮用。每日2剂。

●功 效

活血散瘀，清热安神。主治更年期综合征之头胀、心悸、失眠等。

甘麦大枣汤

●配 药 炙甘草9克，浮小麦、大枣各30克。

●制用法 上药加水300毫升，煎取汁200毫升，分3次饭后温服，每日1剂。

●功 效

养心安神，和中缓急。主治更年期综合征。

海带山药煎

●配 药 海带30克，山药、山楂各20克。

●制用法 水煎服，每日1剂，水煎2次，早、晚各服1次。

●功 效

益气养阴，消食化积。主治更年期综合征。

苏木红花泥

●配 药 苏木40克，血竭、红花各25克。

●制用法 上药共为细末，每次5克，日2次，口服。又加花椒10克，以上药末10克，用香油调成泥状敷于脐穴，每日1换，7日为1个疗程。

●功 效

该药有通经活络、祛瘀止痛之功，对更年期综合征和经前期综合征均有良效。

小贴士

临近更年期的中老年人群，可以通过饮食来改善身体的不适。可以多吃一些大枣。大枣一直是女性补品的最佳选择，营养价值非常高，可以补血、养血、安神，有滋补身体的功效。

荔枝形色俱美，质娇味珍，被古人推崇为果中佳品，称其为仙果、佛果，是民间一向喜用的滋补果品，有生津、补气的功效，也是更年期养生水果中的滋补佳品。

桂圆古称龙眼，向与荔枝齐名。营养价值远在一般水果之上，自古与荔枝一样被称为滋补佳品。明代医家李时珍说："食品以荔枝为贵，而滋益则龙眼为良。"桂圆有开胃益脾、补虚长智之功效，对更年期养生，缓解贫血、心悸、失眠、健忘、肠风下血等有很好的效果。

核桃素有"长寿果"之美称，是滋补身体的佳果。祖国医学对它的养生作用早有记载，认为它有"补肾固精，补气养血，通润血脉，温肺润肠，固牙黑发"等功效，是更年期养生的绝佳选择。

另外，还可服用六味地黄丸，以起补肾阴、调节阴阳的作用。

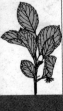

入睡困难

酸枣仁汤有奇效

养生小课堂

失眠在各年龄段人群中都很常见，但相比精力旺盛的年轻人，老年人群体中入睡困难的现象更为常见。老年人气血虚衰、肌肉枯瘦、气道不畅，五脏的机能不相协调、营气衰少，一旦卫气不足就要向营气争夺补给，这会导致营卫之气运行失常。正是基于以上原因，人们会失眠，且与年轻人相比，老年人更易出现入睡困难、夜间失眠情况。这样白天精神不振，夜晚不能熟睡，甚至严重失眠，老年人的身体状态和生活规律遭到破坏，容易影响身体健康。

有入睡困难或失眠的老年人可以食用一些松果类的食物，能很好地缓解大脑疲劳。因为人的睡眠质量与大脑中一种叫松果体素的物质密切相关。夜晚，黑暗会刺激人体合成和分泌松果体素，它会经血液循环而作用于睡眠中枢使人体产生浓浓睡意。天亮时，松果体受光线刺激就会减少，使人从睡眠状态中醒来。因此，中老年人可以通过补充富含松果体素的食物来促进睡眠。这类食物包括燕麦、甜玉米、番茄、香蕉。

精选治病偏方

酸枣仁汤

● 配 药 酸枣仁（微炒）60克，人参30克，知母（切，焙）、甘草（炙）、石膏（碎）各15克，茯苓（去黑皮）22.5克。

●制用法 上6味粗捣筛。每15克，用水230毫升，煎至180毫升，去滓温服。

●功 效

适用于虚劳烦扰，气奔胸中不得眠。

酸枣仁粥

●配 药 酸枣仁50克，粳米100克。

●制用法 酸枣仁捣碎，浓煎取汁。粳米加水煮粥，煮至半熟时，加入酸枣仁汁同煮，至粥成，趁热服食，可根据个人口味加糖。

●功 效

适用于神经衰弱导致的失眠。

菊花枕

●配 药 菊花1000克，合欢皮500克，川芎400克，牡丹皮、白芷各200克。

●制用法 用洁净布缝制一枕头，装入上药，睡眠时以此为枕头。

●功 效

可治疗各型失眠。合欢皮味甘性平，归心、肝经，为疏肝解郁、悦心安神之品；川芎辛、温，归肝、胆、心包经，能开郁结；菊花、牡丹皮归心肝经，可清肝。

丹参珍珠末

●配 药 丹参、珍珠、硫黄各等量。

●制用法 将上药共碾为细末，过筛储瓶密封备用。用时先将患者脐孔用温开水洗净，取药末0.3克，趁湿填入患者脐孔，盖以棉球，外用胶布封固。每4日换药1次，病愈方可停药。

●功 效

本方适用于各种原因所致之失眠。

紫丹参远志散

●配 药 紫丹参、白芍、夜交藤各15克，朱砂8克，酸枣仁、远志各10克。

●制用法 上药共研细末，装瓶备用。临睡前取本散15克，以童尿适量调和成糊状，外敷于肚脐处，上盖纱布，胶布固定。每日换药1次。

●功 效

活血养阴，宁心安神。主治失眠（心脾两虚型）。屡用效佳。一般用药3～5次即可见效。

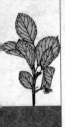

黄连肉桂敷

●配　药　黄连、肉桂、炒枣仁、琥珀各等量。

●制用法　上药共研细末，睡前取6克，和醋调敷双侧涌泉穴，上覆盖敷料，用胶布固定，翌晨揭去，7日为1个疗程。

●功　效

宁心安神。涌泉穴位于足底，将5个足趾向足底蜷曲，在足掌心前面出现的凹陷窝即是。

炒酸枣仁

●配　药　炒酸枣仁适量。

●制用法　将选择好的炒酸枣仁（饱满、大小适宜）用少许开水浸泡去外皮，分成两半，后将胶布剪成直径约1厘米的圆形小块，将酸枣仁平面贴于已剪好的胶布中心备用。取穴：主穴取耳神门；配穴取心、肾、脑点。先测定耳穴敏感点。通常用耳电针器测定或用火柴梗按压，找出敏感点。将已备好之炒酸枣仁胶布对准敏感点贴于耳穴，并作按揉1分钟许，嘱患者每晚睡前揉按1次，每次3～5分钟。一般5日更换1次。夏季出汗较多可3日更换1次。4次为1个疗程。

●功　效

主治入睡困难。

小贴士

老年人若经常失眠，则要注意日常饮食。应以清淡滋补为主，如百合、莲子、山药，可常配以粳米、糯米、薏米煮粥等。此外应忌饮浓茶、咖啡等兴奋中枢神经的饮料。

失眠者的精神调养也是十分重要的，平日应注意保持心胸豁达，避免烦恼、焦虑；还要注意劳逸结合，避免久坐或久站。在生活上应节制性欲，保养心肾，临睡前最好不要进食，有人有临睡前喝牛奶的习惯，可安排在临睡前1小时饮用，食后稍事休息，排除杂念，保持在精神平静安适的状态下入睡。

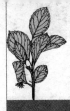

老年性低血压
党参枸杞升血压

第 2 章　明智健脑精选偏方——神清气爽身体棒

养生小课堂

低血压是很多疾病的临床表现之一。老年低血压病虽不属严重疾患，但对身体健康有一定影响，因为老年人容易罹患一种或多种慢性疾病。也有的老人因低血压晕厥而发生跌伤，造成骨折或长期卧床。因此，老年人对本病应予重视，积极防治。

有低血压史的老年人，平日可参加太极拳、气功等锻炼，以加强神经体液调节功能，并注意精神乐观，心胸开阔，以保持气机疏达。饮食是人生命活动的物质源泉，老年人脾胃已弱，平素应以清淡可口、营养丰富、松软易消化食品为主。由于低血压常常是某些疾病的继发症状，因此对易引起低血压的疾病，应及早治疗，防患于未然。

另外，由于老年人常服的抗高血压药、安定药、抗肾上腺素等药物均易引起体位性低血压，故用此类药后不要突然站起，最好静卧1～2小时，站立后如有头晕感觉，应继续卧床休息。

精选治病偏方

附子牡蛎饮

●配　药　附子、牡蛎各15克，干姜、炙甘草各30克。

●制用法　水煎服。每日1剂，水煎2次，1次服下。

●功　效

适用于急性低血压。

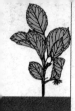

党参枸杞饮

● 配 药 党参、枸杞子各10克,黄芪30克,陈皮、阿胶各15克,生地黄20克,升麻3克,防风、炙甘草各6克,五味子12克。

● 制用法 水煎服,早、晚各1次。

● 功 效

适用于低血压自觉劳累或登高时头晕、心慌气短。

二桂甘草汤

● 配 药 肉桂、桂枝、甘草各15克,五味子25克。

● 制用法 水煎服,分早、晚服用。

● 功 效

适用于低血压眩晕者。

肉桂桂枝茶

● 配 药 肉桂、桂枝、炙甘草各9克。

● 制用法 开水泡,当茶饮,连服10~20天。

● 功 效

有效调节血压。

当归鸡肉

● 配 药 鸡肉250克,当归30克,川芎15克。

● 制用法 一起放入蒸锅中蒸,熟后趁热吃。每日1次,连吃3天。

● 功 效

温阳益气,升血压。

鹿茸粉

● 配 药 鹿茸粉0.3克。

● 制用法 灌入胶囊,每服1丸,或纳入鸡蛋内蒸熟吃。每日空腹服,连服10~20日,即可见效。

● 功 效

强身健体,预防低血压病。

当归姜枣汤

● 配 药 当归、大枣各50克,羊肉250克,生姜15克,调料适量。

● 制用法 生姜切片,羊肉、生姜、大枣文火熬成3碗,加入调料;另煎当归24毫升。将药液、羊肉汤分别依次饮用。每日2次。

● 功 效

补益气血,调和营卫。适用于低

血压性眩晕。

鱼鳔当归汤

● 配　药　鱼鳔、当归各 10 克，红枣 10 枚。

● 制用法　将上 3 味水煎。每日 2 次，早、晚分服。适合长期服用。

● 功　效

当归能够补血养血，本方可大补气血。适用于贫血所导致的头晕及血压偏低者。

参麦汤

● 配　药　人参、麦冬、五味子各 6 ~ 9 克。

● 制用法　水煎。频服，连服 1 周。

● 功　效

主治低血压病。

独参汤

● 配　药　人参 9 克。

● 制用法　煎汤，频服。

● 功　效

人参自古以来拥有"百草之王"的美誉，更被东方医学界誉为"滋阴补生，扶正固本"之极品。

虫草鸭

● 配　药　鸭 1 只，冬虫夏草 12 克，调料适量。

● 制用法　将鸭宰杀，去毛及内脏，洗净，腹内纳入冬虫夏草，放入锅内，加水及调料，炖熟后食用。每 3 日 1 剂。

● 功　效

补虚损，益精气，滋阴利水。适用于低血压。

桂圆粥

● 配　药　桂圆肉 30 克，小米 50 ~ 100 克，红糖适量。

● 制用法　将小米与桂圆肉同煮成粥；待粥熟，调入红糖。空腹食，每日 2 次。

● 功　效

桂圆可补益心脾、养血安神。适用于低血压症见气血不足、身体瘦弱、失眠多梦者。

西洋参瘦肉汤

● 配　药　西洋参切片、五味子各 6

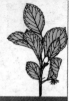

克，茯苓片 12 克，麦冬 15 克，生姜 3 片，精瘦肉 100～150 克，精盐、味精各适量。

●制用法 先将药物放入砂锅内，加冷水浸泡 20 分钟后，武火煮沸入瘦肉，文火炖煮 25～30 分钟即可，加精盐和味精适量。日 1 剂，分 2 次喝汤食肉，连进 5～7 剂。

●功 效

改善低血压症状。

小贴士 ▼

对于正在服用降压药的老年人来说，一定要在医生的指导下用药，不要凭自己的感觉更换降压药的种类和剂量，以免对身体造成伤害。平时变更体位的速度宜缓慢。比如起床时不要突然坐起，蹲下时不要突然站立。

饮食上，要多吃高营养、易消化和富含维生素的食品，适当饮茶，可用肉桂、甘草和人参泡水当茶饮；因其他疾病求医时，应主动告诉医生自己有低血压，以避免使用明显降低血压的药物。

老年性贫血
当归黄芪最相宜

养生小课堂

老年性贫血与造血系统的造血机能老化有关，即红细胞的生成基地红骨髓随着年龄的增大而逐渐减少。此外，随着年龄的增长，牙齿脱落，味蕾萎缩，胃肠功能也减退，势必影响营养物质的消化吸收，导致造血原料的缺乏，致使红细胞或血红蛋白生成不足。

因此，老年人的饮食应该要做到饮食丰富，以谷类为主。保证足够的营养，特别是铁元素及蛋白质的摄入量，多吃富含铁质的食物，如动物肝脏、黑木耳、芝麻酱、大枣、豆制品、绿叶蔬菜等。

老年人在日常饮食中应摄入丰富的优良蛋白质食物，如瘦肉、蛋、乳、鱼虾、动物血、豆制品，多吃蔬菜、水果和薯类。另外，还要多吃含铁的食物，比如动物肝脏和肾脏、动物血、肉类以及海带、紫菜、黄豆、黑木耳、芝麻酱、枣等食物。多吃动物性含铁量高的食物。因为植物性食物中的铁全部都是非血红素铁，不容易被吸收。

精选治病偏方

当归黄芪煎

●**配　药** 全当归、制首乌、黄芪各20～30克，党参、五味子、乌梅、陈皮、茯苓、丹参各15～20克，熟地、枸杞子各10～15克，甘草10克。

●**制用法** 将上药水煎，每日1剂，分2～3次口服。1个月为1个疗程。

●**功　效**

当归和黄芪均有补血润肠的功效，故可用于血虚、肠燥、便秘等，适用于因血虚引起的各种证候。

肉桂片

●**配　药** 紫河车210克，阿胶90克，海螵蛸、肉桂各45克，皂矾500克。

●**制用法** 上药共为细面，与适量淀粉压成片，每片0.5克。每次服2～3片，白开水送下。

●**功　效**

补血，生血。适用于老年人贫血。

糙糯米粥

●**配　药** 糙糯米（即江米）100克，薏苡仁50克，大枣8枚。

●**制用法** 按常法共煮成粥。每日早、晚食用。

●**功　效**

滋阴补血。用治贫血。

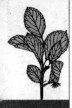

鸡血豆腐汤

●配 药 豆腐200克，鸡血1块，盐适量。

●制用法 前2味放入水中，加盐少许煮熟，每日服用。

●功 效 预防老年人贫血。

党参黄芪液

●配 药 党参、仙灵脾、黄芪、丹参各30～35克，南沙参、仙鹤草、焦三仙各15～20克，甘草5～10克。

●制用法 将上药水煎3次后合并药液，分2～3次口服，每日1剂。20天为1个疗程。

●功 效 补充营养，主治营养性贫血。

大枣木耳汤

●配 药 黑木耳15克，红枣15枚，冰糖10克。

●制用法 将黑木耳、红枣用温水泡发并洗净，放入小碗中，加水和冰糖。将碗放置锅中蒸约1小时。一次或分次食用，吃枣、木耳，饮汤。

●功 效 和血养颜，滋补强身。治贫血。

山药葡萄酒

●配 药 山药500克，葡萄干250克，白酒300毫升。

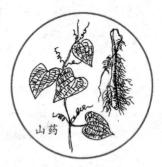

山药

●制用法 将山药、葡萄干洗净晾干，浸入白酒内，密封储存，每日摇荡1次，30日后即成。每服10～20毫升，每日2次。

●功 效 补中益气，强筋补血。适用于贫血。

赤小豆糯米粥

●配 药 糯米300克，赤小豆、生山药各30克，红枣20枚，莲子、白扁豆各15克。

●制用法 先将赤小豆、白扁豆煮烂，再加红枣、莲子、糯米同煮，最后将

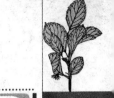

山药去皮切成小块加入粥内，以熟为度。早、晚分服。

● 功 效

提高人体造血功能。适用于再生障碍性贫血。

猪肚末

● 配 药 全猪肚（猪胃）1个。

● 制用法 将猪肚用盐水洗净，去油脂，切碎置于瓦上焙干，捣碎，研为细末，放于消过毒的瓶子内。每日服2次，每次15克，可用1个月余。

● 功 效

补虚劳，益血脉。适用于恶性贫血。

鸭血黄酒

● 配 药 鸭血100克，黄酒、盐、香油各适量。

● 制用法 将鸭血切成小块，放在瓷碗中，注入清水150毫升，隔水蒸熟后，加入黄酒，再蒸片刻，下盐，淋香油。分1~2次吃鸭血喝汤。

● 功 效

适用于缺铁性贫血。

三黑红枣饼

● 配 药 黑矾、炒黑豆、炒黑芝麻、红枣肉、馒头各120克。

● 制用法 将馒头上方开口去心，包入黑矾，火烤使其熔化为度，另将炒黑豆、炒黑芝麻研粉放入，红枣肉拌匀诸药，压成饼状，晒干研末，均分80包，日服2次，每次1包。

● 功 效

补铁，适用于缺铁性贫血。

羊骨粥

● 配 药 羊骨约1000克，粳米100克，盐、生姜、葱白各适量。

● 制用法 先将羊骨打碎，加水煎汤，然后取汤代水同米煮粥，待粥将成时，加入盐、生姜、葱白，稍煮2~3沸即可。温热空腹食用。10~15日为1个疗程。宜于秋、冬季食用。

● 功 效

补肾气，强筋骨，健脾胃。适用于血小板减少性紫癜、再生障碍性贫血。但感冒发热期间不宜服用。

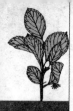

小贴士 ▽

日常生活中，可根据老年人的身体特点多供给一些既可口又易于消化的食物，但不宜多吃酸性食物，如猪肉、牛肉、鸡肉、蛋黄、鲤鱼、牡蛎、干鱿鱼、虾、白米、花生、啤酒等。

可以尝试以下两种食疗方法：

1. 枸杞大枣小米粥：枸杞子20克，大枣50克，山药20克，花生米20克，小米50克，加水150毫升煮粥食用。

2. 人参冬虫夏草炖鸡：人参10克，冬虫夏草适量，乌鸡1只，扁豆20克，加水适量，加盐、油调味，文火炖2小时，饮汤食肉。

第 3 章
强筋壮骨精选偏方
——骨骼坚韧身板硬

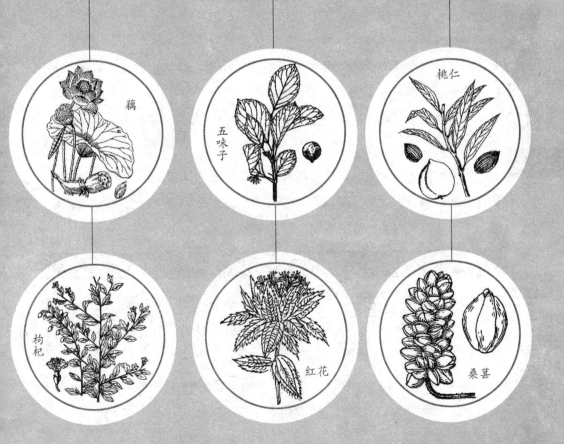

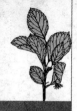

骨质疏松
陈皮当归壮骨髓

养生小课堂

骨质疏松是指单位体积内的骨组织量低于正常，有三种可能性：一是真骨质疏松。真骨质疏松是骨生成障碍的结果，以骨痛、骨弯曲和易骨折为特点。最常见的元凶是全身或局部活动太少造成的废用性骨质疏松；内分泌障碍也可导致骨质疏松，多见于老年人，为雌激素、雄激素缺乏性骨质疏松；除此之外，还有一些不明原因的骨质疏松。二是骨质软化。原因是钙吸收不足或钙排出增多，女性常多于男性。三是骨质纤维化（纤维性骨炎）。多与原发性甲状旁腺功能亢进症有关。

骨质疏松症属于中医的骨痿范畴，中医认为"肾主骨""腰为肾之府"，因此本病关键是由肾虚、髓液不足造成的。而肾虚又与生活无规律、房事过度、劳累等因素有关。可用陈皮当归方诊治。

精选治病偏方

陈皮当归方

●配 药 陈皮、无名异各10克，川断、麦饭石各15克，淫羊藿8克，黄芪25克，当归5克，骨碎补、补骨脂各12克，炙甘草6克。

●制用法 上药粉碎，混合，制成冲剂，每包15克。每日服3次，每次1包，12天为1个疗程。

●功 效 补骨益气，壮骨填髓，活血止痛。主治骨质疏松症。

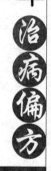

首乌百合粥

● 配 药 制首乌30克，百合20克，粳米100克，大枣5枚，冰糖适量。

● 制用法 将制首乌加水煎汤，去渣，加入洗净的百合、粳米、大枣煮为稀粥，调入冰糖服食。每日1剂，2次分服。

● 功 效

滋补肾阴。适用于肾阴虚型骨质疏松，症见头晕耳鸣、腰腿酸痛等。

猪血豆腐枸杞汤

● 配 药 猪血、豆腐各200克，枸杞子10克，调料适量。

● 制用法 按常法煮汤服食。每日1剂。

● 功 效

益肾补精，养血健脾。适用于骨质疏松。

排骨萝卜汤

● 配 药 猪排骨1500克，白萝卜500克，草果、生姜、大料、花椒、黄酒、盐各适量。

● 制用法 将猪排骨洗净斩块，白萝卜洗净切块，共置锅内，加入调料及清水适量，大火烧沸，撇去浮沫，改用文火炖熟，佐餐食用。每3日1剂。

● 功 效

补肾壮骨。适用于骨质疏松。

豆芽炖排骨

● 配 药 黄豆芽、排骨各500克，调料适量。

● 制用法 以高压锅炖排骨汤备用，黄豆芽去根洗净切两段，大火翻炒豆芽至进油，倒入砂锅，入汤，小火炖30分钟，放入调料。

● 功 效

维护骨骼健康。适用于骨质疏松症，腰腿痛。

防风川乌外敷方

● 配 药 防风、威灵仙、川乌、草乌、透骨草、续断、狗脊各100克，红花、川椒各60克，醋适量。

● 制用法 上药粉碎成细末，每次取50~100克，用醋调成稀面状放入纱布袋中，置于患处皮肤上，再将热水袋放在药袋上热敷30分钟，每日1~2次。

● 功 效

温经散寒，通络活血。主治骨质疏松症（阳虚而风寒内袭）。

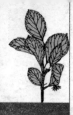

小贴士 ▽

要想预防老年性骨质疏松，老年人要加强活动，不要每天待在家中。要进行充分而科学的锻炼，如散步、打太极拳等，还要及时治疗一些慢性病，如肾病、肝病、脂肪肝、消化不良等，以防慢性病引起的骨质疏松。另外，饮食科学、合理也很重要。要多吃含钙的食物，如鱼、牛奶、鸡蛋、豆制品、虾、干贝及蔬菜等。保持生活规律，防过劳。中医认为，劳累过度也可致肾虚而诱发骨质疏松。

腰腿痛
白酒枸杞大有裨益

养生小课堂

腰腿痛可以通过进行一些运动达到预防的目的。慢跑和散步就是常见的锻炼方式。专家说，对于腰腿痛，其实进行多种姿势的行走方式，也可以在一定的程度上缓解腰腿痛。比如倒退行走。倒行的时候，要求全身放松，膝关节不曲，两臂前后自由摆动。如此可刺激不常活动的肌肉，促进血液循环。另外倒行还可防治脑萎缩，对于腰腿痛有显著疗效。还可以用脚尖行走。提起足跟用脚尖走路，可促使脚心与小腿后侧的屈肌群紧张度增强，有利于三阴经的疏通。脚跟行走也能帮助减轻腰腿痛。抬起脚尖用脚跟走路，两臂有节奏地进行前后摆动。这样可加强锻炼小腿前侧的伸肌群，以利于疏通三阳经。

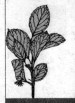

精选治病偏方

白酒枸杞饮

● 配 药　枸杞子60克，白酒500克。

● 制用法　将上述材料一同浸泡2周。每次饮5~10毫升，每日2次。

● 功 效

治疗腰腿痛。

祛痛双乌酒

● 配 药　制川乌、草乌、红花各10克，川芎、当归、牛膝各15克，黄芪18克，白酒1000毫升。

● 制用法　将上述药物加白酒浸泡7天后服用。每次饮药酒10~25毫升，早、晚各1次。如感觉口舌发麻则减量。兼肩臂痛者加羌活15克，颈项痛加葛根30克，腰膝酸软者加杜仲10克。

● 功 效

温经活血，益气止痛。

山药奶肉羹

● 配 药　羊肉500克，生姜25克，山药100克，牛奶、盐各适量。

● 制用法　羊肉洗净切块，加生姜用小火清炖半日。取羊汤1碗，加入去皮山药片，放入锅内煮烂，加入牛奶和盐，待煮沸后即可食用。

● 功 效

常食可补虚劳体弱，适用于治疗病后气虚兼有四肢冷、疲倦乏力、腰腿病、肢体萎软等症。

黑豆炖鸡

● 配 药　鸡1只，黑豆、黑枣、百合各50克，姜片3克，葱花5克，酱油30克，味精、食盐适量。

● 制用法　鸡洗净，在冷水中煮开捞出，再洗净，将黑豆、黑枣、百合置鸡肚内，加入酱油、葱、姜至炖熟后，取出姜片，加入味精、食盐即可。

● 功 效

适用于阴虚烦渴、咽干、盗汗、腰腿痛伴形体消瘦、手足掌心灼热患者。

枸杞羊肾汤

● 配 药　鲜枸杞叶500克，羊肾1对，大米250克，葱、姜各适量。

● 制用法　枸杞叶洗净切碎，洗净，

第3章 强筋壮骨精选偏方——骨骼坚韧身板硬

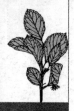

羊肾去筋膜、臊腺，切碎；与大米共加水适量，以文火煨烂成粥，分次食用。食前加葱、姜调料。

● 功　效

常食可补肾强腰膝。适用于治疗肾虚或老年腰膝酸软等症。

小贴士 ▽

越来越多的资料表明，吸烟还是慢性腰痛的发病原因之一，而且影响治疗效果。吸烟时，尼古丁被吸收进入血液，使小血管收缩痉挛，口径变细，减少血液供应。另一种有害物质一氧化碳，则置换血液红细胞内的氧，使腰椎间盘本来就不充足的营养更加减少，促使退变过程加重。在此基础上，可发生椎间盘突出症。因此，老年人要预防或减轻腰腿痛，最好能够戒烟，减轻对身体的伤害。

骨　折
蒲公英粥消肿散结

养生小课堂

跌倒是我国65岁以上老年人伤害死亡的首位原因。老年人大多患有冠心病、高血压、糖尿病、慢支等慢性疾病，一旦因骨折后长期卧床，这些疾病可能复发或加重，结果是骨折与慢性病互为影响，恶性循环，因此骨折的正确急救尤为关键。

当老年人不慎摔倒或大腿根部受撞击局部剧烈疼痛时，在现场急救时首先要考虑有否股骨颈骨折。它的典型症状是伤后大腿根部疼痛，髋关节活动受限，多数伤员不能自行站立和行走；其次则是要固定伤部。固定伤部的目的不是为了复位，而是可减轻患者的疼痛，防止骨折尖端在搬运时移动，从而出现病情恶化。

一种简易有效的固定方法是让伤员平卧，在患者的伤侧大腿根部和腰部下面垫一块木板，没有木板的话用硬的平的东西也可，再用几条绷带或布带分别绕腰部、受伤大腿根部和膝盖上部包扎，使木板不能移动。这样使髋关节得到固定而不会移位，又不影响膝关节和头、胸部的活动。

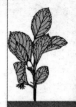

精选治病偏方

蒲公英粥

● **配　药**　蒲公英60克，粳米100克。

● **制用法**　将蒲公英洗净切碎，置锅中，加清水500毫升，急火煮开5分钟，文火煮20分钟，滤渣取汁。将汁置锅中，加粳米，加清水500毫升，煮成粥，趁热食用。

● **功　效**

消肿散结，清热解毒。主治骨折后期之迟缓愈合，伴局部感染、红肿者。

消瘀接骨散

● **配　药**　花椒、桂皮各20克，五加皮、白芷、川芎各50克。

● **制用法**　上述药物研成粉末，用少许饴糖或蜂蜜调成糊状即可使用。取该药膏适量敷于患处，外用洁净的纱布或棉布覆盖固定即可。每24小时更换1次，1周为1个疗程。

● **功　效**

温经通络，行瘀止痛。川芎活血化瘀，消肿止痛；五加皮、桂皮、花椒温经通络。

红花饮

● **配　药**　红花、苏木、当归各10克，白酒50毫升，红糖适量。

● **制用法**　先煎红花、苏木20分钟，再加入当归、白酒，煎20分钟，去渣取汁，对入红糖搅拌均匀，分为3份。每日3次，每次1份，饭前温服。连服3~4周。

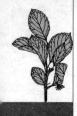

●功　效

活血化瘀，通络止痛。主治骨折血肿疼痛，也可治妇女痛经。

赤小豆竹笋汤

●配　药　赤小豆、绿豆各100克，竹笋30克。

●制用法　将赤小豆、绿豆、竹笋分别洗净，置锅中，加清水500毫升，急火煮开3分钟，文火煮20分钟，分次食用。

●功　效

消肿活血，逐血利湿。主治骨折早期之局部肿胀明显者。

螃蟹黄酒

●配　药　生螃蟹250克，黄酒适量。

●制用法　将生螃蟹洗净，捣烂。用热黄酒冲服150克，所余100克蟹渣敷于患处。

●功　效

散瘀血，通经络，续筋接骨。主治骨折筋断。

整骨麻药酒

●配　药　制草乌20克，当归、白芷各15克，白酒适量。

●制用法　将上述药共制细末，混匀，每次取2克，加白酒50毫升，隔水炖沸，候温服下。每日2~3次。

●功　效

麻醉止痛，活血消肿。主治骨折脱臼、跌打损伤、红肿疼痛等。

透骨草治骨折

●配　药　透骨草、伸筋草各30克，泽兰、刘寄奴各15克。

●制用法　上药加清水适量（约1500毫升），煎数沸，将药液倒入盆内，趁热熏洗患处，每次熏洗15~30分钟。每日熏洗3次，每剂药可熏洗5~6日。

●功　效

散郁活血，止痛。主治骨折。

当归川断治股骨干骨折

●配　药　当归、川断各10克，土鳖虫、乳香各5克，花粉、骨碎补各15克，桑寄生、五爪龙各30克，防风20克。

●制用法　每日1剂，水煎，分2次口服。

●功　效

活血通络，接骨续筋。主治股骨

干骨折中期。

凤仙花酒

● 配 药　鲜凤仙花10克，白酒30毫升或黄酒50毫升。

● 制用法　将凤仙花和酒放入碗内，加水等量，隔水炖沸，候温饮用。每日1～2剂。

● 功 效

祛风活血，消肿止痛。主治骨折疼痛。

黄芪当归治骨折

● 配 药　黄芪、当归、川芎各15克，党参、桃仁、赤芍、木香、地龙各10克，红花6克。

● 制用法　1日1剂，分2次水煎服。

● 功 效

补气活血，散瘀消肿，行气止痛。主治骨折。

丝瓜白芷汤

● 配 药　老丝瓜50克，白芷20克。

● 制用法　老丝瓜洗净，切成小块，白芷洗净，同置锅中，加清水500毫升，急火煮开3分钟，文火煮20分钟，去渣取汁，分次食用。

● 功 效

行气和中，止痛。主治骨折中期之胀痛不退者。

小贴士

老年人骨折时若伴有意识不清的状况，在场者应立即拨打急救电话。有外伤、出血，应立即止血、包扎；有呕吐，应将其头部偏向一侧，并清理口、鼻腔呕吐物，保证呼吸通畅；有抽搐，应移至平整软地面或身体下垫软物，防止碰、擦伤，必要时牙间垫较硬物，防止舌咬伤，不要硬掰抽搐肢体，防止肌肉、骨骼损伤；如呼吸、心跳停止，应立即进行胸外心脏按压、口对口人工呼吸等急救措施；如需搬动，应保证平稳，尽量平卧。

骨质增生
活血行气川芎汤

养生小课堂

川芎，其味辛性温，具有活血行气、祛风止痛之功效。现代药理研究表明，川芎含有挥发油、生物碱等成分，能明显抑制纤维细胞的生长和增殖。山柰（也叫沙姜）味辛性温，具有温中散寒、行气止痛之功效。现代药理研究表明，山柰含有挥发油、山柰酚、山柰素等成分，具有抗炎的作用。陈醋味酸，具有软坚引经、收敛的功效。配合在一起，共奏祛风散寒、活血化瘀、软坚消骨、通痹止痛的功效，故对骨质增生有良效。

精选治病偏方

白花蛇治骨质增生

● 配　药　白花蛇（学名银环蛇）4条，威灵仙72克，当归、土鳖虫、血竭、透骨草、防风各36克。

● 制用法　共碾细末，过筛。每服3克，每天服2次，开水送服。以上为1个月药量，服完即症状消失。

● 功　效

通络止痛。主治骨质增生。

细辛酒

● 配　药　生草乌、细辛各10克，洋金花6克，冰片16克。

● 制用法　先将前3味药研末，用50%的酒精300毫升浸入，冰片另用50%的酒精200毫升浸入，每日搅拌1次，约1周后全部溶化，滤净去渣，将2药液和匀，用有色玻璃瓶储藏。每次用棉球蘸药液少许涂痛处或放痛处片刻，痛止取下，每天2~3次。

●功效

祛风散寒，消肿止痛。主治骨质增生。

川芎二乌治骨质增生

●配药 川芎、没药、乳香、红花、白芍各60克，草乌、川乌、防己、杜仲、川续断、牛膝各30克，羌活、白芷、干姜、秦艽各20克，冰片3克。

●制用法 将上药共研为细末，用陈醋和白酒各半调药末成糊状外敷患处，每日换药1次。1周为1个疗程。

●功效

通络止痛。主治骨质增生。

川芎汤

●配药 当归、丹参各15克，川芎、桂枝、乌梢蛇、没药各9克，赤芍、熟地各12克，乳香、甘草、苏木各6克。

●制用法 水煎服，每日1剂。

●功效

补血活血。主治风寒湿邪，深入筋骨。

黄芪补骨脂方

●配药 黄芪、鸡血藤各30克，补骨脂15克，骨碎补、菟丝子、狗脊、川断、川芎、葛根各12克。

●制用法 水煎服，日1剂，早、晚各服1次。

●功效

益肾养血，和络止痛。主治骨质增生。

葛仙白芍饮

●配药 粉葛、秦艽、灵仙、当归各20克，白芍30克，延胡、制川乌、独活各10克，蜈蚣3条（去头足），天麻6克（为末吞服）。

●制用法 将上药水煎，分2~3次口服，每日1剂。

●功效

通筋活络，祛风止痛。主治颈椎骨质增生。

当归牛膝治骨质增生

●配药 当归、川断、杜仲、羌活、炒乳香、炒没药各15克，蜈蚣2条，细辛、甘草各6克，寄生30克，乌梢蛇、丹参、牛膝、熟地黄各12克。

●制用法 每日1剂，水煎服。

●功效

补肾温阳，祛风散寒，化瘀通络。主治腰椎骨质增生。

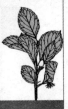

小贴士 ▽

骨质增生患者在饮食中，蛋白质的摄入要有限度，食物中过高的蛋白质会促使钙从体内排出。忌吃任何柳橙类水果，尤其是橘子、橙子。还要避开糖、酒、咖啡。这些物质将阻挠复原过程，并扰乱体内的矿物质平衡。忌食辛辣刺激的食物，禁烟酒。

中医讲脾胃为后天之本，饮食与疾病有着极为密切的关系。饮食失调影响人体气血生成，导致气血不足，筋骨失养。治疗期间多用活血通络热性药物。

关节炎
樱桃米酒祛风湿

养生小课堂

随着年龄的增长，老年人各器官的功能均发生退行性变化，尤其是老年人因关节功能衰退造成的生理不适比较常见。因此，老年人综合性关节功能的锻炼十分重要，通过头、颈部及四肢、腰部、腿部及各关节的活动，能增加各关节的灵活性和稳固性，使退行性关节病痛的症状得到改善，预防膝关节的伤病，对防治关节炎具有独特的疗效。可以尝试以下这几种锻炼方法：

1. 叩头。以颈椎为锻炼目的，颈向前后、左右做低头、仰头及左右旋转活动，大约练习动作2分钟即可。

2. 甩手。两腿拉开、两臂自然下垂,以肩关节为轴,依次做前后左右摆动来回2分钟。

3. 扩胸。两臂平置胸前,向前后做扩胸运动,再双臂上举做伸臂拉肩运动,然后再直臂下垂做后摆运动,反复数次。

精选治病偏方

樱桃米酒

●配 药 鲜樱桃500克,米酒1000毫升。

●制用法 将樱桃洗净晾干,浸入米酒内,密封储存,每日摇荡1次,10日后即成。每次饮50毫升,每日2次。

●功 效

樱桃酒可使脾气充足,风湿得除,筋骨得健。有滋养肝肾,祛风除湿的功效。适用于风湿性关节炎、四肢麻木等。

桑枝汤

●配 药 鲜嫩桑枝30~60克。

●制用法 水煎服,每日1剂。

●功 效

祛风湿,利关节。适用于风湿性关节痛。

山楂树根茶

●配 药 山楂树根60克,红糖30克。

●制用法 山楂树根洗净切碎,水煎取汁,调入红糖,代茶饮用,每日1剂。

●功 效

活血化瘀,通络止痛。适用于风湿性关节炎。

石榴皮鸡汤

●配 药 母鸡1只,石榴皮150克。

●制用法 母鸡开膛去内脏,切大块,同石榴皮共煮。吃肉饮汤,每日2次。

●功 效

适用于风湿性关节炎。

宣痹汤

●配 药 防己、杏仁、滑石、薏苡

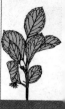

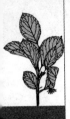

仁各15克，连翘、山栀、半夏、赤小豆、蚕砂各9克。

●**制用法** 水煎服，每日1剂，分2次服。

●**功效**

通络止痛，清化湿热。主治风湿性关节炎。

三消饮子汤

●**配药** 生川乌（先煎至不麻口为度）、全当归各12克，北细辛6克，苍术、独活、牛膝各9克，穿山龙、千年健、追地风各30克，威灵仙18克，乳香、没药各3克（均去油）。

●**制用法** 水煎服，每日1剂，日服2次，趁热服，服时可滴酒数滴。

●**功效**

温经散寒，祛风渗湿。主治痹证。可用于风湿性关节炎。

术柏饮

●**配药** 苍术10克，黄柏12克，土茯苓30克，独活20克，忍冬藤24克，赤白芍各15克。

●**制用法** 每日1剂，水煎2次，每次加水500毫升，煎取药汁150毫升，将2煎混合后，早、晚各服1次。

●**功效**

清热利湿，祛风活血。主治风湿性关节炎风湿热证。

鹿胶鲜奶

●**配药** 鹿角胶10克，牛奶250毫升，蜂蜜适量。

●**制用法** 将牛奶煮沸，入鹿角胶烊化，加蜂蜜调匀，睡前饮用。

●**功效**

益肝肾，补虚损。适用于老年性关节炎、骨质增生症、骨质疏松症。

桃仁瘦肉汤

●**配药** 核桃仁30克，杜仲15克，猪瘦肉100克

●**制用法** 杜仲装入纱布袋与洗净的猪瘦肉、核桃仁等一起置砂锅内，加水适量，以慢火炖煮2小时，取出药袋，加调料即成。饮汤吃肉，吃核桃仁，亦可佐餐。

●**功效**

益肾壮骨补虚。适用于老年性关节炎、肾虚腰痛。

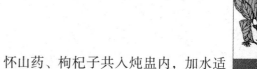

杜仲脊骨汤

●配 药 杜仲15克，黑眉豆20克，猪脊骨250克。

●制用法 将猪脊骨洗净，与杜仲、黑眉豆一起置于砂锅中，加水煮至黑眉豆烂熟。调味后喝汤食豆。

●功 效

补肝肾，壮筋骨。适用于老年性关节炎、肾虚腰痛。

怀杞炖猪腰

●配 药 怀山药10克，枸杞子15克，猪腰1只。

●制用法 将猪腰洗净，去筋膜，与怀山药、枸杞子共入炖盅内，加水适量，隔水炖熟，调味后食用。

●功 效

滋阴补肾，益气养血。适用于老年性关节炎、肾虚腰痛。

补肾猪髓汤

●配 药 猪骨髓1条，补骨脂10克，杜仲15克。

●制用法 将猪骨髓洗净，与补骨脂、杜仲等一起置于砂锅中，加水煮2小时，取汤调味后饮用。

●功 效

补肾壮骨，益精填髓。适用于老年性关节炎、颈椎病、骨质增生。

小贴士

患有关节炎的老年人，在可忍受的情况下，尽可能做一些锻炼，适当活动膝关节，比如蹲下起立活动，每日3次，每次10分钟。可做医疗体操、健美操、打拳等，经锻炼症状减轻，以免发生关节僵硬，可更好地保持关节活动范围。

物理治疗，如蜡疗、热敷、按摩、针灸等有一定的效果。局部也可以用红花油擦剂、扶他林乳剂等治疗。若疼痛明显，还可以做封闭治疗，但必须到医院治疗，以免引起感染。

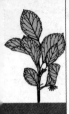

颈椎病
按摩穴位通经络

养生小课堂

颈椎病最有效的治病偏方莫过于按摩穴位。按摩即是通过采用适当的按摩手法，刺激人体的特定部位，以疏通经络、运行气血，从而达到预防颈椎病或促使患者颈椎康复目的的治疗方法。在颈椎病的保守治疗中，颈椎按摩是非常重要的一种治疗方法，能疏通脉络，止痛止麻；可加宽椎间隙，扩大椎间孔，整复椎体滑脱，解除神经压迫；松解神经根及软组织粘连，缓解症状；缓解肌肉紧张，恢复颈椎活动。

在按摩治疗颈椎病的同时，配合食疗和中医偏方共同治疗，有双管齐下的效果。

按摩法：

（1）颈椎后颈牵拉：以双手用力将头向前下拉，尽量使下巴贴胸口，至后颈部或肩胛部位有拉扯感为止。停留15秒再放松，重复5次。

（2）肩胛牵拉：左掌置于右肩，右手置于头顶，右手用力将头向右前下方拉，至有拉扯感为止。停留15秒，再放松，重复5次。

（3）摩面：两手中指贴近鼻梁旁并轻按迎香穴，向上做擦脸动作，至额前，沿耳旁按摩至颌下，并轻轻按压耳垂周围，还原至鼻旁面颊。重复上述动作，共12次。

（4）梳头：双手自前额发际开始，至项后发际止，分三路，相当于按经

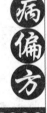

络中阳明、太阳、少阳经的循行路线梳头。重复4次。

（5）提耳：双手拇、食二指指腹挤按耳轮中下1/3交界处及耳屏，各挤按3分钟。

（6）搓颈：以手掌沿颈后发际至第七颈椎棘突（大椎穴），自上而下揉搓颈后部肌肉，反复12次，两手交错各搓揉一遍。

（7）旋颈：即"米"字功。两手叉腰，令头颈项循低头、仰头、左旋、右旋、左下视、右上视、右下视、左上视等8个方向，呈"米"字形状旋转。

精选治病偏方

山丹桃仁粥

●配 药 山楂30克，丹参15克，桃仁（去皮）6克，大米50克。

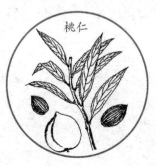
桃仁

●制用法 以上配药洗净，丹参先煎，去渣取汁，再放入山楂、桃仁及大米，加水适量，大火煮沸，小火熬成粥。山楂用水煮一下可以去掉一些酸味，如果还觉得酸，可以适量加一点白糖。

●功 效

山楂具有活血化瘀、通络止痛的功效，有助于解除局部瘀血状态。

荆芥防风末

●配 药 荆芥、防风、乳香、没药、胡椒、川乌、蒲公英、威灵仙各100克，细辛5克。

●制用法 诸药共研细末，过80目筛装瓶备用。首先在疼痛部位以醋涂湿，撒铜钱厚药粉，上面盖6～8层纱布，用醋浸湿纱布块及药粉，稍候用75％的酒精均匀喷撒在纱布上，点燃酒精，至患者有温热感，到忍受极限时，将火吹灭。待无温热度时，再用同样方法操作3～5次。

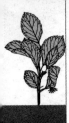

● 功 效

活血祛瘀，祛风消炎，促进吸收及镇痛。适用于颈椎病，风湿性关节炎，软组织扭伤，痹证，胸腰椎炎，骨质增生，寒热红肿及脓肿。

方可适用于湿痹拘挛、腰膝关节酸重疼痛、吐泻转筋。本方对痰湿阻络型颈椎病有疗效。

生姜丁香糖

● 配 药　丁香粉5克，生姜末30克，白糖50克，香油适量。

● 制用法　将白糖放入砂锅内，文火煮沸，再加丁香粉、生姜末调匀，继续煮至挑起不黏手为度。放一瓷盘，涂以香油，将糖倾入摊平，稍凉后趁软切成小块，经常食用。

木瓜陈皮粥

● 配 药　木瓜、陈皮、丝瓜络、川贝母各10克，大米50克。

● 制用法　所有配药洗净，木瓜、陈皮、丝瓜络先煎，去渣取汁，加川贝母、大米煮成粥，最后加冰糖调味。

● 功 效

木瓜可平肝舒筋、和胃化湿。本

● 功 效

降逆化痰。适用于颈椎病。

小贴士▼

正确的坐姿能预防颈椎病。正确的坐姿实际上是正确站姿与走姿的延伸，应尽量拉近与工作台的距离，将桌椅高度调到与自己身高比例合适的最佳状态。

腰部挺直，双肩依然后展，工作间隙应经常随呼吸做自自然然的提肩动作，每隔5~10分钟应抬头后仰休息片刻，使头、颈、肩、胸处在一种微微绷紧的正常生理曲线状态，并尽量避免头颈部过度前倾或后仰；描图、绘图等专业设计人员可调整工作台倾斜10~30度，以减轻端坐疲劳。臀部要充分接触椅面，可经常用椅背顶住后腰稍作休息。

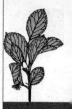

肩周炎
白芍桃仁粥活血化瘀

第 3 章 强筋壮骨精选偏方——骨骼坚韧身板硬

养生小课堂

肩周炎又被称为漏肩风、五十肩、冻结肩等。肩周炎好发于 50 岁左右，在此期间，人体的各组织器官相继发生明显的退行性改变，尤其是平素稳定性差、劳损程度大的肩关节，其退行性改变更加显著，可出现骨骼的疏松脱钙、骨赘的形成以及肌腱和韧带的变性等，此时一旦受到恶性刺激并累积到一定程度，即容易发生肩周炎。

老年人易得肩周炎，是因为身体中的骨骼和软组织出现退行性改变，例如骨质增生、骨赘生成和出现肌腱、韧带的变性老化等。风寒等外界因素也容易导致肩周炎。当人体受到风、寒、湿等环境和外界因素的侵袭，导致肩周炎的发生。另外，伤害性刺激如急性扭挫伤等超强外力的伤害性刺激、慢性疲劳性损伤及某些职业性累积损伤等，也可导致肩周炎的发生。

精选治病偏方

白芍桃仁粥

- **配　药**　白芍 20 克，桃仁 15 克，粳米 60 克。
- **制用法**　将白芍水煎约 500 毫升，备用。将桃仁去皮尖，捣烂成泥状，加水研汁去渣。将粳米倒入白芍汁和桃仁汁中，熬粥即可。
- **功　效**　养血化瘀，通络止痛。适用于肩周炎晚期瘀血阻络者。

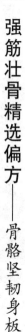

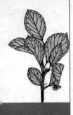

生姜治肩周炎

● 配 药　生姜20~30克。

● 制用法　生姜洗净切片，加水煎沸3分钟，去渣，将毛巾浸入姜汤中，绞干后，温熨患部，每日2~3次。

● 功 效

温中散寒，通络止痛。适用于肩周炎。

桑枝槐汁

● 配 药　鲜桑枝90克，鲜槐枝60克，鲜松枝、鲜柳枝、鲜柏叶、鲜艾叶各30克，桂枝15克，白酒15毫升。

● 制用法　将前7味加水煎煮15分钟，加入白酒，再煮5~10分钟，取药液做局部熏洗，每次30分钟。每日2次。

● 功 效

适用于肩周炎。

首乌酒

● 配 药　生首乌250克，酒500克。

● 制用法　首乌捣碎浸入酒中。24小时以后，隔水煮1小时，去渣，临睡前温饮半杯。

● 功 效

适用于肩周炎。

白凤仙花膏

● 配 药　白凤仙花、臭梧桐、生姜、大蒜、韭菜各200克。

● 制用法　共同捣碎取汁，再用文火熬成膏状，摊贴患处。每日1次。

● 功 效

适用于肩周炎。

加味逍遥散

● 配 药　柴胡、当归、炒白芍、云苓、秦艽、黄芩、制附片、陈皮、法半夏各9克，甘草、白芥子各6克。

● 制用法　水煎服，每日1剂，日服2次，白酒为引。

● 功 效

驱风除痰，温经止痛，舒肝和脾。主治肩周炎。

加味乌头汤

● 配 药　川乌、草乌各6克，白芍20克，黄芪30克，甘草6~10克，麻黄、桂枝、羌活、当归各10克。

● 制用法 水煎服，每日1剂，7日为1个疗程。

● 功 效

温经散寒，活血通经，除痹止痛。主治肩周炎。

小贴士

肩周炎患者要正确对待病情，不可急躁、焦虑。应积极进行功能锻炼。如：两臂自然向身体两侧展开，两掌缓慢变握拳，两肩向内旋转下降，握拳，适当活动肩关节等。还可以尝试以下运动：

划圆圈运动：两臂分别由前向后、由后向前，呈顺时针或逆时针方向划圆圈，划圆圈幅度由小到大，尽可能达到最大范围为止，每次50～100下。

爬墙锻炼：患侧手指接触墙壁，逐渐将手向上移至最高点，然后慢慢放下来，反复做10～12次。

腿脚抽筋

泡杯芍药甘草茶

养生小课堂

抽筋的学名叫肌肉痉挛，是一种肌肉自发的强制性收缩。常发生在小腿和脚趾的肌肉痉挛。发作时疼痛难忍，尤其是半夜抽筋时，往往把人痛醒，有好长时间都不能止痛，且影响睡眠。很多人一说到抽筋，就会立马想到自

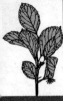

己是否缺钙。其实，抽筋主要包括以下这些原因。

1. 出汗过多：运动时间长，运动量大，出汗多，又没有及时补充盐分，体内液体和电解质大量丢失，代谢废物堆积，肌肉局部的血液循环不好，也容易发生痉挛。

2. 疲劳过度：当长途旅行、登高时，小腿肌肉最容易发生疲劳。因为每一次登高，都是一只脚支撑全身重量，这条腿的肌肉提起脚所需的力量将是体重的6倍，当它疲劳到一定程度时，就会发生痉挛。

3. 缺钙：在肌肉收缩过程中，钙离子起着重要作用。当血液中钙离子浓度太低时，肌肉容易兴奋而发生痉挛。青少年生长发育迅速，很容易缺钙，因此就常发生腿部抽筋。

精选治病偏方

芍药甘草茶

● 配 药　生白芍20克，生甘草10克。

● 制用法　用开水冲泡，或用温火煮，可当茶水饮用。

● 功 效

芍药性酸，酸味入肝，甘草性甘，甘味入脾，因而这款芍药甘草汤被誉为止痛的良药。需要注意的是，芍药、甘草一定要是生白芍、生甘草，不要炙过的，因为炙过后药性就会发生改变。

米醋猪爪

● 配 药　猪爪1只，生姜60克，米醋50克，精盐少许。

● 制用法　将猪爪去毛后洗净，剁碎；生姜洗净切成小块，一同放入锅内。倒入适量清水，用文火煎煮2小时，加米醋、精盐再煮沸片刻，即可食用。每天1剂，分2次服用，喝汤吃猪爪。连食5~7天。

● 功 效

活血通经，壮骨强筋。

银芽肉丝春卷

● 配 药　绿豆芽400克，猪肉100克，柿子椒80克，鸡蛋1个，春卷皮、味精、蒜、料酒、油、精盐各适量。

●制用法 绿豆芽去根洗净；柿子椒去蒂、子，切细丝备用；猪肉切丝放蛋清、精盐、料酒腌制15分钟。锅中热油，放入蒜末煸香。放入腌制好的肉丝迅速滑炒，放入绿豆芽、柿子椒快速翻炒3分钟至熟。放入精盐、味精拌均匀，包入春卷皮中即可。

●功 效

补钙补铁，补充优质蛋白，防治抽筋。

海带焖饭

●配 药 海带100克，米300克，盐适量。

●制用法 将米淘洗干净；海带洗净，切成小块。锅中放入水和海带块，用大火烧开，滚煮5分钟。倒入电饭煲中，放入米和盐，水量与平时煮饭时同量，搅拌均匀，饭煮熟即可。

●功 效

海带富含碘、钙、磷、硒等多种人体必需的微量元素，有利于为老年人补充营养。

芹菜牛肉丝

●配 药 嫩牛肉300克，芹菜200克，料酒、酱油、淀粉、白糖、食盐、葱末、姜丝、植物油、味精各适量。

●制用法 将牛肉洗净，切成小丁。加料酒、酱油、淀粉、味精腌制1小时左右；芹菜择叶，去根，洗净，切段。热锅下姜丝炝锅，然后加入葱末、腌制好的牛肉爆炒。加入切好的芹菜翻炒；适当加一点清水，调味出锅。

●功 效

牛肉富含蛋白质、脂肪、钙、磷、铁等营养素，能强筋壮骨，改善腿抽筋现象。

杜仲肉丝汤

●配 药 杜仲1克，苋菜250克，银鱼100克，猪肉丝25克，味精、盐、生粉、水与高汤各适量。

●制用法 先将苋菜拣好后洗净，切小段备用。将锅内加高汤烧开后，放入杜仲、苋菜、银鱼、猪肉丝一起煮滚。后加盐、味精调味，并用生粉水勾薄芡即可。

●功 效

杜仲可补肝肾、强筋骨；银鱼、苋菜含有丰富的钙质，可强筋骨。

第3章 强筋壮骨精选偏方——骨骼坚韧身板硬

101

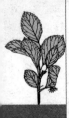

小贴士▽

为了防止腿抽筋的情况发生,平日应注意避免腿部受凉或突然运动过猛、过久;饮食上注意补充钙,含钙丰富的食物有虾米、虾皮、乳类及其制品、绿色蔬菜、海带、芝麻酱、骨汤。多运动与晒太阳都有利于骨骼生长和保健,亦可口服乳酸钙、葡萄糖酸钙等。

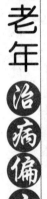

坐骨神经痛
川乌粥温经止痛

养生小课堂

坐骨神经痛不是独立的疾病,而是由多种疾病引起的综合征。在我国,原发性坐骨神经痛极为罕见,仅占1%,另外有98%以上的坐骨神经痛是由脊柱病变引起的。

严重疼痛者通过卧床休息,可以减轻神经和病变组织的张力和反应性水肿,帮助缓解症状。待疼痛症状稍微缓解时则可适当练习活动,每日有规律地量力而行,逐渐增加活动量,有助于恢复功能。

对疼痛严重者需针对病因进行治疗。如风湿症引起者,应抗风湿治疗;腰椎间盘突出引起者,行腰椎牵引疗法及按摩等;骨质增生引起者,用治疗骨质增生药;退行性脊椎病引起者,可适当应用钙剂等。

镇痛剂应于疼痛严重时服用,每日应限量。镇静剂可于急性期之短时期内服,病情缓解则于睡前服,以利充分休息,促进病变恢复。

精选治病偏方

川乌粥

●配 药 制川乌10克,姜汁15滴,粳米50克,蜂蜜30克。

●制用法 先将制川乌与蜂蜜放入砂罐中,加冷水足量(1次宜多,水熬干后,宜加沸水),先用大火煮沸,再用小火煎煮2小时以上,取药汁约200毫升,备用。然后再将粳米煮粥,待粥将熟时,加入药汁、姜汁,再煮1~2沸即可。宜多次分服,不可顿服,1~2天服1剂。

●功 效 本方具有散寒除湿、通利关节、温经止痛的作用,可用于感受风寒湿邪,以寒偏盛之坐骨神经痛。

独活宣木瓜汤

●配 药 全当归、川断各15克,嫩桂枝、防己、酒杭芍、小木通、香独活、干地龙、宣木瓜各10克,川牛膝12克,北细辛、生甘草各3克,全蝎5克,川蜈蚣3条。

●制用法 水煎服,每日1剂,日服2次。

●功 效 散寒利湿,祛风通络。用治坐骨神经痛。

鸡血藤治坐骨神经痛

●配 药 鸡血藤、芒硝各15~20克,桂枝、柴胡、大黄各10~15克,黄芩10~12克。

●制用法 将上药水煎,分2次服,每日1剂。

●功 效 用于治疗坐骨神经痛。

附芍羊肉汤

●配 药 制附片、葱各15克,白芍、姜各10克,甘草6克,羊肉30克,精盐4克。

●制用法 制附片洗净,去杂质;羊肉用沸水氽烫去血水,炖煮1小时;白芍、甘草润透切片,羊肉切块;姜

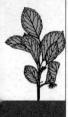

拍松,葱切段。将羊肉块放在炖锅内,加入制附片、白芍片、甘草片、姜、葱段、精盐,注入水1000毫升。将炖锅置大火上加热,煮沸后,用小火煮50分钟即成。每日1次,吃羊肉、喝汤。

●功 效

温补肾阳,镇痉止挛。用于治疗坐骨神经痛,对下肢寒冷抽搐者有明显疗效。

黄芪白芍治坐骨神经痛

●配 药 生黄芪50克,白芍、元胡、木瓜、全当归、桂枝各20克,赤芍、牛膝、鸡血藤、威灵仙、路路通各15克,地鳖虫、全蝎各10克,生甘草5克。

●制用法 将上药水煎,每日1剂,分早、中、晚口服。10天为1个疗程。

●功 效

白芍养血柔肝,缓中止痛,敛阴收汗。对坐骨神经痛有治疗效果。

鲍鱼壳治坐骨神经痛

●配 药 鲍鱼壳(即石决明)、蛇蜕、苏薄荷各15克,黄酒适量。

●制用法 将前3味放入碗内,倒入黄酒,加盖蒸约30分钟。每日饮服1次。

●功 效

熄风,清热,定痛。治坐骨神经痛。鲍鱼壳是我国医药史上应用很早的中医药材,名叫石决明,有明目除热、平肝、潜阳、通淋之效。

小贴士▼

许多坐骨神经痛的患者都可清楚地诉述发病与一次突然的腰部"扭伤"有关,如发生于拎举重物、扛抬重物、长时间的弯腰活动或摔跌后。因此,老年人在生活中要注意,当需要进行突然的负重动作前,应预先活动腰部,尽量避免腰部"扭伤",平时多进行强化腰肌肌力的锻炼,并改善潮湿的居住环境,常可降低本病的发病率。坐骨神经痛患者急性期应及时就医,卧床休息,并密切配合诊治,预后通常是好的。

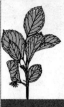

足跟痛
试试萝卜皮热敷

养生小课堂

足跟痛是一种常见病。以足跟肿胀、麻木疼痛、局部压痛、行走困难为特征。足跟痛又称跟骨骨刺或跟骨骨质增生。在中医学属于"骨痹"范畴，多与老年肾亏劳损、外伤和感受寒湿有关。主要表现为足跟部疼痛，有时可牵扯至小腿后侧疼痛。早晨起床时，患者不敢直接用力和行走，久坐起身时更加疼痛，但活动几步后症状有所减轻。严重时影响走动。局部不红不肿，在跟骨内侧结节处，相当于跟部前方偏内侧有一局限性压痛点。患者往往有"疼—轻—重"的特点。跟痛症多在一侧发病，也可两侧同时发病，疼痛轻重不一。

足跟痛虽然不是什么大病，但严重影响了人们的生活质量。治疗时，可选择众多祛风除湿、温经散寒、软坚消肿、活血镇痛的中药浸泡足部，用萝卜皮热敷对治疗足跟痛有一定的疗效。

精选治病偏方

仙人掌治足跟痛

● 配　药　仙人掌适量。

● 制用法　将仙人掌上面的刺拔掉，然后将一面的皮削掉，再将剖面贴在脚后跟疼痛的部位上固定好，每隔12小时换1次。通常贴2~4周以后，脚后跟疼痛的症状就会逐渐消失。

●功 效

适用于足跟痛。

乌梅加醋敷足法

●配 药 乌梅、醋、精盐各适量。

●制用法 乌梅去核，加适量醋捣烂，再加入适量精盐。将其搅匀后敷在患足处，用纱布盖好，胶布固定。每天敷1次，连用一段时间。

●功 效

可有效缓解足跟痛。

萝卜皮热敷

●配 药 白萝卜皮适量。

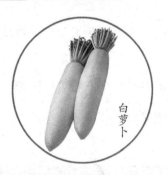
白萝卜

●制用法 将白萝卜皮在锅里煮熟，之后用布把萝卜皮敷在病患的脚跟上，萝卜皮凉了之后，再将萝卜皮加温，再包敷。每天1次，每次大约半小时即可。如此反复，持续10天左右，脚跟的疼痛明显减轻。

●功 效

李时珍在《本草纲目》中说："萝卜化积滞，解酒毒，散瘀血甚效。煎汤可洗脚气，生捣涂可治火伤。"中医认为，萝卜具有"利关节，行风气、散瘀血、疗脚气和外伤"的作用。

川芎方

●配 药 川芎45克。

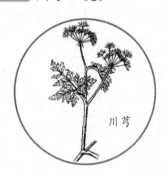
川芎

●制用法 川芎研成细末。一共分为3份，装入袋内缝好。将药袋装入鞋里，直接与患足痛处接触，每次用1袋，3袋交替使用，换下的药袋经晒干后仍可继续使用。

●功 效

适用于足跟痛。

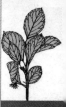

小贴士

患有足跟痛的患者在选鞋靴的时候，应选宽松柔软、轻便舒适的鞋靴，在家应穿富有弹性的拖鞋。另外，不同人群，足跟痛的治疗方法也是不同的：儿童足跟痛一般无须口服药物，可应用其他治疗方法；青年人的足跟痛，治宜养血、温经、止痛；老年人的足跟痛，治宜利湿、祛风、行气、止痛、补益肝肾。足跟痛还可以尝试平地跺脚法，方法是：以右脚跟为重心在平地上跺脚，由轻到重。每次跺5分钟左右。每天跺3～4次。坚持2个多月，疼痛就会逐渐减轻。

痛 风

珍珠丹参汤治慢性痛风

第3章 强筋壮骨精选偏方——骨骼坚韧身板硬

养生小课堂

痛风病多发生于中老年脑力劳动者，是由于人体的嘌呤代谢发生紊乱而引起的。嘌呤是一种含氮的结构性物质，广泛存在于动植物组织的核酸中，主要是由摄入的动物蛋白中的核蛋白分解而产生。嘌呤在人体内最终分解为尿酸，如果尿酸产生过多，或肾脏对尿酸的滤过、分泌减少，都可引起高尿酸血症。

人体内尿酸还可在体内的氨基酸、核酸不断分解代谢的过程中形成。有些慢性病患者，如果体内细胞破坏过多，核酸加速分解，可使体内的尿酸增多，

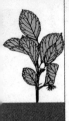

尤其是当患有肾脏疾患，肾脏的功能减退时，血中的尿酸可达很高的水平。

对于痛风患者来说，痛风发作的前兆是发作部位有不舒服的感觉，或是钝痛、沉痛感、发烫感、轻微的食欲不振、恶心、局部僵硬等，如果出现前兆放任不管，就会急速出现典型的痛风发作现象。因此有痛风前兆症状的病人一定要及时到医院治疗。痛风可因精神紧张、疲劳、饮食过多、酗酒、局部受伤等诱发。

精选治病偏方

珍珠丹参汤

●配 药 珍珠莲藤、白芷、丹参、黄柏各30~60克，毛竹尖30~120克。

●制用法 将以上材料用水煎服，服用时可兑黄酒。每天早、晚各1次，空腹服用。

●功 效

有祛湿通络、活血益肾之功能，主要用于慢性期痛风患者。

白芷竹根饮

●配 药 毛竹根、白芷、黄柏各6克，桑枝根、威灵仙各15~20克。

●制用法 用水煎服，熬成稠汁，每天1次，晚饭后服用。

●功 效

清毒祛湿，通络益气。主治风湿型痛风。

人参红花汁

●配 药 人参、萆薢、红花、茯苓各3克，防己、桂圆、甘草各2.5克，生姜20~25克，大枣几枚。

●制用法 煎好后可用温酒送服，每次小半碗，每天1次，晚饭前空腹服用。

●功 效

可用于活动受限的痛风患者服用，具有生津益气、除湿祛痹的功效。

牛膝桂圆汤

●配 药 桂圆30克，牛膝、钻地风、毛竹叶各25克，紫葳根10克。

●制用法 将上药水煎，以黄酒送服，每日1~3次，空腹饮用，每次约150毫升。

●功 效

该偏方用于缓解患者因风热引起

的痛风肿胀、痛风关节疼痛等症状。

白花蛇酒

●配　药　白花蛇30克，当归、白芍、甘草各60克，蜈蚣、细辛各20克，白酒2000毫升。

●制用法　药研细，布包浸酒内10天，每服30毫升，每日2次，25天为1个疗程。每疗程间歇5天。

●功　效

祛风，通络，止痉。用于风湿顽痹。

五色梅根治痛风

●配　药　鲜五色梅根10～20克，青壳鸭蛋1枚，水酒适量。

●制用法　炖1小时服用，日服1剂。

●功　效

有活血止痛之效。

钩藤根酒

●配　药　钩藤根250克，烧酒适量。

●制用法　钩藤根加烧酒浸1天后，分3天服完。

●功　效

有理气活血止痛之功。

牛膝酒

●配　药　牡丹藤1500克，牛膝30克，钻地风60克，五加皮、红糖、红枣各250克，烧酒5000克。

●制用法　药浸酒中，密封1个月。每次30毫升，每日3次服。

●功　效

有活血祛风、通络止痛之效。

珍珠莲钻地风

●配　药　珍珠莲根（或藤）、钻地风根、毛竹根、牛膝各30～60克，丹参30～120克。

●制用法　水煎服，兑黄酒，早、晚空腹服。

●功　效

有祛风活血、通络止痛之功，治慢性痛风。

红花白芷酒

●配　药　红花、白芷、防风各15克，威灵仙10克。

●制用法　酒煎服。

●功　效

有活血祛风之功，主痛风历节，四肢疼痛。

第3章 强筋壮骨精选偏方——骨骼坚韧身板硬

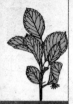

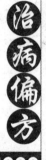

小贴士 ▽

痛风患者要尽量减少摄取富含嘌呤的食物，此外，不饮酒、多喝水、适量运动并维持理想体重，将可有效控制痛风。总结来说，要做到以下几点：

首先要节制饮食，避免大量进食高嘌呤食物，严格戒酒，多喝碱性饮料；

要多饮水以助尿酸排出，保持精神愉快，避免过度劳累、精神紧张、寒冷潮湿、关节损伤等诱发因素；

接受药物治疗以降低血尿酸，并积极防治合并症，接受定期随访和定期复查血尿酸。

第4章
内科精选偏方
——好身体要注重"内在"

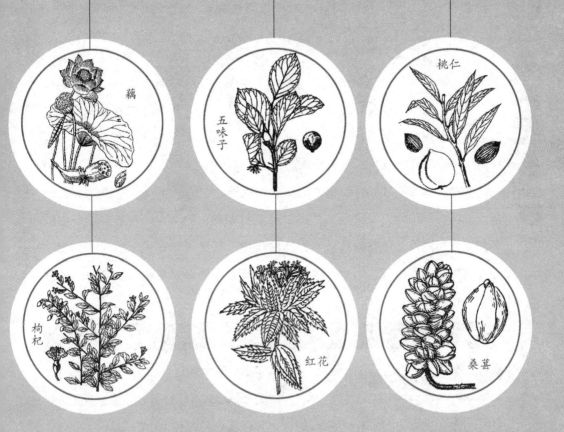

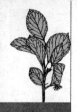

糖尿病
生地茯苓可降糖

养生小课堂

糖尿病作为一种慢性疾病，其治疗的过程是长久而又繁杂的。生地茯苓是民间治疗糖尿病的一个偏方，有降糖、生津的功效，除了用偏方治疗之外，糖尿病患者还要适当补充矿物质硒。

硒作为人体必不可少的微量元素，对糖尿病有着极其重要的治疗作用。硒最重要的生物学功能是抗氧化，消除自由基，补充适当的硒有助于改善胰岛素自由基防御系统和内分泌细胞的代谢功能，这为预防糖尿病并发症的发生提供了新依据。另外，硒也可以通过改善糖尿病血液黏滞性增高状态，延缓糖尿病并发症的发生，改善糖尿病预后。

硒是构成谷胱甘肽过氧化物酶的活性成分，它能防止胰岛β细胞氧化破坏，使其功能正常，促进糖分代谢、降低血糖和尿糖。此外，硒除了产生胰岛素样作用以外，还有与胰岛素协同的作用，这使得硒在糖尿病发病机制中的作用更为引人注目。因此，糖尿病病人日常补硒可以多吃一些富含硒的食物，如鱼、香菇、芝麻、大蒜、芥菜等。

精选治病偏方

生地茯苓饮

●配 药 生地、茯苓各15克，枸杞子20克，淮山药、天花粉各30克，太子参25克，知母、牛膝、生甘草、牡丹皮、泽泻各10克。

●制用法 每日1剂，水煎，分2～3次口服。15天为1个疗程。

●功 效

降糖，生津。主治糖尿病。

麦冬茶

●配 药 麦冬（鲜品）全草50克。

●制用法 每日1剂，切碎，水煎，代茶饮。

●功 效

养阴润肺，清心除烦，益胃生津。主治糖尿病。

太子参黄芪汤

●配 药 太子参20克，黄芪50克，穿山甲、当归、红花、桃仁、甘草、川芎各10克，赤芍、丹参各15克。

●制用法 每日1剂，水煎3次后合并药液，分早、中、晚口服。14天为1个疗程。

●功 效

降糖。主治糖尿病。

枸杞子酒

●配 药 枸杞子125克，甘菊花10克，麦冬25克，糯米2000克，酒曲适量。

●制用法 将前3味同煮至烂，加入糯米和酒曲，按常法酿酒。酒熟去糟，即可。每次饭前服20毫升，每日服2次。

●功 效

用于糖尿病肾虚消渴、视物模糊、肺燥咳嗽等症。

参地饮

●配 药 党参50克，生地、熟地各25克，地骨皮、泽泻、丹参、枸杞子各20克。

●制用法 每日1剂，水煎3次，分3份，于早、午、晚饭前半小时各服1份。

●功 效

稳定胰岛素水平。主治非胰岛素依赖型糖尿病。

双地双冬酒

●配 药 生地、熟地、天冬、麦冬、大枣、山药、莲子（去心）各20克，白酒1000毫升。

●制用法 将上药研制粗末，浸入白酒内，密封，每日摇动1次，15日后过滤取药酒，即可。每次服30毫升，每日2次。

● 功　效

滋肾养心，益脾和胃。适用于糖尿病。

二参酒

● 配　药　生黄芪、生地黄、玄参、丹参各30克，葛根、苍术各15克，天花粉、山萸肉各20克，低度白酒600毫升。

● 制用法　将以上8味药捣碎，置于容器中，加入白酒，密封，浸泡7日后，过滤去渣，即可。每次服15~30毫升，每日服3次。

● 功　效

益气，养阴，活血。适用于气阴两虚型糖尿病。

洋葱红酒

● 配　药　新鲜洋葱1~2头，葡萄酒500毫升。

● 制用法　将洋葱洗净，剥去老皮，切成八等分半圆形；将洋葱装入盛红葡萄酒的瓶中，盖紧密封，置阴凉处放置5~7天，即可饮用。每次饮30~50毫升，每日饮1~2次。与浸过酒的洋葱一起食用效果更佳。

● 功　效

降血压，降血糖，增强免疫力。

菟丝子酒

● 配　药　菟丝子、山萸肉各50克，芡实30克，低度白酒500毫升。

● 制用法　将以上3味药捣碎，置于容器中，加入白酒，密封，浸泡5~10日后，过滤去渣，即可。每次服15~30毫升，每日服3次。

● 功　效

补肾，养肝，固精。适用于腰膝酸痛、遗精、消渴、尿有余沥等。

竹笋粥

● 配　药　鲜竹笋1个，粳米100克。

● 制用法　将竹笋洗净，切片，加水适量，入粳米同煮成粥。每日服2次。

● 功　效

清肺除热，兼能利湿。主治糖尿病及久泻久痢、脱肛者。

生地玉竹汤

● 配　药　北沙参、麦冬、生地各15克，玉竹5克。

● 制用法　每日1剂，水煎2次，早、

晚分服。

● 功 效

养阴清热，益胃生津。主治糖尿病（肺燥津伤型）。

山楂根玉米须汤

● 配 药 山楂根、茶树根、荠菜花、玉米须各10克。

● 制用法 共制粗末，水煎服，每日1剂。

● 功 效

降糖降脂，化浊利尿。主治糖尿病，伴有高脂血症、肥胖症者。

黑豆蜂蜜膏

● 配 药 黑豆、黄精各30克，蜂蜜10克。

● 制用法 黑豆、黄精洗净，去杂质，一起入锅中，加入清水1500毫升。浸泡10分钟，再用小火慢炖2小时，离火后加入蜂蜜搅匀即可。每日1剂，当点心食用，日服2次，每次1小瓶，喝汤吃豆。

● 功 效

主治糖尿病。

鲜藕汁

● 配 药 鲜藕适量。

● 制用法 将藕榨汁半茶杯，开水冲饮。早晚各1次。如有热象，用中药天花粉15克煎水半碗冲入藕汁同服。

● 功 效

藕汁性凉，有抑制尿糖和生津止渴的功能。常喝藕汁可控制病情发展。

小贴士 ▽

糖尿病患者宜吃这些食物：

五谷杂粮，如莜麦面、荞麦面、燕麦面、玉米面等富含维生素B、多种微量元素及食物纤维的主食，长期食用可降低血糖、血脂；

豆类及豆制品，豆类食品富含蛋白质、无机盐和维生素，且豆油含不饱和脂肪酸，能降低血清胆固醇及甘油三酯；

苦瓜、洋葱、香菇、柚子、南瓜可降低血糖，是糖尿病人最理想的食物，如能长期服用一些植物活性硒，则降血糖和预防并发症的效果会更好。

第4章 内科精选偏方——好身体要注重"内在"

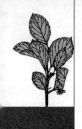

高血压
枸杞是降压良品

养生小课堂

老年人高血压病有其特殊性，比如血压波动大，易受体力活动、精神及气温影响；经睡眠休息后血压会明显下降，常有体位性低血压等，老年人在治疗中应注意定期配合做几项必要的检查，如血糖、血脂、肌酐、血尿酸、心电图、血常规和尿常规，以便及时发现有无合并症。若条件允许，可以做24小时动态血压监测，随时掌握血压变化，以便医生根据血压波动情况来选择降压药物。

另外，高血压患者可以多吃含钙高的食物。美国医学专家认为，高血压患者每天坚持食入高钙食物，能使2/3左右的人受到明显的降压效果。含钙的食物很多，如奶制品、豆制品、芝麻酱、虾皮、海带、骨头汤、黑木耳、核桃、沙丁鱼、鸡蛋等均含钙丰富。

精选治病偏方

桑叶菊花汁

- **配 药** 霜桑叶30克，黄菊花10克。
- **制用法** 桑叶、菊花洗净入砂锅，加水适量，文火煎煮，去渣取汁。口服，每日2次。

功 效
可治高血压。

鬼针草汤

- **配 药** 鬼针草适量。
- **制用法** 鬼针草全草，洗净泥沙杂

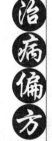

质，晾干备用或鲜用。干品每次 20～30 克，砂罐加水浸泡 15～20 分钟，文火煎熬，沸后立即离开炉火，冷却，每日午饭前服 50～70 毫升。鲜品每次 50～60 克，煎、服法同前。每日服 1 次，服至症状消失、血压正常即可停药。

● 功　效

主治高血压，症见耳鸣、口干口苦、恶心呕吐等。

枸杞汁

● 配　药　枸杞茎、叶 500 克。

● 制用法　将枸杞茎、叶加适量的水煮，煮好后喝其汁液。

● 功　效

镇定肝风，补精益气，是高血压患者的食疗佳品。

葛粉菊花茶

● 配　药　菊花茶 25 克，葛粉 50 克，蜂蜜适量。

● 制用法　菊花茶焙干研末，加入沸葛根粉糊中，再调入蜂蜜，每日 1 次，常服。

● 功　效

主治高血压。

菊槐绿茶治高血压

● 配　药　菊花、槐花、绿茶各 3 克。

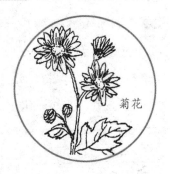

菊花

● 制用法　沸水沏，待浓后频频饮用。平时可常饮。

● 功　效

清热，散风。治高血压引起的头晕头痛。

肉桂贴

● 配　药　肉桂、吴茱萸、磁石各等份。

● 制用法　上药共研细末，密封备用。取上药末 5 克，用蜂蜜调匀，贴于涌泉穴上，阳亢者加贴太冲穴；阴阳不足者加贴足三里。每次贴 2 穴，交替使用。贴后外以胶布固定，并用艾条悬灸 20 分钟。每日于临睡前换药 1 次。

● 功　效

引火归原，降压止晕。主治高血压

钩藤泡脚

● 配 药 钩藤30克，冰片3克。

● 制用法 钩藤布包，与冰片共放入盆中，加入温水，浸泡两脚30分钟，可随时加入热水，以保持一定水温。每日早、晚各1次，直至血压正常。

● 功 效

平肝潜阳。治高血压病。

芹菜治高血压

● 配 药 芹菜500克，苦瓜60克。

● 制用法 芹菜切段，苦瓜切片，二者同煮汤饮。或者芹菜200克洗净，用沸水烫2分钟，切碎用纱布绞汁，用砂糖调服，每日2次。

● 功 效

此方降血压、平肝、镇静、解痉、止胃吐、利尿等，适用于高血压引起的眩晕头痛、颜面潮红、精神兴奋等症。

银耳炖灵芝

● 配 药 灵芝8克，银耳6.5克，冰糖25克。

● 制用法 将灵芝、银耳洗净，用小火炖2～3小时，至银耳熬成稠汁，取出灵芝残渣，分3次服用。

● 功 效

可降血压，治疗失眠多梦、心神不安。主治高血压

萝芙木龙胆草敷贴

● 配 药 红花夹竹桃叶（瓦片焙黄）3克，萝芙木、龙胆草、淮牛膝各20克，罗布麻叶、豆腐渣果、杉罗树皮各30克，吴茱萸10克，朱砂6克。

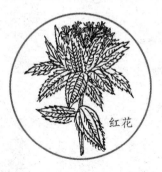

红花

● 制用法 将上药混合研末，过100目筛。用时取少许药末，加鸡蛋清调成糊状，于每晚睡前敷贴于神阙穴及涌泉穴，晨起除去不用。每夜1次，每次敷一足，两足交替敷贴，6次为1个疗程。

● 功 效

清肝化痰，降压平眩。适用于高血压眩晕症。

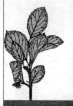

> **小贴士** ▽
>
> 　　高血压患者要限制钠盐的摄入。高血压患者的饮食应该以清淡为佳，尽量少吃咸食。吃盐过多会使高血压患者的血管硬化，血压升高，加重病情。所以每天吃盐应该保持在5克以内最好。
>
> 　　少吃甜食。甜食含糖量高，可在体内转化成脂肪，容易促进动脉硬化。
>
> 　　高血压饮食应少吃动物脂肪。动物含胆固醇量高，可加速动脉硬化。如肝、脑、心等应少吃。有烟酒嗜好的高血压患者，会因烟酒过多引发心肌梗死、脑中风。

心律失常

茯神羚羊角宁心定智

养生小课堂

　　随着年龄增长，机体衰老等生理变化会对心脏的传导系统产生不同程度的影响，导致抵抗力下降，容易引起心律失常。老年人多存在不同程度的循环系统疾病，如冠心病、高血压、肺心病等，这些疾病都会引起心肌供血不足，也更容易引发各种心律失常及传导阻滞。由于老年人对药物的耐受性较低，窦房结功能可能存在障碍，在应用对心脏传导系统有影响的药物时，比年轻人更容易出现副作用，也更容易出现心律失常。

　　祖国传统医学依据其临床表现，认为心律失常一般是气血虚损、阴阳失调、惊恐劳累导致；部分是由痰浊、血瘀引起。故具有补气血、调阴阳、宁心定智、养心安神和化痰浊、活血祛瘀作用的中药药膳可以起到缓解和治疗心律失常的作用。茯神与羚羊角粉为伍，对老年人心律失常有疗效。

精选治病偏方

茯神羚羊角粉

● 配 药 茯神30克，羚羊角粉2克，粳米100克。

● 制用法 先将茯神捣细煎汤，去渣。入粳米煮作粥，加入羚羊角粉2克，调匀，温服。每日1次，1周为1个疗程。

● 功 效

平肝熄风，宁心安神。用于肝气偏旺或惊恐所致的心悸、不寐等。对于快速心律失常、肝气偏旺者，有一定效果。

酸枣仁猪心汤

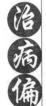

● 配 药 酸枣仁15克，猪心1个。

● 制用法 酸枣仁塞入猪心，砂锅煲之，吃心喝汤，每日1次。

● 功 效

养心安神定悸。治窦性心动过速属心血虚者，症见心悸不宁、面色少华、健忘少寐、头晕目眩、舌质淡红、脉细弱而数。

猪脑炖枸杞

● 配 药 猪脑1具，淮山30克，枸杞20克。

● 制用法 将淮山、枸杞用纱布包扎好，与猪脑加水共炖，将熟时下少许盐或调料食之。

● 功 效

主要治疗心律失常属阴虚火旺型，症见心悸、心烦少眠、头晕目眩、腰酸耳鸣、舌质红少苔、脉细数或促。

归脾汤

● 配 药 高丽参、白术、土炒茯神、枣仁（炒）、龙眼肉各6克，晋黄芪（炙）15克，川当归（酒洗）、远志（去心）各3克，木香、炙甘草16克，姜1000克，大枣3枚去核。

● 制用法 水煎服，早、晚各1次。

● 功 效

如果思虑过度，劳伤心脾，则不能生血，血少致健忘、怔忡、惊悸，此方可引血归脾。

山楂花叶饮

- **配　药** 山楂花、叶各 5 克。
- **制用法** 沸水冲泡。代茶饮，7 日为 1 个疗程，连服 2 个疗程。
- **功　效**

治心律失常。

白术佩兰煎剂

- **配　药** 藿香、佩兰、半夏、陈皮、桔梗各 12 克，苏梗、白芷、大腹皮各 6 克，茯苓、白术各 15 克，厚朴 10 克。
- **制用法** 水煎服，日服 1 剂。
- **功　效**

主治室上性心动过速。

灵芝散

- **配　药** 灵芝 1 个。
- **制用法** 灵芝晒干研末，冲水服用，每次 1~3 克，每日 2 次。
- **功　效**

灵芝可益精气、强筋骨。适用于冠心病伴有心律失常者。

穴位敷贴方

- **配　药** 五味子 5 克，琥珀 10 克，三七 15 克，肉桂 8 克，冰片 5 克，食醋适量。
- **制用法** 上药共研细末，混匀，密封备用。取药末，加冰片混匀，再加食醋及少量水调成糊状，分别敷于双侧涌泉穴、足三里穴、心俞穴。其上用纱布覆盖，胶布固定。每 24 小时换药 1 次，10 日为 1 个疗程。
- **功　效**

温阳益气，活血化瘀。治阵发性房颤。

小贴士

　　轻度心律失常患者，一般可维持正常的工作和生活，但应注意劳逸结合，避免劳累及感染。重度者须卧床休息，饮食不宜过饱，大便保持通畅。发病时精神不要紧张，要针对病因，积极治疗。注意观察病情及用药后的不良反应，若有特殊情况需及时与医生取得联系。

第 4 章　内科精选偏方——好身体要注重『内在』

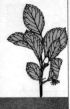

心绞痛
橘枳生姜温经散寒

养生小课堂

中医认为，心绞痛是由于正气亏虚、痰浊、瘀血、气滞、寒凝等病理产物阻于心脉，而引起心脉挛急，临床以膻中或左胸部发作性憋闷、疼痛为主要表现的一种病症。本病多发于中老年人。其诱发因素常为寒冷、饱餐、劳累及情绪激动。

心绞痛患者在日常饮食中应控制盐的摄入量。食盐过量会使血压升高、血管内皮受损。心绞痛病人每天的盐摄入量应控制在6克以下。还要控制脂肪的摄入，少吃脂肪，减少热量的摄取。高脂饮食会增加血液的黏稠度，使血脂增高。高脂血症是心绞痛的重要引发起因之一。

尽量减少食用油的量，油类也是形成脂肪的重要物质。但能够选择含不饱和脂肪酸的植物油代替动物油，每日的总用油量应限制在5~8茶匙。

精选治病偏方

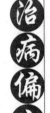

橘枳生姜汤

●配　药　橘皮15克，枳实30克，生姜10克。

●制用法　将橘皮、枳实洗净，切碎。生姜洗净，切片，同橘、枳放入砂锅中，加水200毫升，大火煮沸后，小火熬50分钟，去渣，取煎液100毫升。将药渣和剩下的药液再加水100毫升，如上煎煮法，去渣，取煎液80毫升。合并2次煎液即成。每次饮60毫升，每日3次，连吃1周以上。

● 功 效

祛痰化瘀，通脉止痛。主治痰瘀阻脉之心绞痛。

栝楼薤白酒

● 配 药 栝楼 30 克，薤白 20 克，糯米酒 150 克。

● 制用法 将栝楼洗净捣碎，与薤白同入砂锅，加入糯米酒和水 300 毫升，先大火煮沸后小火煎熬 20 分钟，取滤液 100 毫升。将剩下的药渣，再加水 100 毫升，再熬取药液 80 毫升，去渣，合并 2 次滤液即成。每次空腹饮用 60 毫升，每日 3 次，连吃 1 周以上。

● 功 效

主治痰浊阻滞型心绞痛。

白檀香治心绞痛

● 配 药 白檀香、制乳香、制没药、郁金、醋炒延胡索各 12 克，冰片 2 克，麝香 0.1 克，二甲亚砜适量。

● 制用法 将以上前 6 味共研细末，加入麝香调匀，再用二甲亚砜调成软膏，然后置于伤湿止痛膏的中心，贴敷于双侧内关穴、膻中穴，每日换药 1 次。

● 功 效

治疗心绞痛。

丹参酒

● 配 药 丹参 30 克，白酒 500 克。

● 制用法 白酒浸泡丹参。每次饭前饮服 10 毫升，每日 2～3 次。

● 功 效

适用于心绞痛。

三七散

● 配 药 丹参、三七、檀香各 12 克，广郁金、莪术各 9 克，乳香、没药、血竭、桃仁、红花、王不留行各 6 克，冰片 2 克。

● 制用法 将药材共研为极细末，和入溶解的膏药 500 克内，搅拌均匀，用绒布摊成 4 厘米×3 厘米大小的膏药，贴在心前区（相当于左乳根穴）和左心俞穴。每周换 1 张。

● 功 效

缓解心绞痛。

三香饼

● 配 药 降香、檀香、三七各 10 克，

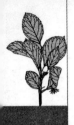

麝香0.1克，冰片0.25克，胡椒10克，白酒适量。

● 制用法 以上前6味共研细末，临用时取2克药末，用白酒调成药饼，分成5份，置于伤湿止痛膏中间，贴敷于膻中穴和双侧内关穴、心腧穴，隔天换药1次，连用5次为1个疗程。

● 功 效

适用于心绞痛。

老榕树根治心绞痛

● 配 药 老榕树根、余甘根各30克，蒿草根15克。

● 制用法 上药共入锅煎水。饭后服，每周服药6天，连服4周为1个疗程。

● 功 效

主治心绞痛。

核桃枣治心绞痛

● 配 药 核桃1个，枣子1枚。

● 制用法 去核，纸包煨熟。以生姜汤下，细嚼。

● 功 效

主治心绞痛。

西洋参治心绞痛

● 配 药 西洋参、川三七、鸡内金、琥珀、珍珠粉各10克，麝香0.3克。

● 制用法 上药共研细末，调匀。每次服2克，日服2～3次。

● 功 效

主治心绞痛。

小贴士

心绞痛典型的疼痛部位是胸骨体上段或中段的后方，也可能在心前区，疼痛范围大小如手掌，界限不很清楚，疼痛常放射至左肩沿左肩前内侧直至小指、无名指。有时也可放射至颈部、下颌及咽部，也有放射至左肩胛区或上腹部，同时有消化道症状。偶尔放射区疼痛较胸骨区明显为主要症状，这种现象多见于老年人。

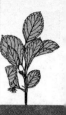

冠心病
多吃白菜豆腐干

养生小课堂

冠心病，是指由于各种原因使冠状动脉发生粥样硬化并使心肌产生缺血的一种心脏病，故亦称缺血性心脏病。发病率随年龄增长而增加，男性发病率是女性的2倍，而且发病时间也较早。冠心病是影响老年人健康的主要疾病之一。

轻度冠心病患者对心肌无明显影响，也不产生症状。较重者可引起管腔的狭窄，发展到一定程度，所供应的血液虽然能满足心肌平时需要，但当心脏工作量增加时，如情绪激动、运动剧烈、过度劳累等因素诱发下，会突然导致冠状动脉发生痉挛，心肌缺血和缺氧，发生心绞痛。

精选治病偏方

白菜炖豆腐干

● 配　药　虾仁、白菜、豆腐干、葱花、姜、辣椒、油、精盐、味精各适量。

● 制用法　将白菜、豆腐干、辣椒均切开。热锅放油，倒入姜末，烧热后放入虾仁，煸炒出香味。放入辣椒和大葱，然后下入白菜，煸炒后让白菜变软，放入豆腐干翻炒后，加水，水量和菜差不多。放入精盐和味精，大火炖烧10分钟即可。

● 功　效
对冠心病有预防效果。

山楂益母草饮

● 配　药　山楂30克，益母草10克，

第4章　内科精选偏方——好身体要注重"内在"

125

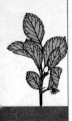

茶叶5克。

●**制用法** 将上3味放入杯中，用沸水冲泡。代茶饮。每日饮用。

●**功效**

适用于冠心病患者。

薤白粳米粥

●**配药** 薤白15克（鲜品45克），粳米100克。

●**制用法** 将薤白与淘洗干净的粳米一同入锅，加1000克水，用大火烧开后转用小火熬煮成稀粥。每日早、晚温热服食。

●**功效**

适用于冠心病。

丹参绿茶

●**配药** 丹参9克，绿茶3克。

●**制用法** 将丹参制成粗末，与绿茶以沸水冲泡10分钟即可。每日1剂，不拘时饮服。

●**功效**

主治冠心病。

三七红枣鲫鱼汤

●**配药** 三七10克，红枣15枚，去内脏鲫鱼1条（约250克），陈皮5克，精盐适量。

●**制用法** 将所有材料加清水1000毫升，共煲2小时，加精盐少许调味。

●**功效**

三七可活血化瘀、止痛，防治冠心病。

海带决明子汤

●**配药** 海带10克，决明子15克，新鲜生藕20克。

●**制用法** 所有材料水煎约1小时，调味饮汤，食用海带、莲藕。

●**功效**

决明子味苦、性微寒，有清肝明目的功效。此方具有益心散瘀之功效，适用于糖尿病性冠心病属心血瘀阻者。

丹参降香茶

●**配药** 丹参15克，降香3克。

●**制用法** 将丹参、降香用开水冲泡，代茶饮，至味淡为止。每日1~2次。

●**功效**

丹参可活血止痛、凉血清心。适用于冠心病瘀血阻滞证，症见胸闷、胸痛。

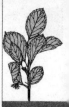

小贴士

冠心病发作包括以下几点原因：

1. 年龄与性别。40岁以后冠心病的发病率显著升高，女性绝经期前发病率低于男性，绝经期后与男性相同。

2. 高脂血症。除了年龄以外，脂质代谢紊乱是冠心病最重要的预测因素。总胆固醇、低密度脂蛋白胆固醇水平和冠心病的危险性之间存在着密切的关系。

3. 高血压。高血压与冠状动脉粥样硬化的形成和发展关系密切。收缩期血压比舒张期血压更能预测冠心病。

4. 久坐不动。不爱运动的人其冠心病的发生和死亡危险性比正常人要高1倍。

风湿性心脏病
狗骨玉竹解心病

养生小课堂

风湿性心脏病又称风心病，不少风心病患者精神紧张、情绪激动时，会突然发生心动过速，增加心脏负担，造成心功能不全。因而风心病患者要保持心态平和，宽心平气。还要做到劳逸结合。适当的运动和体力劳动可增加心脏的代偿能力，没有出现呼吸困难等症状的患者，可以照常工作和生活，但是要避免剧烈的运动和重体力劳动。

一般情况下，风湿性心脏病患者如果从来没有发生过心力衰竭，那么对日常生活不会产生妨碍。由于夫妻双方进行性生活时，心跳会加快，血压会升高，心脏的负担也会随之加重。因此，风心病患者宜节制性生活。

精选治病偏方

狗骨玉竹饮

● 配　药　狗骨节、玉竹、黄芪、枣仁、防己各15克。

● 制用法　水煎服，酌加冰糖调服。日2次。

● 功　效

狗骨节是云南的一种常见草药，有活络止痛、除风湿的功效。

枣树皮红糖饮

● 配　药　大枣树皮30克，红糖15克。

● 制用法　将大枣树皮洗净，水煎取汁，调入红糖饮服。每日1~2剂。

● 功　效

祛痰镇咳，活血止血，止痛。适用于风湿性心脏病之咳嗽、咯血等。

梅花大米粥

● 配　药　梅花5~10克，大米50~100克，白砂糖适量。

● 制用法　大米入锅中，加水煮粥，待粥半熟时，加入梅花、白砂糖同煮即可。早餐服用，每日1次，连服7天。

● 功　效

大米能提高人体免疫功能，促进血液循环，从而减少患心脏病、高血压的机会。本方可辅助治疗风湿性心脏病之肝气郁滞者。

猪心琥珀汤

● 配　药　猪心1个，琥珀粉、党参各5克。

● 制用法　将猪心冲洗干净，放入琥珀粉、党参粉，置砂锅内加水用小火炖煮熟透。食肉喝汤，隔天1次，连服数剂。

● 功　效

补心安神，益气强身。主治风湿性心瓣膜病引起的心悸、气短、眩晕、乏力、纳差。

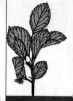

竹叶菜汁

●配　药　竹叶菜30~60克，肥玉竹、生地各12克，甘草6克。

●制用法　水煎服。每日1剂，分2~3次服。

●功　效

此方可改善风湿性心脏病引起的心悸、气喘等症状。

薏米海带汤

●配　药　薏米30克，水发海带60克，鸡蛋2个，调料适量。

●制用法　将薏米、海带一同放入锅内，加水煮沸20分钟，打入鸡蛋搅匀，调味即成。每日1剂，2次分服。

●功　效

利尿强心，活血软坚。主治风湿性心脏病、高血压、冠心病等。

煮鸽子肉

●配　药　鸽子1只，炙山甲6克。

●制用法　鸽子去毛及内脏，洗净切块。与炙山甲同入锅用清水煮烂，去掉山甲不用。所余肉和汤1日内吃完，连服10剂。

●功　效

养血活血，通络化瘀。主治早期风湿性心脏病，有较好疗效。

鸡血藤饮

●配　药　鸡血藤30克，桂枝、生姜各10克，川芎12克。

●制用法　以上材料水煎内服。每日1剂，分3次服。

●功　效

本方主治风湿性心脏病。适用于心血不足、面色少华、四肢乏力的病人。

小贴士▼

风湿性心脏病注意事项：

饮食保持七八分饱，远离烟、酒，尽量减少盐的摄入量。风湿性心脏病的治疗原则主要是保持和改善心脏的代偿功能，限制体力活动，防治链球菌感染，防止风湿复发，注意预防并发症，如出现心功能不全或心房纤颤等并发症时，应积极进行治疗。

第4章　内科精选偏方——好身体要注重『内在』

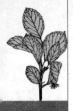

高脂血症
醋泡花生降血脂

养生小课堂

随着人们饮食结构的改变，越来越多的人患上高脂血症。过多摄入高脂肪、高胆固醇食物是高脂血症发生的主要原因。此外，高脂血症的发生与工作紧张、运动量不足、饮食不规律也有关系。

肠胃是人体的仓库，这里不仅储存着对人类活动的能量，也接收了很多有害物质，如果不引起重视，及时清理，有害物质会越来越多，对人的肠道和血液产生伤害。我们的日常饮食中，有很多食物具有清除体内垃圾的功效，木耳、海带等含有大量膳食纤维的食物都能帮助人体做一些清理工作，其中醋泡花生尤其适合作为高脂血症的食疗菜品。

现代营养学发现，食用醋中含有丰富的氨基酸、乳酸、醋酸、琥珀酸等有机成分，能使食物中所含有的钙、锌、铁、磷等无机物溶解出来，从而提高食物的吸收利用率及其营养价值；醋能有效保持食物中某些维生素的有效成分，降低脂肪类物质被人体吸收后产生的副作用，降低血脂，预防血管硬化，并降低血压；此外，食醋还具有解毒及促进新陈代谢的功能，有抗菌杀菌作用。

精选治病偏方

醋泡花生降血脂

● 配 药　米醋、花生仁各适量。

● 制用法　以好醋浸泡优质花生仁，醋的用量以能浸透花生仁为度。浸泡1周后即可食用。每日早、晚各吃1

次，每次10~15粒。

● 功 效

通脉，降脂。治疗高脂血症。

消脂丸

● 配 药 炒苍术、川郁金、刺蒺藜、杭菊花、茺蔚子、远志、炒枳壳、红花、丹参、车前子、何首乌各60克，决明子、炒山楂各180克，泽泻120克，肉苁蓉6克，白茯苓90克，陈皮、石菖蒲、制胆星各40克。

● 制用法 诸药粉碎为细末，过筛，水泛为丸如小绿豆大，每次服5克，1日3次，3个月为1个疗程，复查。可连服2~3个疗程。

● 功 效

行气活血，化湿消瘀。

海带绿豆汤

● 配 药 海带、绿豆、红糖各150克。

● 制用法 将海带浸泡，洗净，切块。绿豆淘洗净，共煮至豆烂，用红糖调服。每日2次，可连续食用。

● 功 效

清热，养血。治高脂血症、高血压。

黑芝麻桑葚糊

● 配 药 黑芝麻、桑葚各60克，白糖10克，大米30克。

● 制用法 将黑芝麻、桑葚、大米分别洗净后，同放入罐中捣烂。砂锅内放清水3碗煮沸后加入白糖，待糖溶化、水再沸后，徐徐放入捣烂的三味药物，煮成糊状服食。香甜可口，除病益身。

● 功 效

滋阴清热。有降低血脂之良效。是治疗高脂血症的良方。

制川军茵陈煎剂

● 配 药 制川军10克，猪苓、泽泻、白术、茵陈各20克，何首乌、生薏苡仁、决明子、金樱子各25克，柴胡、郁金各15克，生甘草6克。

● 制用法 将上药加水600毫升，文火煎至300毫升，分早、晚2次口服，10天为1个疗程，一般连服2~3个疗程。

● 功 效

主治高脂血症。

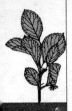

首乌虎杖治高脂血症

●配　药　首乌30克，枸杞子、女贞子、赤芍、泽泻、黄芪、丹参、山楂各20克，桃仁、虎杖各10克。

●制用法　每日1剂，水煎，分3次服。

●功　效　补肾健脾，活血通络。治高脂血症。

参麦汤

●配　药　人参、麦冬各10克。

●制用法　每日1剂，水煎，分3次服。

●功　效　益气，养阴，行血。主治原发性高脂血症。

丹参山楂治高脂血症

●配　药　制首乌、丹参、山楂各15克，黄芪、地龙各12克，陈皮、苍术各6克，赤芍10克。

●制用法　每日1剂，水煎服。3个月为1个疗程。

●功　效　行气化痰，化瘀消脂。主治高脂血症。

小贴士

对老年人来说，胆固醇低并非都好。年龄超过70岁的老年人，胆固醇水平低于4.16毫摩/升（160毫克/分升），其危险性可能与胆固醇高于6.24毫摩/升（240毫克/分升）相当。中国有较多的学者认为，胆固醇"低比高好"，但不赞同"越低越好"。我国医学调研资料显示，中国人脑出血发病率较西方国家高，而脑出血发病率随血清胆固醇（tc）水平下降而降低，但血清胆固醇水平小于3.64毫摩/升（140毫克/分升）以下时，则脑出血者增多。另外，有的研究也提示，中国人血清胆固醇水平小于3.64毫摩/升（140毫克/分升）者寿命较短。

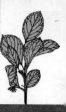

肺 炎
热病就用鱼腥草

第4章 内科精选偏方——好身体要注重"内在"

养生小课堂

老年人呼吸功能减退，吞咽与声门动作常不协调而增加吸入危险，加之气管、支气管黏液纤毛功能降低、咳嗽反射差、肺组织弹性减退等而致排痰功能降低，均易促使细菌进入下呼吸道产生肺炎。各种慢性疾病如心肺疾病、脑血管疾病、帕金森综合征等神经系统疾病、糖尿病以及各种病因引起的食道功能障碍、置鼻饲管及人工气道损害正常呼吸道的防御功能、不恰当地使用镇静剂等均为诱发肺炎的常见因素。

老年性肺炎属于热病，多由于体内积热、肺气不宣所致。传统医学认为，鱼腥草味辛、性寒凉，能清热解毒、排痈消肿疗疮、利尿除湿、健胃消食，可治实热、热毒、湿邪、痰热为患的肺痈、脾胃积热等。

精选治病偏方

鱼腥草炖猪肚

● 配　药　鱼腥草100克，猪肚1个，盐3克。

● 制用法　将猪肚、鱼腥草洗干净，将鱼腥草置猪肚内，扎好后放入瓦煲内，加清水适量，文火煲汤，猪肚炖熟，加盐调味，食肉饮汤。

● 功　效

清热解毒，消痈排脓，利尿通淋。用于肺痈咳吐、肺热咳嗽、热毒疮痈等症。西医用于肺脓疡、肺炎等病症的辅助治疗。

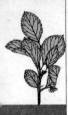

白芥子方

● 配 药 白芥子粉 50 克。

● 制用法 用温开水调成糊状,平摊于消毒后的棉纱上,贴于背部两肺的部位,胶布或绷带固定,2 小时后取下。每日 1 次,7 次为 1 个疗程,休息 3 日后再继续治疗。

● 功 效

利气祛痰。治间质性肺炎。患者贴药后,局部有轻微瘙痒或皮肤过敏者,应立即停止敷贴治疗,无须其他处理。

苍术麻黄蛋

● 配 药 苍术、麻黄各 50 克,鸡蛋 1 个。

● 制用法 加水 500 毫升,文火煎 30 分钟,趁热以蛋滚熨肺俞及涌泉穴,蛋凉再煎,反复滚熨 3~5 次。

● 功 效

化痰止咳。

茼蒿蜂蜜饮

● 配 药 茼蒿菜 150 克,蜂蜜 30 克。

● 制用法 将茼蒿切碎,加水煮沸 10 分钟后,滤渣取汁,加入蜂蜜,稍煮片刻。每天 1 剂,分 3 次喝完,连服 5 剂。

● 功 效

清热解毒,祛痰止咳。对肺炎发热、口干、头痛有疗效。

糖腌白萝卜

● 配 药 白萝卜 250 克,饴糖 3 汤匙。

● 制用法 把白萝卜去皮、切片,装碗,放饴糖 3 汤匙,拌匀放 1 夜。可作小菜食用。

● 功 效

止咳化痰,清热宣肺。对肺炎发热、咳嗽、口干、便秘有疗效。

银陈绿豆粥

● 配 药 银花露 30 克,绿豆 50 克,粳米 150 克,广陈皮 15 克,鲜荷叶 25 克,鲜竹叶 20 克,白糖适量。

● 制用法 把荷叶、竹叶、陈皮切碎,加水煮沸 10 分钟,滤渣取汁。把绿豆、粳米放入砂锅,加水用武火煮沸,再用微火煮熟,加入银花露、药汁、白糖,煮片刻即可。每天 1 剂,分 2 次服完,连服 5 剂。

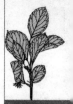

● 功 效

解表清热，宣肺止痛。对肺炎有疗效。

芦根竹沥粥

● 配 药　芦根60克（鲜者加倍），粳米50克，竹沥30克，冰糖15克。

● 制用法　将芦根水煎，滤汁去渣，加入粳米和适量水，共煮为稀粥，加入竹沥和冰糖，稍煮后即可服食，每日1~2次。

● 功 效

此粥适合肺炎证属肺热壅盛者服用。

小贴士

肺炎病人饮食治疗的目的是为了提高机体的抵抗力，防止病情恶化。病人因高热，体力消耗严重，因此，必须供给病人充足的营养，特别是热量和优质蛋白质，以补充机体的消耗。优质蛋白可选用牛奶、鸡蛋、豆制品、瘦肉等，总量以每天50~60克为宜。还可给予含铁丰富的食物，如动物内脏、蛋黄等。

慢性肾炎

枸杞芝麻糊促康复

养生小课堂

肾小球肾炎又称慢性肾炎，是比较常见的一种肾脏疾病，发病人群多为老年人，目前发病年龄有年轻化的趋势。医学上治疗慢性肾炎的手段有很多，

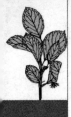

患者第一步要做的一般性治疗就是控制饮食，饮食原则以低盐、高维生素和高热量饮食为主，同时限制高钾食物的摄入。

对慢性肾炎患者来说，如果肾功能正常，家常便饭便可，每天蛋白质的食用量应限制在约40~60克左右，但不宜暴饮暴食，控制饮食是十分重要的，因为饮食不规律会增加肾脏的负担，长期的高蛋白饮食会促进肾小球硬化，因此要限制蛋白的进食量。

慢性肾炎多属于中医的水肿范畴。药膳治疗是综合治疗的重要措施之一，合理饮食可以消除水肿，改善贫血，提高血浆蛋白，还可减少蛋白质代谢产物的聚积，促使肾脏康复。

精选治病偏方

五味粥

●配 药 山药、生薏苡仁、桑葚各30克，大枣10枚，粟米60克。

●制用法 将以上5味洗净，加水煮成粥，分2~3次食用。

●功 效

山药益气，补肺、脾、肾；大枣益气健脾；桑葚为滋阴清热、补肝肾之品；粟米入脾、肾经，可补脾益肾；薏苡仁健脾渗湿，有利尿作用。经常食用五味粥，有益气养阴之功效。

枸杞芝麻糊

●配 药 粳米、枸杞子各60克，黑芝麻30克，红枣15克。

●制用法 将黑芝麻炒香，粳米炒黄，枸杞子煮后去籽，红枣煮后去皮及核。后2种晾干，与芝麻、粳米共研成细末，装瓶。每次取20克粉，加热水冲成糊状食用。

●功 效

枸杞子、黑芝麻补虚益精，滋补肝肾；红枣及粳米辅助以养血益精。常食此糊，可调整身体的机能状态，利于康复。

冬瓜鲤鱼汤

●配 药 冬瓜500克，鲤鱼250克，砂仁、补骨脂各9克，盐少许。

●制用法 鲤鱼去肠杂，将砂仁、补

骨脂用纱布袋包好塞入鱼肚内。冬瓜洗净切块，与鲤鱼同放锅中，加盐及水煮汤食用。

● 功 效

鲤鱼性平，味甘，入脾、肾经，可利水消肿；冬瓜协助鲤鱼加强利水作用。

牛黄肉桂治慢性肾炎

● 配 药 人工牛黄0.6克，肉桂粉2克，田七粉3克，琥珀粉4克。

● 制用法 每日1剂，分2次冲服。

● 功 效

解毒散结，活血祛瘀。主治慢性肾炎。症见血尿、尿蛋白顽固不消，伴头晕、乏力、口苦、口干、水肿、腰痛等。

金樱菟丝子治慢性肾炎

● 配 药 金樱子、菟丝子、女贞子、枸杞子、车前子、丹参各20克，党参、蒲公英、赤小豆各30克，草薢15克。

● 制用法 每日1剂，水煎服。

● 功 效

补肾益精，健脾固摄，活血化瘀，

黄芪鱼腥草治慢性肾炎

● 配 药 黄芪45克，鱼腥草、白花蛇舌草各30克，地龙、益母草、丹参、蝉衣各15克，银花20克，猪肾（猪腰子）1个。

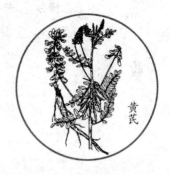
黄芪

● 制用法 每日1剂，水煎服。

● 功 效

补肾健脾，清热解毒，活血化瘀。主治慢性肾炎。

参芪丝子汤

● 配 药 党参、菟丝子、薏苡仁各15克，黄芪、益母草、六月雪各30~60克，丹参15~30克，当归12克，桃仁、红花、地龙各10克。

● 制用法 每日1剂，水煎服。

● 功 效

益气活血。主治慢性肾炎。

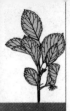

小贴士 ▽

慢性肾炎患者的饮食原则：

多利用材料和食品本身原有的风味。选用有季节性的新鲜材料，并多利用材料本身原有的风味。不论是鱼类、蔬菜或水果，在该季节出产的都比较新鲜，同样的烹调但味道却又不同。

善用酸味与香味。醋或柑橘类的酸与香味，可当作醋做成沙拉。材料新鲜的话，即使少用点盐，也非常美味。在菜肴中加些柠檬、柚子、柑橘、柳橙的汁，所含有的酸味和香味，将使烹调出的菜肴更加可口。

三叉神经痛
萝卜丹参比药好

养生小课堂

三叉神经痛是最常见的脑神经疾病，以一侧面部三叉神经分布区内反复发作的阵发性剧烈痛为主要表现，国内统计的发病率为52.2/10万，女略多于男，发病率可随年龄而增长。三叉神经痛多发生于中老年人，右侧多于左侧。

三叉神经痛患者需要摄取各类营养物质，保持身体内部的平衡，糖类应积极摄取。神经组织是燃烧代谢糖的主要场所，因此维持正常的神经功能就需要有足够的糖类物质。对于三叉神经痛患者来说，更需要保持碳水化合物食物的摄入量，来保护神经组织。脂肪是人体的重要组成成分，特别是细胞中的磷脂和固醇，在脑外周神经中含有鞘磷脂，磷脂对人体的生长发育起着重要作用。但患者在食用时可选用植物脂肪代替动物脂肪，因为动物脂肪一般为饱和脂肪酸，可造成胆固醇升高。

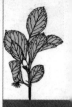

精选治病偏方

萝卜丹参汤

●配　药　丹参、白芷各6克，白萝卜250克，姜10克，葱15克，盐4克，素油30克。

●制用法　白萝卜去皮，切成细丝；丹参、白芷润透切片；姜切片，葱切段。炖锅置放武火上烧热，加入素油，至六成热时，加入姜葱爆香，再下萝卜丝、丹参、白芷、盐及清水600毫升。用文火煮35分钟即成。

●功　效　祛痰止咳，活血祛瘀，安神除烦。适用于风热上扰所致的三叉神经痛患者食用。

细辛治三叉神经痛

●配　药　细辛、胡椒（或川椒）各10克，干姜3克，白酒15～30毫升。

●制用法　加水适量煎沸。然后用一喇叭形纸筒，一端置在药锅上，另一端贴近患者鼻孔，吸入药液蒸汽，每次10分钟，每日2次。

●功　效　散寒止痛。治三叉神经痛。

白芷蓖麻仁膏

●配　药　白芷、蓖麻仁、乳香、药各5克。

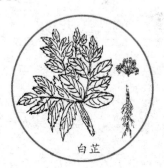

白芷

●制用法　以上药量为1次用量，共捣烂为膏状，或再加白酒调成膏状备用。用时取上药膏贴敷于患侧太阳穴处，敷料包扎，胶布固定。每日换药1次，连贴3～5日。

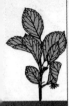

● **功 效**

祛风通络，活血止痛。主治三叉神经痛。

艾叶热敷法

● **配 药** 生艾叶150克，生鸡蛋1枚，银屑适量。

● **制用法** 艾叶捣绒后加少许水入次碗内煨沸，纳入蛋清拌匀后再加银屑（或用小银器代替）搅匀，趁热裹熨患处。每次半小时，每日2次，连续用至疼痛消失。

● **功 效**

适用于三叉神经痛。

荜拨吸入法

● **配 药** 荜拨、木鳖子各30克，藿香18克，冰片6克。

● **制用法** 荜拨、藿香漂洗烘干（80℃），木鳖子去壳存仁。4药混合精研约1小时，过180目筛，储瓶备用。将火柴头大小体积的药面（约0.5克）置于纸折中，痛侧鼻孔对准药面，将药粉吸入。首次应在痛时吸入，隔10分钟后再吸，以后每隔3~4小时1次，每日4次。

● **功 效**

祛风通络。治疗三叉神经痛。

川乌膏

● **配 药** 川乌、草乌各12克，花椒、麻黄、半夏、胆南星各15克，姜黄30克。

● **制用法** 上药共研细末，浸泡少量酒精中，2日后取涂患处，疼痛发作时随时涂抹，缓解后每日3次。

● **功 效**

主治瘀血阻滞型三叉神经痛。

四叶药末鼻嗅法

● **配 药** 鹅不食草、石菖蒲各10克，细辛6克，冰片3克。

● **制用法** 研细为末，装入瓶中封盖，每日打开鼻嗅数次，1次2分钟。10日为1个疗程。

● **功 效**

本方醒脑通窍，适用于三叉神经痛。

小贴士 ▽

三叉神经痛患者平时一定要多吃一些绿色蔬菜、水果等。维生素对保护脑神经起着重要作用，在碳水化合物的代谢过程中也起着重要作用。如果某类维生素缺乏还会引起神经炎，因为神经在代谢碳水化合物时，维生素缺乏会导致乳酸堆积，从而引起痉挛，造成了三叉神经痛。在三叉神经痛的饮食治疗中，除了要注意各项营养的摄入，还要注意饮食要清淡，不要食用太过刺激的食物、调味品等。

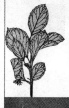

第4章 内科精选偏方——好身体要注重"内在"

肝硬化
赤豆鲤鱼化瘀利水

养生小课堂

肝硬化是慢性弥漫性肝脏病变，可由多种疾病引起。由于种种原因，肝细胞破坏后得不到修复，形成脂肪浸润和纤维组织增生，造成肝硬变。早期表现与慢性肝炎相似，此时若不注意治疗调养，可发展到肝脾肿大、腹水，甚或呕血、昏迷等。

肝硬化患者应注意结合自身的情况，合理膳食，平衡营养，严禁烟酒，注意休息，适量参加户外运动。一般饮食原则以易消化吸收食物为主，避免进食难以消化、粗糙的食物，肝功能减退者应限制蛋白质的摄入量。每日保证8小时以上的睡眠时间，避免劳累，逐渐增加活动量。

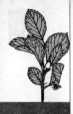

精选治病偏方

赤豆鲤鱼汤

●配　药　鲤鱼1条（约重500克），赤小豆120克，陈皮6克，白糖适量。

●制用法　将鲤鱼去鳞杂，洗净，加陈皮、赤豆共煮，以烂为度，可加适量白糖，吃肉喝汤。

●功　效

适用于肝硬化、肝腹水者食用，也可以作为黄疸型肝炎、慢性胆囊炎、胰腺炎者的辅助治疗。

半边莲玉米须治肝硬化

●配　药　半边莲、玉米须各50克。

●制用法　水煎服，每日1剂，分2次服完。

●功　效

治肝硬化。

黄芪马鞭草治肝硬化

●配　药　生黄芪50克，党参30克，红花、川芎、赤芍各6克，槟榔、当归尾、莪术、炮山甲、地龙、车前子（包）各10克，益母草、茯苓皮、八月札、垂盆草、白花蛇舌草、马鞭草各15克。

●制用法　每日1剂，水煎服。

●功　效

健脾补气，化瘀利水。主治肝硬化腹水，脾虚气滞型。

香白芷治肝硬化

●配　药　香白芷50克。

●制用法　水煎服，每日1剂，分2次服完。

●功　效

治肝硬化。

郁金丹参汤

●配　药　郁金、白术、茯苓、泽泻、当归、莱菔子各15克，败酱草、芍药各18克，黄芪、丹参、泽兰叶、黑豆皮各30克。

●制用法　水煎服，并送服紫河车粉、水牛角粉各2～3克，三七粉3～6克。每日3剂。

●功　效

治肝硬化腹水。

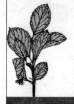

五参四皮汤

●配 药 丹参、党参、苦参、玄参、沙参、丹皮、黄芪皮、地骨皮、青皮各10克。

●制用法 每日1剂,水煎,分2~3次服。

●功 效

益气养阴,养血活血,利水消胀。

甘遂琥珀治肝硬化

●配 药 甘遂粉、琥珀、沉香各10克,枳实15克,麝香0.15克。

●制用法 上药共研细末,装入胶囊,每次4粒;间日1次,于空腹时用大枣煎汤送服。

●功 效

行气逐水。主治肝硬化腹水。

冬瓜炖黑鱼

●配 药 鲜黑鱼250克,冬瓜连皮500克,赤小豆100克,葱头3个。

●制用法 鲜黑鱼去鳞、去肠杂,洗净;冬瓜洗净,切片,葱头切片;黑鱼、葱头、冬瓜、赤小豆放入锅中,加适量清水,共炖熟烂即可。

●功 效

补脾,利水,消肿。适用于肝硬化腹水,以及慢性肾炎所致水肿等症患者食用。

小贴士

肝硬化患者应根据疾病的不同时期,采取不同的活动方式。如肝功能明显异常、合并有肝硬化并发症时应以卧床休息为主。而在肝硬化稳定期,则应动静结合,培养成有规律的生活习惯,循序渐进增加运动量,打拳、舞剑、慢跑、散步、登山等都不失为有益的活动方式,但均以不引起疲乏感为原则,切忌急于求成或三天打鱼、两天晒网。肝硬化患者最忌讳过分劳累,尤其是通宵达旦地工作或娱乐,以及精神过分紧张。

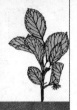

脂肪肝
散肝胆湿热用柴胡

养生小课堂

脂肪肝的产生是由于肝细胞质变和脂肪堆积过多导致的。肝脏是人体重要的消化器官，对脂肪的消化、吸收、氧化、分解、合成、转运等起着十分重要的作用，并保持其动态平衡。就像是一个加工车间，将脂肪进行吸收和整合，加工成优质的产品，供身体使用。但如果脂肪摄入量过度，会使得肝脏的负荷加重，从而导致肝细胞膜的损伤，降低肝脏的各方面功能，造成脂肪的过度堆积，引发脂肪肝。

脂肪肝属祖国医学"胁痛""积聚""痞证"范畴。根据其临床表现，国家标准定名为"肝癖"。本病成因多为脾失健运，肾失气化，水湿不能化为精微，滞留于肝而形成本病。在治疗上，宜选择有清痰利湿、疏肝理气功效的柴胡，搭配党参、泽泻等，有一定疗效。

精选治病偏方

柴胡汤

●配　药　柴胡、党参各12克，黄芩10克，半夏6克，茵陈、板蓝根、大枣各20克，泽泻、猪苓各15克。

●制用法　煎汤，日服1剂。4周为1个疗程。

●功　效

柴胡汤具有清热利湿、和解少阳之功，黄芩清散肝胆湿热，板蓝根、茵陈等兼具护肝降酶和降脂功效，治疗脂肪肝有较好疗效。

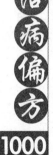

佛手香橼汤

● 配 药 佛手、香橼各6克,白糖适量。

● 制用法 佛手、香橼加水煎,去渣取汁加白糖调匀,每日2次。

● 功 效

疏肝解郁,理气化痰。适用于肝郁气滞型脂肪肝。

陈皮决明子汤

● 配 药 陈皮10克,决明子20克。

● 制用法 水煎服,每日1剂,分2次服。

● 功 效

燥湿化痰,清肝降脂。主治脂肪肝。

荷叶粥

● 配 药 鲜荷叶1张,粳米50克,冰糖适量。

● 制用法 将荷叶洗净切丝,加水煎汤去渣,放入洗净的粳米煮为稀粥,后调入冰糖服食,每日1剂,早晨服用。

● 功 效

清热解暑,升助脾阳。主治脂肪肝。

山楂泽泻治脂肪肝

● 配 药 生山楂、泽泻各20~30克,丹参、生何首乌、草决明、黄精、虎杖各15~20克,白芍、醋柴胡各10~15克。

● 制用法 每日1剂,水煎,分2~3次服。1个月为1个疗程。

● 功 效

主治脂肪肝。

荷叶橘皮饮

● 配 药 鲜荷叶20克,橘皮15克,蒲黄粉10克。

● 制用法 将鲜荷叶、橘皮同入砂锅,加水适量,武火煮沸,改用文火煮15分钟,调入蒲黄粉,拌和均匀,继续用文火煮沸即成。早、晚分服。

● 功 效

化痰利湿,散瘀降脂。主治痰湿内阻型脂肪肝。

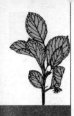

小贴士 ▼

脂肪肝患者饮食原则：

控制热量摄入，以便把肝细胞内的脂肪氧化消耗。肥胖者应逐步减肥，使体重降至标准体重范围内；

限制脂肪和碳水化合物摄入，宜选用植物油或含长链不饱和脂肪酸的食物，如鱼类等；

宜高蛋白饮食，高蛋白可保护肝细胞，并能促进肝细胞的修复与再生。

保证新鲜蔬菜，尤其是绿叶蔬菜供应，以满足机体对维生素的需要；

限制食盐，每天以6克为宜。

肾结石
玉米芯排石不用慌

养生小课堂

肾结石指发生于肾盏、肾盂及肾盂与输尿管连接部的结石。肾是泌尿系形成结石的主要部位，其他任何部位的结石都可以原发于肾脏，肾结石比其他部位结石更易直接损伤肾脏。肾结石好发于男性，发作时小便艰涩，小便的时候会有砂石，或者突然中断，很疼，小腹拘急，或腰腹绞痛，严重了会带血。

传统医学认为，肾结石属于中医范畴的"砂石淋""腰痛""尿血""虚损"及"关格"等证。饮食因素对肾结石的防治有重要影响,除大量饮水之外,还要调整摄入食物的种类。比如要控制钙的摄取量、勿吃富含草酸盐的食物、减少盐分的摄取,最好将每日的盐分摄取量减至2~3克等。因此,一旦患上肾结石,就要把好饮食"关"。

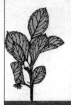

精选治病偏方

玉米芯方

● **配　药**　玉米芯3个,车前子30克。

● **制用法**　玉米芯用温水洗净,碾成碎块,加车前子,用沸水400毫升煎煮20~30分钟,剩约250毫升。待温后,空腹1次服完。每天早、晚各服1次。

● **功　效**　有排石功效。

薏苡仁治肾结石

● **配　药**　薏苡仁120克,猫须草60克。

● **制用法**　共煎,每日1剂,分2次服完。

● **功　效**　治肾结石。

草珊瑚汤

● **配　药**　草珊瑚30克。

● **制用法**　水煎服,每日1剂,分2次服,亦可用酒泡服。

● **功　效**　治肾结石。

野荸荠茶

● **配　药**　野荸荠90克,金钱草、生大黄各30克。

● **制用法**　水煎服,日服3次。

● **功　效**　治肾结石。

威灵草汤

● **配　药**　威灵仙、金钱草各60克。

● **制用法**　水煎服,每日1剂,日服2次,连服5天。

● **功　效**　治肾结石。

肾茶汤

● **配　药**　肾茶20克。

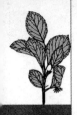

●制用法 鲜品洗净切片，水煎内服，每日3次。

●功　效

治肾结石、膀胱结石效果好，泡茶饮有预防作用。

金钱草大枣汤

●配　药 金钱草、大枣各18克，血琥珀、沉香各3克，锦大黄6克，木通、冬葵子、生地各12克，归尾9克。

●制用法 净水1000毫升，煎至300毫升，每日1剂，渣复煎1次，分2次服。

●功　效

治肾结石效果显著。

二茴汤

●配　药 大茴香、小茴香各4.5克，大黄6克，金钱草（后下）18克，萹蓄30克。

●制用法 水煎服。煎服黄豆卷汤[黄豆卷汤组成成分：黄豆100克（需提前泡一夜），黄酒20克，米醋40克，白糖60克，生抽80克，骨汤200克。]以助药力。

●功　效

治肾结石。

小贴士▼

肾结石患者不宜吃菠菜。菠菜是含草酸较高的蔬菜。动物实验证明，用菠菜汁喂养蚂蚁，可因草酸结石而致死。人吃菠菜后的6~8小时，尿中的草酸含量仍高于正常数据。有的人小便中草酸钙处于饱和状态，吃菠菜后尿中草酸将成倍增加，明显增加了形成结石的危险性。因此，尤其是草酸结石的肾结石症患者，应禁吃菠菜。即使要吃，也要煮熟后弃汤吃菜，不能将菠菜炒食。

第 5 章
五官科精选偏方
—— 耳聪目明更自信

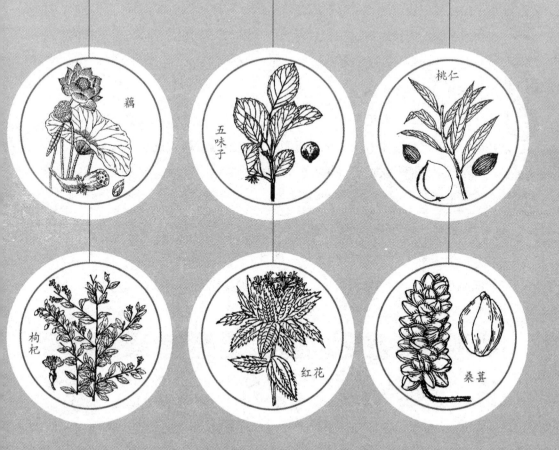

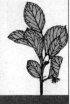

老年斑
外用内服葆容颜

养生小课堂

老年斑又称寿斑，常见于颜面、手背等处，表现为大小不一的扁平状黑褐色斑点或斑块。老年斑的形成主要是由于一种叫做"游离基"的物质，即脂褐质色素在人体表面聚集。人在青壮年时期，体内有天然的抗氧化剂和抗氧化酶，这些抗氧化物质会使游离基变为惰性化合物，不能生成过氧化脂质，故不能对细胞有所破坏。

要想不长或少长老年斑，只有增加体内的抗氧化剂。最理想的抗氧化剂是维生素E，它在体内能阻止不饱和脂肪酸生成脂褐质色素，自然也就有较强的抗衰老功能。因此，老年人除可遵医嘱服用一定的维生素E外，还应多吃含维生素E丰富的食物。

除此之外，老年人还可以通过日常食物减少老年斑。我们平常吃的植物油就是维生素E最好的食物来源。此外，大豆、芝麻、花生、核桃、蛋黄、奶油以及玉米、黄绿色蔬菜，均含有丰富的维生素E。通过吃，不但能减少老年斑，而且还能吃出健康长寿来。

精选治病偏方

黄芪薏仁汤

■ 配 药 黄芪18克，薏仁15克，丝瓜络12克，红花、川芎、制大黄各6克，当归、制大黄各10克，生地、丹皮、郁金、骨碎补、麦冬各9克。

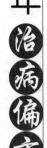

● **制用法** 每日1剂，水煎服2次，服2周后改为隔日1次服，连服3个月治愈。

● **功 效**

活血益气。有祛斑的功效。

鸡蛋清祛老年斑

● **配 药** 鸡蛋清适量。

● **制用法** 取鸡蛋清涂在斑点上，每日数次，1周后可见效。

● **功 效**

美容养颜，祛斑。

芦荟汁祛老年斑

● **配 药** 新鲜芦荟适量。

● **制用法** 芦荟汁涂擦面部，每日2次，坚持1个月可祛斑。

● **功 效**

祛斑，美肤。

香蕉皮祛老年斑

● **配 药** 香蕉片适量。

● **制用法** 熟香蕉内皮涂擦长斑的地方，每日3次，2周显效。

● **功 效**

治疗老年斑。

杏仁祛老年斑

● **配 药** 杏仁适量。

● **制用法** 杏仁去皮捣成泥状，与鸡蛋清调匀，每晚睡前涂患处，晨起用温水洗净。

● **功 效**

美白肌肤。

银耳鹌鹑蛋

● **配 药** 水发银耳50克，鹌鹑蛋3枚，黄酒、味精、盐各适量。

● **制用法** 银耳发好，鹌鹑蛋煮熟。加黄酒、味精、盐，慢火炖烂后食用，每天1次。

● **功 效**

美白肌肤，养颜。

增白美容粉

● **配 药** 西瓜仁250克，桂花200克，橘皮100克。

● **制用法** 将西瓜仁、桂花、橘皮共研细末，饭后用米汤调服，每日3次，每次10克。

● **功 效**

具有增白祛斑的作用，适用于老年斑患者。

第5章 五官科精选偏方——耳聪目明更自信

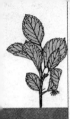

小贴士

维生素E具有阻止体内不饱合脂肪酸生成脂褐素的作用。因此老年人应多食用那些含维生素E多的食物。富含维生素E的食物有植物油、大豆、芝麻、花生、核桃、瓜子、动物肝、蛋黄、奶油以及玉米、黄绿色蔬菜等。

另外，鲜生姜也有较好的防治老年斑的作用。具体用法是，先将洗净的鲜姜去皮，然后切成小薄片，每日早晨空腹吃三四片姜。在午餐时，可把生姜切成块佐餐食，在晚餐时不用再服用生姜了。

耳 鸣

党参黄芪，耳净心也清

养生小课堂

一些老年人常感到耳朵里出现一些特殊的声音，但周围却找不到相应的声源，这种情况即为耳鸣。耳鸣是发生于听觉系统的一种错觉，是一种症状但不是疾病。耳鸣使人心烦意乱、坐卧不安，严重者可影响正常的生活和工作。

耳鸣患者的生活保养也是很重要的，尤其是饮食方面，应多吃含铁丰富的食物。缺铁易使红细胞变硬，运输氧的能力降低，耳部养分供给不足，可使听觉细胞功能受损，导致听力下降。补铁则能有效预防和延缓中老年人耳鸣、耳聋的发生。

黄芪是一种多年生的草本植物，在增强机体免疫功能、保肝、利尿等方面有着很好的作用，同时在抗衰老、抗应激、降压等多方面也有着很好的效果。党参也具有很好的药物作用，对于补中益气、止咳、健脾益肺等都有着很好的作用。二者合用能活血通窍，可治疗耳鸣。

精选治病偏方

当归赤芍饮

● 配 药 当归15克，生地、炒白术、茯苓、炒枣仁、焦三味各10克，丹参、黄芪各12克，麦冬8克，贝母、丹皮各6克，连翘5克，赤芍9克。

● 制用法 每日1剂，水煎，分3次服。

● 功 效

益气健脾，养营活血。主治他觉性耳鸣。

柴胡生地治耳鸣

● 配 药 柴胡、牛蒡子、连翘、川芎、山栀子、防风、菊花各10克，生地黄、黄芩各12克，赤芍、天花粉各15克，当归18克，甘草3克。

● 制用法 每日1剂，水煎，分3次服。

● 功 效

清肝利胆，解毒开窍。主治胆热上犯之耳鸣、头昏、心烦易怒等实证。

桑寄生治耳鸣

● 配 药 桑寄生、杜仲、枸杞子各15克，仙鹤草30～60克，五味子、菖蒲、苍耳子各10克。

● 制用法 每日1剂，水煎，分早、晚2次口服。

● 功 效

益气健脾，补肾通窍，醒神健脑。主治耳鸣。

党参黄芪饮

● 配 药 黄芪、党参各20克，炙甘草、当归、白术各10克，升麻、通草各8克，橘皮、柴胡各6克，九节菖蒲5克。

● 制用法 水煎服，每日1剂，分2次饭后半小时服。5天为1个疗程，连服3个疗程。

● 功 效

益气健脾，升清降浊，活血通窍。主治耳鸣。

生地牡蛎汤

● 配 药 生地、玄参、磁石、牡蛎各30克。

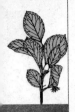

●**制用法** 每日1剂，水煎服。

●**功效**

滋阴潜阳。主治耳鸣及听觉不聪。

泽泻汤

●**配药** 泽泻、茯苓各30克，丹参、葛根各20克，白芍、柴胡各15克。

●**制用法** 每日1剂，水煎，分2～3次温服，10日为1个疗程，根据病情可连服2个疗程。

●**功效**

健脾利湿，分清降浊，舒肝活血。

小贴士 ▼

中医认为，秋燥上火容易引起耳鸣。秋季是一年当中较干燥的时节，这种秋燥极容易导致身体上火，而内热旺盛则容易诱发耳鸣等不舒服症状。有一种错误的观点是：耳鸣是肾虚引起的。其实，肾虚只是中医的一种辨证，耳鸣并不都是肾虚所引起，大量地吃补品并没有帮助，一定要经医生诊断分辨，确定病因后对症下药。

耳 聋
通窍聪耳很关键

养生小课堂

耳聋是指随着年龄增长逐渐发生的进行性听力减弱，重者可致全聋的一种老年性疾病。通常情况下65～75岁的老年人中，发病率可高达60%左右。

日常生活中健康的饮食疗法对改善老年人听力、延缓耳聋的发生、发展可起到重要的作用。中医认为是肾亏或肝阳上亢所致或是身体虚弱、中气不足所致。西医认为耳鸣常与高血压、神经衰弱或由药物中毒、巨大声音的震动引起的鼓膜缺损有关。

老年性耳聋还与体内维生素D的代谢异常有关。一个研究小组研究了56例老年性耳聋患者，发现他们的血清钙都低于正常水平。其原因是患者体内维生素D不足。他们给患者服用维生素D治疗6～10个月之后，疗效显著。

精选治病偏方

桃红四物汤

- **配 药** 红花、水蛭各6克，生地黄15克，当归、赤芍、川芎、柴胡、石菖蒲、路路通、丝瓜络、桃仁各10克，丹参30克，葛根20克。
- **制用法** 水煎，去渣取汁，分2次温服，每日1剂。
- **功 效** 活血化瘀，通窍聪耳。主治血瘀型暴聋。症见耳鸣耳聋、外无表证、内无里证、舌质暗或有瘀点、脉弦细。

地柏煎

- **配 药** 熟地50克，黄柏、石菖蒲各9克。
- **制用法** 上药放入砂锅内加水500毫升，煎至250毫升，温服，每日1剂。

（功效）

补肾滋阴，潜阳开窍。适用于阴虚火旺所致耳鸣、耳聋。

泽泻天麻汤

- **配 药** 泽泻30克，天麻10克，陈皮12克，半夏9克。
- **制用法** 水煎服，每日2次。
- **功 效** 清肝，理气，化痰。适用于痰火郁结、耳内堵塞、头昏、耳聋耳鸣。

新麻杏石甘汤

- **配 药** 石菖蒲、防己各6克，杏仁10克，葶苈子、甘草、炙麻黄各3克。
- **制用法** 水煎服，每日1剂，日服2次。

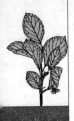

● 功 效

宣肺通窍。主治耳聋。

蔓荆子柴胡治耳聋

● 配 药 蔓荆子、软柴胡、大川芎、桃仁泥、红花、赤芍各10克，粉葛根、黄芪、丹参各30克，青葱管5支。

● 制用法 水煎服，每日1剂，日服2次。超过1个月症状未见改善为无效。

● 功 效

升阳通窍，益气活血。主治突发性耳聋。

小贴士 ▼

老年人应做到生活规律，睡眠充足，节制脂肪类食物，禁烟酒，避免过度疲劳和情绪波动；还要加强体育锻炼，防止感冒，慎用耳聋性药物，避免嘈杂环境，防止巨大声音刺激，减少噪音对听神经的损伤，并进行定期的听力监测。只要注意养生保健，耳聋、耳鸣是可以预防的。

鼻 炎

金银花饮宣肺泄热

养生小课堂

慢性鼻炎是一种常见的鼻腔和黏膜下层的慢性炎症。本病的发病原因很多，但主要是由急性鼻炎反复发作或治疗不彻底转化而来。长期吸入污染的空气，如水泥、烟草、煤炭、面粉等也是致病原因。另外，许多全身慢性疾病，如贫血、糖尿病、风湿病等以及慢性便秘均可引起鼻腔血管长期瘀血或反射性充血而致病。

中医称鼻炎为"伤风鼻塞"，基本病机为风寒或风热之邪入侵，上犯鼻窍，宣降失常，清窍不利。慢性鼻炎，以鼻塞、嗅觉失灵为特征。金银花饮可用于治疗鼻炎，能宣散风热，还善清解血毒。

精选治病偏方

金银花饮

●配　药　荆芥、防风各10克，金银花、苍耳子、菊花、蔓荆子各15克，白茅根各30克，桑白皮、蝉衣、僵蚕、桔梗、钩藤各12克。

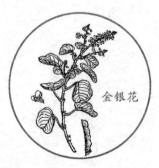

金银花

●制用法　水煎服，每日1剂，日服2~3次。

●功　效

祛风散寒，宣肺泄热。

苍耳辛夷治急性鼻炎

●配　药　苍耳子、辛夷、知母、赤芍、黄芩、防风各30克，川芎、薄荷、甘草各20克，金银花、败酱草各60克，连翘、白芷各40克，细辛10克。

●制用法　上述药洗净干燥后共研极细末。每日3次，取15克药末沸水冲泡饮用。10日为1个疗程。每疗程间隔3日。

●功　效

通窍止痛。主治急性鼻炎。

荆芥防风饮

●配　药　荆芥、防风、柴胡、金银花、连翘、川芎、僵蚕、黄芪各15克，白芷、薄荷、辛夷、香附、甘草各10克，细辛3克，山药30克。

●制用法　每日1剂，水煎，分2次服，20日为1个疗程。

●功　效

宣肺解表，益气扶正。主治慢性鼻炎。

苍芷辛栀液

●配 药 苍耳子（砸裂）、白芷、辛夷、栀子、冰片各30克，薄荷霜3克，芝麻油250毫升，液状石蜡500毫升。

●制用法 将前4味药同时放入芝麻油内，浸泡24小时，然后加热，待药呈褐色时熄火去渣，下冰片、薄荷霜、石蜡油，搅匀，冷却，过滤。分10毫升滴瓶内备用。仰头滴鼻。每次1～2滴，每日2～3次。

●功 效

疏风散热。主治急性鼻炎。

白芷麦冬汤

●配 药 白芷、麦冬各20克，黄芩、葛根各15克，藁本、苍耳子、薄荷各10克。

●制用法 每日1剂，水煎，分2次服。3周为1个疗程。

●功 效

疏风散热，消肿排脓。主治慢性鼻炎。

金银花薄荷茶

●配 药 金银花、苍耳子各30克，薄荷5克，连翘、白芷各15克，蒲公英、紫花地丁各12克，辛夷、当归、柴胡各6克。

●制用法 水煎沸后熬10～15分钟，每日1剂，分2次服用，7日为1个疗程。

●功 效

清热解毒，宣肺通窍，活血消肿，止痛。主治慢性鼻炎。

苍耳地龙饮

●配 药 苍耳子、川芎各9～12克，地龙、白芷各10～15克，辛夷、薄荷各6～12克，丝瓜藤10～20克。

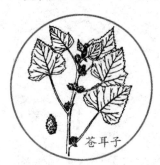
苍耳子

●制用法 每日1剂，将上药（除辛夷、薄荷外）用水浸泡30分钟后，下辛夷、薄荷，再同煎10分钟，倒出1煎药液，再加水适量，煎20分钟，将2药液混合，分3次服。

●功 效

清气散热。主治慢性鼻炎。

当归二花治萎缩性鼻炎

● **配 药** 当归、天冬、麦冬、阿胶（另冲）、川贝母各10克，北沙参15克，生地、金银花、野菊花各12克，桔梗、生甘草各6克。

● **制用法** 每日1剂，10日为1个疗程，治疗3～5个疗程。

● **功 效** 滋阴养血，清热解毒。主治萎缩性鼻炎。

祛风汤

● **配 药** 苍耳子、蝉衣各15克，炙麻黄、辛夷、甘草各9克。

● **制用法** 煎2遍和匀，分3次分服。

● **功 效** 祛风通窍，清热宣肺。主治过敏性鼻炎。

桂芍汤

● **配 药** 桂枝、白芍、防风各6克，炙甘草、蝉衣各3克，黄芪、藿香、乌梅、诃子肉、茜草、徐长卿、干地龙各10克。

● **制用法** 水煎服，每日1剂，日服3次。

● **功 效** 益气温阳，扶正止鼽。主治过敏性鼻炎。

小贴士

鼻炎患者应多吃一些富含维生素A与维生素B的食物，有缓解鼻炎的效果。在水果与蔬菜中，柑橘、杏、菠萝、胡萝卜、西红柿、油菜、苋菜、动物肝脏、鸡蛋、牛奶等含有丰富的维生素A和胡萝卜素，而胡萝卜素进入人体后能转变为维生素A。维生素B主要存在于瘦肉及动物肝脏、粗粮、糙米、小米、玉米面、荞麦面中。

鼻炎患者不宜吃羊肉、饮酒等；辛辣、燥热食物、肥肉、蟹、田螺、河蚌、海味等，都不宜食用，会加重病情。

第5章 五官科精选偏方——耳聪目明更自信

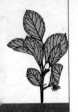

老年性白内障
试试黄精珍珠母

养生小课堂

眼部晶状体混浊称白内障。临床分为老年性白内障、先天性白内障、外伤性白内障、并发性白内障、药物及中毒性白内障等,其中以老年性白内障最为常见。临床研究发现,老年性白内障的发病率是随着人年龄的增加而增高的。中医认为,老年性白内障多因老年人肝肾不足、脾气虚衰或是心气不足、气虚火衰,致使精气不能上荣于目,导致晶状体出现营养供给障碍而引起的。

白内障患者多为脑力劳动者或高度近视患者。早期的老年性白内障患者如能在医生的指导下合理用药,不但可以延缓白内障的发展,甚至有完全复明的可能。

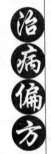

精选治病偏方

薄荷液

● 配 药 薄荷脑25克。

● 制用法 每取少许放入小酒杯内,以温开水溶化为液体备用。用脱脂棉球蘸药液,先涂擦印堂穴及两侧太阳穴,后将药球放在鼻孔下闻其气。每日早、中、晚各用药1次。坚持连续用药1~3个月可愈。

● 功 效 通窍明目。主治白内障。

朱冰散

● 配 药 朱砂9克,冰片1克。

●制用法 上药共研为极细末，储瓶备用，勿泄气。用灯芯草蘸冷开水，粘本散少许，点抹眼内眦角。每日早、晚各1次。连续治1周，停药1周，为1个疗程。一般用药3~4个疗程即见效。

●功效

清热解毒，退障明目。主治白内障初起。

黄精珍珠母治白内障

●配药 黄精15克，珍珠母18克，菊花3克，枸杞子、陈皮各9克，红糖适量。

●制用法 水煎服，每日2次。

●功效

补益肝肾，明目。主治老年性白内障。

参术茯苓煎

●配药 人参、白术各6克，茯苓18克，甘草3克，黄芪、山药各15克。

●制用法 水煎服，每日2次。

●功效

补益肝肾。主治老年白内障。

明目治障汤

●配药 枸杞叶、谷精草各10克，菟丝子15克，五味子5克。

●制用法 上药加水300毫升，煎取汁200毫升，每日1剂，分3次服。

●功效

平补肝肾，益精明目。主治白内障。

银耳猪肝汤

●配药 鲜猪肝50克，白菜叶60克，银耳30克，枸杞子15克。

●制用法 猪肝洗净切片，白菜叶洗净切碎，银耳泡发撕碎，与枸杞子一同入锅加水煮熟食用。

●功效

补肝益肾，明目。此汤对肝肾两亏型白内障有良效。

豌豆菠菜粥

●配药 豌豆30克，菠菜50克，大米60克。

●制用法 将豌豆用温水泡软；菠菜洗净，入沸水锅中氽2~3分钟，捞出切碎；大米淘洗干净，备用。锅内加水适量，放入豌豆、大米煮粥，八

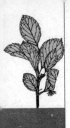

成熟时加入菠菜末，再煮至粥熟即成。每日2次，连服1个月。

● 功 效

补中益气，养血止血。主治白内障、夜盲症、消渴等。

鸡肝明目汤

● 配 药 水发银耳25克，鸡肝100克，枸杞15克，淀粉、料酒、姜、盐、味精各少许。

● 制用法 鸡肝洗净切片，加淀粉、料酒等调料拌匀，与银耳、枸杞同煮汤，佐餐食用。

● 功 效

补益肝肾。主治白内障、视物不清、头晕耳鸣、腰膝酸软。

羊肝菊花汤

● 配 药 羊肝60克，谷精草、菊花各10克。

● 制用法 将羊肝洗净切片，谷精草、白菊花用纱布包好，一同入锅，加水煮汤，去药袋，加盐调服，每日1剂，分2次服。

● 功 效

清肝明目。主治白内障、头晕、视物不清。

白菊蝉衣汤

● 配 药 石膏、蝉衣、栀子、槐花、白菊花各10克。

● 制用法 水煎服，1日2次。

● 功 效

清肝明目。适用于久患白内障之人食用。

黑豆黑枣糖

● 配 药 黑豆、白扁豆各30克，黑枣10枚，红糖适量。

● 制用法 将前3味药分别洗净，加水500毫升先用大火烧开后，加入红糖，转用小火煮至豆枣酥烂水干。分1~2次空腹服。

● 功 效

清肝消炎，明目。

蔓荆子治老年性白内障

● 配 药 蔓荆子5克，猪肉50克。

● 制用法 蔓荆子研粉，猪肉剁细，两者拌匀，蒸熟，1次服完，每日1剂，连服7天即可见效。本方可长期服用。

● 功 效

健脾益气。主治老年性白内障。

鸡肉馄饨

●**配　药**　鸡肉、馄饨皮各100克，葱、姜、盐、味精各适量。

●**制用法**　鸡肉剁馅，加入葱、姜、盐、味精，包馄饨食用。

●**功　效**

补气益脾。主治白内障，属脾胃气弱型。症见视物昏花、精神倦怠、萎软乏力、食少便溏。

决明子茶

●**配　药**　决明子100克。

●**制用法**　决明子炒香，分成每包10克，用纱布袋装好。每日1包，沸水冲泡，量不宜多，代茶饮用。

●**功　效**

清热平肝。主治白内障，属肝热上扰型，症见头痛目涩，口苦咽干，急躁易怒。

养肝明目汤

●**配　药**　枸杞子20克，蒺藜子、女贞子、菊花各10克，车前子、菟丝子各12克。

●**制用法**　上方药加水煎煮，去渣取汁，分次服，每剂2~3煎，每日1剂。

●**功　效**

滋补肝肾，清肝明目。主治白内障。

小贴士 ▽

老年人要积极防治慢性病，包括眼部的疾患及全身性疾病。糖尿病患者最易并发白内障，要及时有效地控制血糖，防止病情的进一步发展。

老年人若患有白内障，一定要注意保持心情舒畅，要避免情绪过度激动，保证全身气血流通顺畅，提高机体抗病能力。还要避免过于强烈的紫外线照射。研究表明，眼睛每天多照射1小时太阳，一年中患白内障的危险增加10%，户外工作者患白内障的危险是一般人的3倍。在阳光照射强烈时，出门最好配戴防紫外线的太阳镜。

另外，老年人还要加强用眼卫生，平时不用手揉眼，不用不洁手帕、毛巾擦眼、洗眼。用眼过度后应适当放松，久坐工作者应间隔1~2小时起身活动10~15分钟，举目远眺，或做眼保健操。要有充足的睡眠，及时恢复疲劳。

第5章 五官科精选偏方——耳聪目明更自信

青光眼

活血利水降眼压

养生小课堂

青光眼的病因——前房是位于角膜之后、虹膜和瞳孔之前的空隙，后房则在虹膜、瞳孔之后，晶状体之前。前、后房内充满了透明的液体，我们称之为房水，房水在前、后房内不断地循环流动，并且不断地生成、排出，使眼压维持在一个稳定的水平。眼球内是一个封闭的结构，如果房水排出通道——房角阻塞，房水排出受阻，眼内压升高，引起眼球壁压力太大，则导致视神经损害。早期轻微的青光眼通常难以发现，如视神经严重受损，可导致失明。老年人应尽早地进行青光眼的检查、诊断和治疗，是防止视神经损害和失明的关键。

青光眼的治疗以活血利水为主，加速眼内房水的排出，降低眼压。黄芪生地汤是治疗青光眼的一剂良方。

精选治病偏方

柴胡葛根膏

●配　药　柴胡、葛根、车前子各200克，龙胆草、赤芍各150克，钩藤100克，甘草50克。

●制用法　取葛根粉碎，过100目筛，备用。另取柴胡、龙胆草、赤芍、车前子（包煎）、钩藤（后下）、甘草加水共煎3次，每次1小时，过滤，合并滤液，放置过夜。倾取上清液浓缩成浸膏，与葛根粉混匀，干燥，装胶囊，即得。

● 功 效

疏肝解郁，清肝泻火，活血利水。主治青光眼。

菊明汤

● 配 药 木贼草12克，牡蛎、石决明各15克，菊花30克，夜明砂10克。

● 制用法 先把药用水浸泡30分钟，再放火上煎30分钟，每剂煎2次，将2次煎出的药液混合。每日1剂，早、晚分服。

● 功 效

用治青光眼、高血压，症见头痛或眩晕，眼痛，视力障碍等。

黄芪生地汤

● 配 药 黄芪、生地、茯苓各30克，车前子、地龙各20克，红花、赤芍各10克，甘草5克。

● 制用法 水煎，每日1剂，分早、晚2次口服。

● 功 效

益气活血，利水。

明目地黄丸

● 配 药 熟地黄15克，山茱萸、山药、泽泻、牡丹皮、茯苓、柴胡、防风、蔓荆子各10克。

● 制用法 水煎，分2次服，每日或隔日1剂。

● 功 效

滋补肝肾。主治原发性开角型青光眼。

地龙红花茶

● 配 药 地龙、车前子各12克，红花10克，赤芍15克，茯苓30克，益母草20克。

● 制用法 水煎服，每日1剂，分2次服。

● 功 效

活血祛瘀，利水明目。适用于慢性单纯性青光眼。

芦荟丁香散

● 配 药 芦荟60克，丁香、黑丑、野菊花、决明子各50克，磁石100克。

● 制用法 将上药共研为极细末，过120目筛后，装入胶囊，每粒0.3克，每服3～5粒，宜早、中、晚饭后用白开水送服。

● 功 效

主治青光眼。

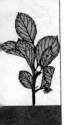

羚羊角汤

●配 药 羚羊角3克（或磨末冲服）（代），菊花20克，决明子25克，五味子15克。

●制用法 水煎服，每日1剂，代茶频饮。

●功 效 平肝清热。主治青光眼。

明目汤

●配 药 青葙子10克，生地黄15克，陈皮6克。

●制用法 水煎服，每日1剂，日服3次，或制为粗末，放入保温杯中，冲入沸水，加盖闷30分钟即可。代茶饮用。

●功 效 泻肝明目，凉血理气。主治青光眼。

菊花羌活治青光眼

●配 药 羌活15克，菊花10克。

●制用法 水煎，每日1剂，分2次口服。

●功 效 疏风明目。主治青光眼。

三子煎

●配 药 女贞子、茺蔚子各10克，五味子8克，夏枯草12克，茯苓15克。

●制用法 水煎服，每日1剂，分2次服。

●功 效 补益肝肾，利水明目。主治青光眼，伴头晕耳鸣、腰膝酸软、精神倦怠等。

黑豆黄菊熏洗剂

●配 药 黑豆100粒，黄菊花5朵，皮硝18克。

●制用法 将上药与1大杯水同煎至七成。趁热熏洗，5日1换，常洗可复明。

●功 效 用治青光眼、双目不明、瞳仁反背。

猪肝绿豆粥

●配 药 绿豆50克，粳米、鲜猪肝各100克。

●制用法 鲜猪肝洗净，切成泥，待用。大米、绿豆洗净，一同放入锅中，加水煮成粥，待粥快好时加入猪肝泥煮熟，即可食用。每日2次。

● 功　效

清热补肝，养血明目。适用于青光眼。

小贴士▽

青光眼患者的饮食禁忌：

1. 忌浓茶、咖啡。浓茶、咖啡都有兴奋交感神经的作用，交感神经兴奋后使瞳孔扩大，房水循环受阻，导致眼压升高诱发青光眼急性发作。

2. 忌大量饮水。大量饮水后，由于大量的水分被人体所吸收，导致血液稀释，血浆渗透压降低，使房水的产生相对增多，眼压升高。

3. 忌饮酒过度。过量饮酒，特别是醉酒时，其全身血管收缩使颜面部血管收缩，减少了视神经的供血，从而加重青光眼性视神经损伤。

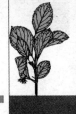

第5章 五官科精选偏方——耳聪目明更自信

老花眼
食疗+按摩，双管齐下

养生小课堂

老花眼是指老年人逐渐产生近距离阅读或工作困难的情况。这是人体机能老化的一种现象。但是老花眼并不是只出现在老年人身上，近年来由于人们经常用眼过度，造成了老花眼有年轻化的倾向，即使是30多岁的中年人也会患上老花眼，不得不戴上老花镜。

要想预防老花眼，除了平时注意用眼卫生，多做锻炼，加强眼部保养外，饮食调理也很重要。老花眼患者饮食宜清淡、富营养，可多食用牛肉、瘦猪肉、鱼类、蛋类、硬果类、豆类及豆制品等高蛋白食物；多吃番茄、黄瓜、白菜、菠菜、芹菜等新鲜蔬菜以及红枣、核桃仁、芝麻、橘子、柠檬等富含维生素的食物。

精选治病偏方

胡萝卜粥

●配 药 胡萝卜100克，粳米200克。

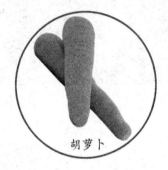

胡萝卜

●制用法 先将胡萝卜洗净切成小碎粒，再与粳米一起加水适量煮成稀粥，每天早、晚食用。

●功 效

补充维生素A，预防老花眼。

枸杞子粥

●配 药 枸杞子50克，粳米200克，冰糖少许。

●制用法 先将粳米加清水煮至六成熟时，放入枸杞子、冰糖，拌匀后继续煮至米烂粥成，每天早、晚食用。

●功 效

可预防老花眼。

黑豆粥

●配 药 黑豆、粳米各100克，浮小麦50克。

●制用法 先将浮小麦用纱布包好与黑豆一起加水适量煎煮，待黑豆煮开花后，去掉浮小麦渣，再加入粳米煮成粥，每天早、晚食用。

●功 效

适用于老花眼患者。

苹果牛奶饮

●配 药 苹果、芦柑、鸡蛋各1个，牛奶适量，蜂蜜10毫升。

●制用法 将苹果和芦柑切成小块，

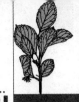

一起放入榨汁机中榨成混合汁待用；将鸡蛋打入碗中搅匀待用。将牛奶倒入锅中，用中火煮至快沸腾时加入搅匀的鸡蛋，煮沸后离火，然后趁热加入混合汁和蜂蜜，搅拌均匀即成。此饮料可早、晚各饮1次。

● 功 效

补充维生素，预防老花眼。

芹菜黄瓜汁

● 配 药 芹菜、鲜藕各100克，黄瓜80克，柠檬汁适量。

● 制用法 将芹菜、鲜藕和黄瓜切碎，一起放入榨汁机中榨成混合汁，再在此混合汁中加入柠檬汁，搅拌均匀即成。此饮料可早、晚各饮1次。

● 功 效

适用于各型老花眼患者。

枸杞蛋

● 配 药 枸杞子20克，鸡蛋2枚。

● 制用法 将枸杞子与鸡蛋调匀蒸服。1日1次。

● 功 效

此方对头昏眼花多泪者有显效。

酱醋羊肝

● 配 药 羊肝200克，淀粉、素油、酱油、醋、料酒、姜各适量。

● 制用法 将羊肝洗净切片，挂芡，素油爆炒，调以酱油、醋、料酒、姜。

● 功 效

视网膜炎、视神经萎缩者可常吃。

女贞子粥

● 配 药 女贞子、枸杞子各30克，粳米200克，冰糖少许。

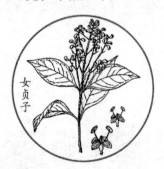

女贞子

● 制用法 先将女贞子和枸杞子加清水小火煮沸半小时，然后去渣留汁，再将粳米一起加入上述药汁中煎煮成粥，每天早、晚食用。

● 功 效

滋补肝肾，明目乌发。

第 5 章 五官科精选偏方——耳聪目明更自信

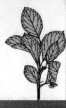

小贴士

老花眼给生活带来很多不便，老年人可尝试下面几种方法，缓解眼部疲劳，预防老花眼。

冷水洗眼法：每天早晨起床后，坚持用冷水洗脸、洗眼。首先将双眼浸泡于冷水中1~2分钟，然后擦洗脸部及眼周围眼肌，最后用双手轻轻搓揉20~40次。

热敷眼部法：每天晚上临睡之前，用40~50℃的温热水洗脸。洗脸时先将毛巾浸在热水中，取出来不要拧得太干，趁热敷在额头和双眼部位，头略向上仰，两眼暂时轻闭，敷1~2分钟，待温度降低后再拿开洗脸。

按摩明目法：每天起床后和就寝前，用双手的中指对准太阳穴，无名指对准鱼腰穴，小指对准攒竹穴，闭眼，适当有节奏地施加压力，按压时略带旋转动作，每次按摩5分钟，能解除眼肌疲劳，使眼睛明亮。

眼干眼涩
黄芪丹参茶明眸醒目

养生小课堂

由于老年人的泪液分泌减少及其质量发生变化，容易出现眼干眼涩的现象。防治的方法是：注意保护眼睛，避免强光、高温刺激；看书、看电视或电脑屏幕不可时间过长；禁用阿托品类抑制腺体分泌的药物；间断补充鱼肝油丸或常吃点肝类食品；如眼干症状较重，可经眼科医生用人工泪液或1%的甲基纤维素滴眼。

传统医学认为"肝开窍于目"，肝血不足眼睛就酸涩，视物不清、肝火太旺，眼睛就胀痛发红。这种类型的眼干容易在春天发生，与肝脏密切相关。肝气过旺，使得人特别容易生气、动怒，所以春季特别要养肝，才能确保拥有澄清明亮动人的双眸。

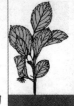

第5章 五官科精选偏方——耳聪目明更自信

精选治病偏方

枸杞桑葚粥

●配　药　枸杞子、桑葚子、山药各5克，红枣5枚，粳米100克。

●制用法　将上述原料熬成粥食用。

●功　效

枸杞子、桑葚子能补肝肾，山药、红枣健脾胃。此粥能消除眼疲劳症状，又能增强体质。

百合红枣粥

●配　药　百合、红枣（去核）各10克，山药15克，薏仁20克。

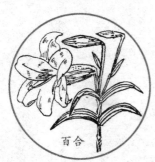

百合

●制用法　将上述材料洗净，共同煮粥食用。

●功　效

百合滋阴降火；山药滋肾润肺；薏仁利湿健脾、清热排脓；红枣素有"天然维生素丸"之称，不但富含维生素C，也含有大量的维生素A。此粥不但防治干眼效果好，而且还用于明目。

鸡肝菊花汤

●配　药　鸡肝40克，菊花10克（提前用纱布包好），盐少许。

●制用法　将鸡肝洗净，放入锅中，加水小火煮30分钟，再加入菊花包烧开，加盐调味即可。吃鸡肝，喝汤。每日1次。

●功　效

可有效缓解眼疲劳，提高视力。

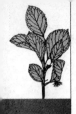

桃仁百合燕麦粥

● 配 药　桃仁15克，百合30克，燕麦片50克。

● 制用法　桃仁炒熟研粉，与百合、麦片共煮粥。

● 功 效　养阴活血。

黄芪丹参茶

● 配 药　黄芪25克，丹参、当归、川芎各15克，麦冬10克，合欢皮、柴胡、葛根、密蒙花各5克，甘草5片。

● 制用法　药材洗净后先加水盖过药材浸泡30分钟。之后再倒入2000毫升的水，水滚后转文火煮20分钟即可。滤去药材，取汁于1天内慢慢喝完即可。

● 功 效　黄芪补气，丹参活血，当归补血等，能加强眼部的气血循环，改善眼部干涩的状况。

桑葚红花茶

● 配 药　桑葚子20克，红花10克。

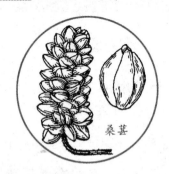

桑葚

● 制用法　2味共煎取汁饮用。每日1剂，不拘时频饮。

● 功 效　养血活血。

小贴士▼

中医认为，眼对应的是肝，眼干主要反映的是肝阴不足的表现。因此，抗眼干可以吃些润燥类的，如梨、莲子等水果。不过瓜类等偏凉的食物，老年人不宜多吃。另外，一些花茶也能起到养肝的作用，如枸杞茶、菊花茶等，都可以适量饮用。此外，还可以通过按摩穴位来刺激眼睛分泌泪液，秋季眼干主要的原因是泪水分泌不足，可试着揉揉睛明穴（位于面部，目内眦角上方凹陷处）。

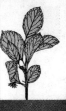

牙周炎
花生补血又消瘀

第 5 章 五官科精选偏方——耳聪目明更自信

养生小课堂

随着年龄的增长，老年人的牙齿和口腔黏膜可发生增龄性变化，牙周炎是其中一种，并且这种口腔疾病会导致牙齿松动、缺失。有些人认为，年纪大了，缺几颗牙并无大碍。其实，牙齿虽小，但少了它们却会对身体造成一些伤害。比如降低咀嚼能力，影响消化和营养吸收；它会加快邻牙松动脱落，还会影响语言和容貌。

只要做好预防工作，牙周炎对老年人的健康损害是可以避免的。老年人要在生活中养成良好的生活习惯，注意口腔的卫生，每天要刷牙，饭后要漱口，根据自己的需要选择适合的牙刷，刷牙的时候要用正确的刷牙方式，不要伤害牙齿。

精选治病偏方

固齿散

●配　药　滑石粉18克，甘草粉3克，朱砂面0.9克，雄黄、冰片各15克。

●制用法　将上药共研为细末。早、晚刷牙后蘸药刷患处。或以25克药面兑60克生蜜和涂患处，每日早、晚各1次。

●功　效　本方清热解毒，消肿止痛，化腐生肌，收敛止血。对牙周炎有很好的疗效。

骨碎补治牙周炎

●配　药　骨碎补30克，黑桑葚、炒精

盐各15克，胡桃24克（去皮，煨去油）。

●制用法 上药共研细末。搽敷牙龈，每日早、晚各1次。

●功 效

有益肾固齿、凉血泻止之效。用于治疗牙齿动摇、牙龈红肿疼痛。

乌贼骨粉

●配 药 乌贼骨粉50克，槐花炭、地榆炭、儿茶各5克，薄荷脑0.6克。

●制用法 以上5味药兑匀，装瓷瓶备用，每用时取少许刷牙，每日3次。

●功 效

用于治疗牙周病。乌贼骨粉又叫墨鱼壳，即"乌贼板"，学名叫"乌贼骨"，也是中医上常用的药材，称"海螵蛸"，是一味制酸、止血、收敛之常用中药。

咸橄榄芦根茶

●配 药 干芦根30克（鲜品90克），咸橄榄4个。

●制用法 芦根切碎，橄榄去核，水煎。代茶频饮。每日1剂。

●功 效

清热解毒，泻火生津。适用于牙周炎、牙痛、牙龈肿痛。

花生大枣治牙周炎

●配 药 带红皮的花生米30克，大枣10枚。

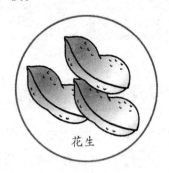

花生

●制用法 水煎，熟后将花生米、大枣分2次食用。每日1～2次，连用7日。

●功 效

用治牙周炎。花生衣含有丰富营养，并有止血、散瘀、消肿等功效。红枣素来被称为"补血圣品"。因此，本方既能止血又能补充所失营养。

阿里红治牙周病

●配 药 阿里红适量。

●制用法 煎水含漱。

●功 效

治疗牙周病。

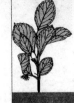

青松果醋治牙周炎

● 配　药　青松果7个，醋200毫升。

● 制用法　用醋煎青松果数滚。待煎液凉后漱口，每次漱约10分钟，连漱3～5次。

● 功　效

清热凉血，止血。适用于牙龈出血。醋具有消毒抑菌、增强人体免疫功能的功效。

芝麻秆治牙周炎

● 配　药　芝麻秆适量。

● 制用法　将芝麻秆切碎熬水，漱口。每日数次，以不痛为度。

● 功　效

清热解毒。适用于牙周炎。

桃柳树皮治牙周炎

● 配　药　桃树皮、柳树皮各4克，白酒适量。

● 制用法　砂锅放入白酒，以文火煎煮桃、柳树皮，趁热含酒液漱口。当酒液含在口中凉后即吐出，日漱数次。

● 功　效

清热止痛，祛风散肿。用治风火牙痛和牙周炎。

小贴士

预防牙周炎的几种方法：

正确刷牙。刷牙时有目的地将牙刷毛向上或向下倾斜45度，压在牙龈上，反复按摩。或者将牙刷放在牙根部，反复上下短距离地颤动，对牙龈边缘和龈乳头有按摩和清洁局部的作用。

口外按摩。漱口后，用右手食指放在牙龈相应的面部皮肤上，按一定的顺序轻轻上下按摩，也可做小圆形的旋转按摩，有利于改善局部的血液循环。

咀嚼粗糙、富含纤维素的食物。粗纤维丰富的食物会对牙龈组织产生适当的刺激，起到良好的按摩作用。

第5章　五官科精选偏方——耳聪目明更自信

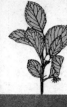

牙 痛
薄荷茶清凉止痛

养生小课堂

俗话说："牙痛不是病，痛起来能要命。"可见牙痛给人造成的痛苦之大。牙痛是由牙病引起的，可分以下几种情况：龋齿牙痛为牙体腐蚀有小孔，遇到冷、热、甜、酸时才感到疼痛；患急性牙髓炎是引起剧烈牙痛的主要原因，患急性牙周膜炎，疼痛剧烈，呈持续性的跳痛；急性智齿冠周炎，主要是第三磨牙位置不正，牙冠面上部分有龈覆盖和食物嵌塞，容易发炎而致该症。

食用高纤维的食物和蔬菜可以减少牙痛的出现，比如：吃粗粮、芹菜、卷心菜、菠菜、韭菜等，通过咀嚼对牙齿产生按摩和刺激作用，还能不断刺激唾液腺的分泌，不仅便于吞咽，还能帮助淀粉类食物的消化，发挥机械的冲洗作用，减少食物残渣留在牙缝和牙齿周围，从而能减少牙痛和牙周病的发生。

精选治病偏方

定痛饮

● 配 药　倒垂柳树白皮、水豆腐各50克，细辛10克，苦参15克。

● 制用法　先将柳树白皮切碎，放入砂锅内，加清水1000～1500毫升，煎至500毫升，去渣取汁入锅内，再入细辛、苦参、水豆腐煎沸，取汁备用。用前，先用牙刷蘸牙膏刷牙，使牙齿（缝）保持清洁，再取药汁含漱2～3分钟后吐出，连含漱3次，每日含漱9次。

● 功 效　清热消肿，杀虫止痛。主治龋齿痛。

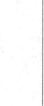

丝瓜生姜汤

● 配　药　丝瓜500克，生姜100克。

● 制用法　丝瓜洗净切段；鲜生姜洗净切片。2味加水共煎煮2～3小时，每日饮汤2次。

● 功　效

清热解毒。主治牙齿肿痛。

薄荷茶

● 配　药　鲜薄荷30克（或干品10克）。

● 制用法　薄荷洗净切碎，泡后代茶饮。

● 功　效

散风清热，止痛。主治风热牙痛。

大黄石膏汤

● 配　药　大黄、石膏各15克，细辛3克。

● 制用法　水煎服，每日1剂，日服2次。

● 功　效

清胃泻火，消肿止痛。主治胃火牙痛。

胡椒绿豆治牙痛

● 配　药　胡椒、绿豆各10粒。

● 制用法　将胡椒、绿豆用布包扎，砸碎，以纱布包作一小球，痛牙咬定，涎水吐出。

● 功　效

清热，止痛。主治因炎症和龋齿所引起的牙痛。

韭菜根花椒止龋齿痛

● 配　药　韭菜根10根，花椒20粒，香油少许。

● 制用法　洗净，共捣如泥状，敷病牙侧面颊上。

● 功　效

温中散寒，除湿止痛。主治由龋齿所引起的牙痛。

仙人掌汤

● 配　药　仙人掌30克。

● 制用法　将仙人掌去皮刺洗净，入铁锅内，加水500毫升，煮沸20分钟，趁热喝汤。可同时将煎过的仙人掌服食，效果更佳。

● 功　效

清热止痛。主治牙痛。

五倍子治牙痛

● 配　药　五倍子适量。

第5章　五官科精选偏方——耳聪目明更自信

●制用法 上药研为细末。以冷水调敷颊外，或频擦牙痛处，或水煎噙漱。

●功 效

解毒敛疮，消肿止痛。主治牙痛龈肿连喉及龋齿疼痛、牙龈炎、口腔溃疡。

花椒浸酒治蛀牙痛

●配 药 花椒15克，白酒50克。

●制用法 将花椒泡在酒内10~15天，过滤去渣。棉球蘸药酒塞蛀孔内可止痛。一般牙痛用药酒漱口亦有效。

●功 效

消炎镇痛。治虫蛀牙痛。

牛膝地骨皮汤

●配 药 怀牛膝、地骨皮各30克。

●制用法 水煎服，每日1剂，分2次服。

●功 效

清热补肾，止痛。主治牙痛。

小贴士

常言道："牙痛不是病，痛起来真要命。"要想预防牙痛发作，日常生活中要做到以下几点。

1. 用温水刷牙、温茶水漱口。因为牙髓神经对温度比较敏感，尤其是患有牙齿磨损，牙本质暴露的牙齿，一遇冷刺激就可引起牙痛，而温水对牙齿来说是一种天然的保护剂，可防治过敏性牙痛；茶水含氟，常用温热茶水含漱，可护齿防龋治牙痛。

2. 进食宜温热，勿吃过酸过甜的食品。因为牙齿最适宜在35~36℃的口腔温度以及pH值为6.8左右的弱酸性环境中进行新陈代谢，若吃过冷、过热温差很大的饮食或过酸、过甜的刺激性食品，都会引起牙痛。

3. 常用脱敏或防酸牙膏刷牙。这两种牙膏中含有氟，而氟可阻止牙齿在酸性环境中脱磷脱钙，有抗酸、防龋、止酸痛之功效。

第6章
呼吸系统精选偏方
——呼吸畅快精神好

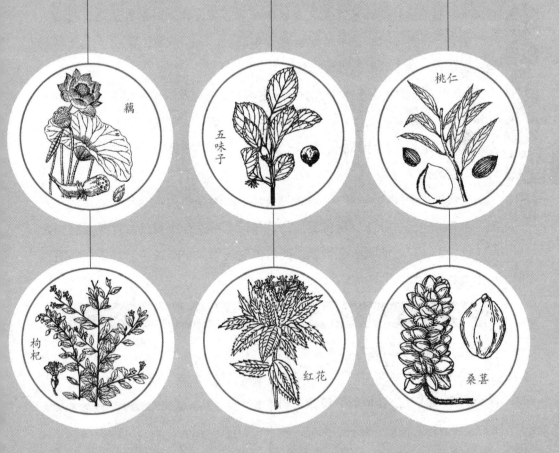

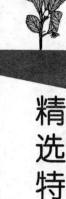

老慢支

首选苏子降气汤

养生小课堂

"老慢支"是慢性支气管炎的简称，是中老年人的常见病，多因急性支气管炎未及时治愈转变而成，尤其在秋冬季节容易发作。医学界认为，凡是一年当中有3个月咳嗽，这种情况连续2年以上，而且咳嗽不是由于心肺等其他疾病所致，就可诊断为慢性支气管炎。

"老慢支"的发生是由于感染、理化刺激、过敏及气候变化等多种因素长期相互作用的结果。据统计，我国50岁以上中老年人中发病率为15%～30%左右。临床上常表现为咳嗽、咳痰，或伴有气短、喘息等，严重者可并发肺气肿、肺心病等。

该病属于中医"痰饮""哮喘"范畴，痰为发病的主要环节。在治疗方面，不宜应用促进分泌、稀释痰液的药物，也不适合用川贝、竹沥类润肺止咳药物，以免导致咳嗽气急加剧。此时，应选用苏子降气汤，若伴有外感可加用荆芥、防风、苏叶等。

精选治病偏方

苏子降气汤

● 配　药　紫苏子、姜半夏各15克，川当归、炙甘草、前胡、厚朴、肉桂、陈皮各10克，生姜3片，枣3枚。

● 制用法　水煎，饭后温服。

● 功　效　降气疏壅，引火归元，祛痰止

咳。适用于痰涎壅盛、喘嗽短气、胸膈痞闷、咽喉不利，或腰痛脚弱、肢体倦怠，或肢体浮肿等症。若中焦虚痰多，或肺肾两虚患者，则不宜使用此方。

雪梨贝母汤

●配 药 雪梨1个，川贝母末、杏仁末各10克，豆浆适量。

●制用法 将雪梨挖去心，装入川贝母末、杏仁末，扎固，在豆浆里煮熟，空腹1次服食。

●功 效
治疗老慢支引起的咳嗽。

冬虫夏草猪肺汤

●配 药 猪肺250克，冬虫夏草15克，生姜3片，大葱2根，植物油、食盐和味精各少许。

●制用法 把猪肺冲洗干净，挤去泡沫，切块用沸水过水，与冬虫夏草、生姜和大葱一起放入砂锅中，加入清水适量，大火煮沸后，改为小火炖2小时，加入植物油、食盐和味精即可食用。每天1~3次，每次150~250毫升。

●功 效
适用于肺肾阴虚者，也可用于支气管炎者。

茜草橙皮散

●配 药 茜草9克（鲜茜草18克），橙皮18克。

●制用法 加水200毫升煎成100毫升，日服2次，每次50毫升。10天为1个疗程。

●功 效
理气调中，燥湿化痰。主治慢性支气管炎。

丝瓜藤炖母鸡

●配 药 老丝瓜藤、白砂糖各300克，白母鸡1只。

●制用法 将材料放入砂锅，加水700毫升，以文火炖2小时，稍冷后食用。每日1剂，连食5剂后见效。

●功 效
适用于支气管炎患者。

生姜萝卜糖茶

●配 药 白萝卜100克，生姜50克，红糖适量。

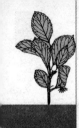

●制用法 将白萝卜和生姜洗净，打碎取汁，加入少许红糖，混合后含咽。

●功 效

白萝卜味辛、甘，性凉，有去热、止咳的作用。而生姜散风寒、止呕下气。红糖则活络气血，排毒滋润，提高身体新陈代谢。此方可起到散寒宣肺、祛风止咳的作用。

地龙川贝治气管炎

●配 药 地龙500克，川贝、胡颓叶、一见喜各100克。

●制用法 将地龙放在瓦片上用火烤干，再将4味共研极细粉末，每日服3次，每次6克。1个月为1个疗程。

●功 效

清肺化痰，止咳平喘。主治慢性支气管炎。

半夏白前汤

●配 药 白前、前胡、炙苏子、紫菀、桔梗各10克，橘红6克，百部15克，甘草4克。

●制用法 每日1剂，水煎2次，分早晚2次温服。治疗期间禁食鱼腥、辛辣、烟酒等物。

●功 效

宣肺祛邪。主治以咳嗽、咳痰为主证者。

蝉蝶佛饮

●配 药 蝉衣、木蝴蝶、百部、白前各10克，紫菀1克，佛耳草15克，桔梗、甘草各6克。

●制用法 每日1剂，水煎2次，每次取汁300毫升，混匀后早、中、晚3次服完。

●功 效

疏表宣肺，止咳化痰。主治急性支气管炎。

沙参天麦滋阴宣肺汤

●配 药 南、北沙参及天冬、麦冬各20克，法半夏、杏仁、麻黄、川朴各7克，桔梗6克。

●制用法 水煎服，每日1剂，日服3次。

●功 效

滋阴宣肺，化痰止咳。主治慢性支气管炎。

陈皮络龙汤

●配 药 陈皮、半夏、茯苓各15克，

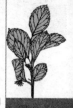

甘草、川贝各10克，橘络、地龙、黄芩、桔梗、紫菀、前胡各12克。

● **制用法** 水煎服，1日1剂。半月为1个疗程。

● **功　效**

清热通络化痰，宣肺止咳。主治慢性支气管炎。

小贴士 ▼

老慢支病人因痰多，容易消耗蛋白质，应宜适当补充高蛋白质饮食。宜多食新鲜蔬菜及易于消化的食物，如青菜、萝卜、西红柿、豆制品之类，忌食辛辣、烟、酒、油腻、醋腌及海腥发物，少食油炸煎烤及不易消化的炒果，如花生、瓜子之类。久咳体虚老人，只宜清补，不宜峻补，以防助湿生痰，反而加重病情。

肺气肿
黄芪炖鸽可益肺

养生小课堂

肺气肿是由于支气管长期发炎，管腔狭窄、阻碍呼吸，导致肺泡过度充气膨胀、破裂，损害和减退肺功能而形成。常见有两种损害形式：一是先天性，因缺少某类蛋白质抑制的分解酶素，从而侵犯肺泡壁而使之变薄，气压胀大使肺泡破裂，壮年为多；另一种因空气污染，慢支发作，肺上端受侵害所致。其主要祸首是抽烟。慢支、支气管哮喘、矽肺、肺结核均可引起本病。

第6章 呼吸系统精选偏方——呼吸畅快精神好

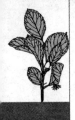

黄芪具有降低血液黏稠度、减少血栓形成、保护心脏、抗自由基损伤、抗衰老、增强机体免疫力等作用，可用来治疗心脏病、高血压、糖尿病等症。黄芪还能扩张血管，改善血液循环，因此对治疗肺气肿有一定疗效。

精选治病偏方

黄芪炖鸽

● 配 药 黄芪、茯苓各30克，白术20克，乳鸽1只，食盐、味精各少许。

● 制用法 将乳鸽（未换毛的幼鸽）去毛和内脏，放入瓷盆内，加水适量，再加入黄芪、白术、茯苓（洗净），置于蒸锅内，隔水炖熟，加少许食盐、味精调味。在正餐时食用。每日1剂。

● 功 效

益肺止喘。主治肺气肿（肺虚型）。此种肺气肿的特点为喘促、气短不足、语气乏力、苔白滑或腻、脉细软。

橘米糕

● 配 药 橘红20～30克，紫苏子10克，米粉500克，白糖200克。

● 制用法 将橘红、紫苏子共研细末，与白糖和匀为馅，加入米粉内，以水少许湿润、和匀，蒸熟，冷后压实，切成夹心方块米糕。不拘时酌量食用。

● 功 效

燥湿化痰，理气健脾。主治痰浊阻肺型肺气肿。症见喘而胸满闷塞，甚则仰息，咳嗽，痰黏腻色白，咳吐不利，兼有呕恶，纳呆，口黏不渴，苔白厚腻，脉滑。

萝卜子粳米粥

● 配 药 萝卜子20克，粳米50克。

● 制用法 将萝卜子水研，滤过取汁约100克，与淘洗干净的粳米一同加400克水，煮成稀粥。日服2次，温热食用。

● 功 效

化痰平喘，行气消食。主治肺气肿。

川贝粳米粥

● 配 药 粳米60克，川贝5～10克，砂糖适量。

● 制用法 先以粳米60克、砂糖适量煮粥，待粥将成时，调入川贝母极细粉末5～10克，再煮两三沸即可。温热服食。

● 功　效

润肺养胃，化痰止咳。主治肺气肿、咳嗽气喘等症。

人参核桃汤

● 配　药　人参6克，核桃仁25克，生姜10克。

● 制用法　水煎服，每日1剂，分2次服。

● 功　效

补肺肾，定喘逆。主治肺气肿属虚寒者。

生石膏煎剂

● 配　药　生石膏30克，冬瓜仁20克，鲜竹叶、杏仁泥各10克，竹沥20~30克。

● 制用法　将生石膏、杏仁泥、冬瓜仁、鲜竹叶（洗净）共入砂锅煎汁，去渣，再分数次调入竹沥水，日分2次饮用。

● 功　效

本方宜泄肺热，化痰降逆，适用于痰热结肺所致的肺气肿，症见喘咳气涌胸部胀痛、痰黏稠色黄或夹血色、胸中烦热、身热有汗、渴喜冷饮、面红咽干、尿赤、苔黄或腻、脉滑数。

桑白皮炖猪肺

● 配　药　猪肺500克，桑白皮、甜杏仁各30克，黄酒、精盐各少许。

● 制用法　将猪肺洗净切块，与桑白皮、甜杏仁共置锅内，加水煮沸，撇去浮沫，加入黄酒、精盐，改用文火炖2小时，吃肺喝汤。每日1剂，分2次服。

● 功　效

补虚润肺，止咳化痰。主治慢性支气管炎伴有肺气肿。

明矾治肺气肿

● 配　药　明矾50克，陈醋适量。

● 制用法　明矾磨成粉，用陈醋调成糊状，每晚睡前取黄豆大小团敷足掌心（涌泉穴，两足都敷），用布包好，次日晨揭去，连用7日有特效。

● 功　效

益气固脱。主治肺气肿。

地瓜膏

● 配　药　地瓜6个，麦芽糖1500克，生姜汁半杯。

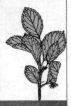

●制用法 地瓜连皮切碎，放铜锅内（不可用铁器），加水4碗，文火慢煎，将瓜捣烂，滤清汁，再放铜锅内加麦芽糖搅匀同熬炖熟，再加生姜汁半杯，一同收膏服用。

●功效

降气平喘。主治肺气肿。

小贴士▼

腹部深呼吸能防治呼吸系统疾病。常见的呼吸系统疾病包括慢性支气管炎、哮喘、肺气肿等。这些病人的肺部都处于无弹性和扩张状态，影响肺活量。深呼吸能逐步增大肌肉的收缩力，有利于胸、肺的有效扩张，增强肋间肌的活力，可逐步恢复其弹性和肺活量，从而达到治疗和缓解病情的目的。

腹部深呼吸的方法很简单：吸气时吸到不能再吸时，停一两秒钟，然后呼出；呼气时呼到不能再呼时，停一两秒钟再吸。采用鼻吸口呼法。

慢性咽炎
用青果能清热利咽

养生小课堂

慢性咽炎是咽部黏膜、黏膜下层及淋巴组织的慢性炎症。慢性咽炎的发病原因很多，如急性咽炎反复发作和邻近器官疾病（慢性扁桃体炎、牙龈炎、慢性鼻炎、慢性鼻窦炎）等都可引起。外因气候寒冷干燥，工作环境中的空气被粉尘、化学气体污染，烟酒和辛辣饮食长期刺激，以及由于职业因素而用嗓过多的人都易患慢性咽炎。此外，长期生活不规律、疲劳、精神紧张，可使身体抵抗力下降，细菌和病毒容易反复感染，也会引起慢性咽炎。

中医称本病为"慢喉痹"或"虚炎喉痹"，基本病机为肺肾阴虚，虚火上炎，灼伤咽喉。

精选治病偏方

青果菊甘饮

●配 药 青果2枚，菊花、麦门冬、沙参、板蓝根各6克，木蝴蝶、生甘草各3克。

●制用法 每日1剂，用开水冲泡代茶饮，10天为1个疗程。

●功 效

清热利咽，滋阴降火。主治慢性咽炎。

雪梨罗汉果汤

●配 药 雪梨1个，罗汉果半个。

●制用法 将雪梨洗净，连皮和核一起切碎。罗汉果洗净后，与雪梨碎一同放入沙锅，加适量清水共煎，煮沸30分钟后，去渣饮汤。每日2次，连服3日可见效。

●功 效

润肺消痰，清热利咽。适用于咽部微痛，或有异物感、音哑等。

玄麦甘桔汤

●配 药 玄参15～30克，麦冬、桔梗各6～12克，甘草6～9克。

●制用法 每日1剂，水煎服，日服3次或代茶饮服。

●功 效

滋阴泻火，祛痰排脓。主治急、慢性咽炎。

蝉麻乌桔饮

●配 药 蝉蜕、桔梗各6克，麻黄、川乌、草乌各9克，射干12克，冰片3克。

●制用法 上述药烘干研磨过筛，取细粉加凡士林搅拌成糊状，取15克置于6厘米×4厘米胶布摊平贴敷天突穴，24小时更换1次，5次为1个疗程。

●功 效

清热解毒，滋阴润肺。主治慢性咽炎。

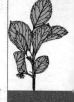

第6章 呼吸系统精选偏方——呼吸畅快精神好

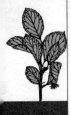

萝卜橄榄白糖饮

●配 药 青橄榄10枚（切片），鲜萝卜250克（切丝），白糖适量。

●制用法 先将青橄榄片放入锅中，加适量水煎约15分钟，趁水沸加入萝卜丝，待沸后取汤再加入适量白糖喝下或当茶饮。

●功 效

橄榄，又名青果，其性味甘、涩酸，平；入肺、胃经；具有清肺、利咽、生津、解毒的功效。此方用于治疗慢性咽喉炎。

冰糖炖雪梨

●配 药 雪梨3个，冰糖适量。

●制用法 将雪梨洗净，去皮，切块，放入碗中，加入冰糖，然后加水至1碗，隔水炖1个小时，分2～3次服食。

●功 效

梨甘微寒，清心润肺，止咳化痰。本方适用于咽燥干咳之症。

杭菊金银茶

●配 药 杭菊、金银花、甘草、生地、天冬、冬麦各2克，胖大海1枚。

●制用法 每日1剂，泡开水代茶饮，每日饮130毫升左右，7日为1个疗程。

●功 效

养阴凉血，生津止渴，清肺润燥，消炎解毒。主治急、慢性咽炎。

二石二子汤

●配 药 西月石1克，海浮石、安南子、诃子各10克，炙枇杷叶12克，桔梗、甘草各6克。

●制用法 每日1剂，水煎2次，早、晚分服，徐徐咽下，可连服14日，往后服2日、停1日以巩固疗效。

●功 效

清咽化痰。主治慢性喉炎，声音嘶哑。

补脾清咽二白汤

●配 药 太子参（党参）、茯苓、陈皮、白扁豆各10克，桔梗、白术各6克，山药12克，甘草、升麻各3克。

●制用法 每日1剂，水煎2次服。

●功 效

补脾，益气，升阳。主治慢性咽炎，属脾虚阴火证。

银耳鸡蛋羹

●配 药 鸡蛋2枚，银耳适量。

●**制用法** 鸡蛋先打成鸡蛋汤,加适量水与银耳同煮成稀粥状,加调味品服食。

●**功 效**

此羹有补虚养胃、滋阴清火的功效。对阴虚咽干音嘶等症有一定的治疗效果。

咽炎茶

●**配 药** 金银花、菊花各10克,胖大海3枚。

●**制用法** 将3味药放入开水瓶中,冲入大半瓶沸水,将瓶塞塞严。15分钟后,代茶频频饮用,1日内饮完。每日1次。

●**功 效**

治慢性咽喉炎,经年不愈者。

白芍百合饮

●**配 药** 大白芍、天花粉各9克,川百合、南沙参、北沙参各10克,白桔梗、嫩射干各4.5克,生甘草2.5克。

●**制用法** 每日1剂,水煎服,日服3次。

●**功 效**

滋养肺胃,清热利咽。主治慢性咽炎。

小贴士 ▽

慢性咽炎患者饮食要点:

宜多吃具清热、生津、润燥、利咽作用的蔬果,如白菜、油菜、百合、黄瓜、苦瓜、丝瓜、白萝卜、青菜、荸荠等食物。并多吃具清热退火、润养肺肾作用的番茄、猕猴桃、苹果、西瓜、菠萝、柠檬、梨、甘蔗、芝麻、蜂蜜等食品。

宜多吃富含胶原蛋白和弹性蛋白的食物,如猪蹄、猪皮、蹄筋、海产品、奶类等,有利于慢性咽炎损伤部位的修复。

宜多吃富含B族维生素的食物,如大麦、小麦、荞麦、黑米、大米、玉米、豆类及其制品等,可消除呼吸道黏膜的炎症。

第6章 呼吸系统精选偏方——呼吸畅快精神好

哮 喘
滋阴润燥止气喘

养生小课堂

老年人哮喘是一种慢性炎症，各种呼吸道感染均可加重哮喘，因此，控制和减少感染是老年人哮喘的关键。老年人机体免疫功能比较弱，一旦免疫功能下降，细菌和病毒便会乘机而入，引起呼吸道感染和炎症，诱发或加重哮喘，成为启动因素。

在日常饮食中，老年人要讲究饮食营养，增强抵抗力。在饮食清淡、易消化、可口的基础上，增加食品种类的多样性，尤其是高质量蛋白质的摄入。牛奶、鸡蛋、鱼虾等食物中含高质量蛋白质，老年患者应在每周饮食中予以适量搭配，即每日需有250~500毫升牛奶，50~100克鸡蛋，每周1~2次鱼或虾食品。

中医学将哮喘称为"哮喘""喘症"或"哮症"。中医认为，本病长期发作，导致肺气日益耗散，最终累及脾、肾。脾虚则聚湿生痰，且气虚卫外不固，更易招致外邪。治疗上，发作期因痰阻气闭，治疗应以攻邪为主，可用白果蜂蜜治老年人咳嗽哮喘。

精选治病偏方

芦根竹茹汤

● 配 药　鲜芦根150克，竹茹20克，生姜2片。

● 制用法　将芦根洗净切段，与竹茹、姜片一同放入锅内，水煎取汁，候温饮服，每日1剂。

●功 效

清热除烦，化痰止咳。主治支气管哮喘（热哮型）。症见喉中痰声如曳锯、咳痰黄稠较黏等。

白果蜂蜜饮

●配 药 白果（银杏）20克，蜂蜜适量。

●制用法 将白果炒去壳，取仁加水煮熟，捞出收入碗内，加蜂蜜调匀。服食。

●功 效

益肾固肺，滋阴润燥。主治支气管哮喘、老人体虚气喘、肺结核咳嗽等。

黄花鱼胆治支气管哮喘

●配 药 黄花鱼胆1个，虎耳草25克，山楂根、茶树根各50克，大枣5枚。

●制用法 水煎，日服1剂。

●功 效

润肺健脾。主治支气管哮喘，有较好的疗效。医学研究证明，黄花鱼胆汁中含胆酸、甘胆酸、牛磺酸以及钠盐等，有润肺健脾、清热解毒、平肝降脂之作用。

姜茯甘草汤

●配 药 干姜、甘草各5克，茯苓10克。

●制用法 每日1剂，水煎2次，早、晚分服。

●功 效

温肺化饮，健脾利湿。主治支气管哮喘（冷哮型）。症见喉中如水鸣声，咳痰清稀或如泡沫或色白等。

姜糖陈酒膏

●配 药 生姜、冰糖各500克，陈酒500毫升。

●制用法 将生姜洗净切丝，与酒共煎，沸后20分钟加入冰糖，同时用筷子不停地搅拌，直至呈膏状为止。饭前服1匙，以温开水冲服。

●功 效

温肺化痰，止咳定喘。主治支气管哮喘寒哮。

仙人掌蜂蜜饮

●配 药 仙人掌（去皮针）30克，蜂蜜适量。

●制用法 熬服，每日1剂，消喘为止。

第6章 呼吸系统精选偏方——呼吸畅快精神好

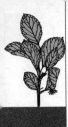

● 功 效

止咳平喘。主治支气管哮喘。此方还可抑制肿瘤。

防喘汤

● 配 药 冬虫夏草10克，黄芪12克，大枣10枚，猪肺1具。

● 制用法 取猪肺（不蘸水）与诸药清水炖烂，饮其汤，食其肺。每于哮喘发作先兆时食用。

● 功 效

保肺益气。主治支气管哮喘（预防发作）。

麝香膏

● 配 药 麝香5克，生姜15克（冲汁）。

● 制用法 将麝香用姜汁调成糊状，蘸在小胶布上1.5克，贴于膻中穴或定喘穴上。夏季初伏时贴，10天换1次，贴至二伏、三伏为止。连贴1~2年即愈。

● 功 效

止咳平喘。主治支气管哮喘、慢性支气管炎。

皂角丸

● 配 药 皂角60克，肉桂、金礞石各30克，炒紫苏子10克。

● 制用法 上药共研细末，炼蜜为丸如梧桐子大，储瓶备用。于每晚临睡前含服3克。

● 功 效

温肺化痰，止咳平喘。主治支气管哮喘（冷哮）。

小青龙汤

● 配 药 炙麻黄15克，桂枝、五味子、干姜各9克，制半夏、白芍各30克，细辛6~9克，甘草9~15克。

● 制用法 每日1剂，水煎2次，分2次服用。

● 功 效

宣肺平喘，止咳化痰。主治支气管哮喘。

五味子治支气管哮喘

● 配 药 生五味子100克，75%的医用酒精适量。

● 制用法 生五味子研细末，过筛，加入75%的医用酒精适量，调成糊状。

取鸽蛋大的药糊置于患者神阙穴（肚脐），覆盖塑料薄膜，以胶布固定。睡前敷，晨除去，20 天为 1 个疗程。

● 功 效

益气，温补肾，平喘。主治肺虚喘咳、支气管哮喘。

燕窝枸杞汤

● 配 药　冰糖 150 克，燕窝 30 克，枸杞 15 克。

● 制用法　将燕窝用温热水加盖闷泡，水凉后择去绒毛及杂物，再用清水冲洗，盛入碗内，加入 1 小碗水，上笼蒸半小时，捞出，再盛入另碗内。取 1 大碗，放入冰糖及枸杞，加清水蒸半小时，连枸杞同倒入盛燕窝的碗内即成。

● 功 效

养阴润肺，清肺化痰。主治慢性支气管炎、肺结核咳喘等。

冰糖冬瓜盅

● 配 药　小冬瓜（未脱花蒂的）1 个，冰糖适量。

● 制用法　将冬瓜洗净，切去瓜的上端当盖，挖出瓜瓤不用，填入适量冰糖，盖上瓜盖，放锅内蒸。取水饮服，3～4 天即有疗效。

● 功 效

利水平喘。主治哮喘。

小贴士 ▼

多锻炼身体，增强体质，也能预防哮喘的发生。

老年人宜在气候温暖的条件下进行体育锻炼，每周 3～5 次，每次 30 分钟以上，以轻体力运动为主，避免强度大、竞争激烈的运动方式。只要能够把握良好时机，坚持不懈及有规律地运动，就会促进机体免疫力提高及保持。对于个别免疫功能显著减退，哮喘反复发作的老年患者，给予免疫球蛋白、干扰素注射，以被动方式提高免疫防御功能亦是必要的，但应当掌握好用药指征，避免滥用。

第 6 章　呼吸系统精选偏方——呼吸畅快精神好

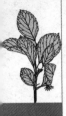

久咳不止
银耳百合食疗胜过药

养生小课堂

中医认为,咳嗽大都是因为肺的功能出现异常导致。老年人身体的新陈代谢比较缓慢,尤其抵抗力弱,久咳不止对健康会产生较大的危害,严重影响生活质量。

医学认为,咳嗽是人体清除呼吸道内的分泌物或异物的保护性动作;特别是秋冬季节天干物燥,就会引发喉咙干燥而导致咳嗽。但久咳不止就是病症了。因此首要的是滋润喉咙,缓解喉咙的紧张状态。生活中一些常见的食物对咳嗽都具有食疗效果,比如银耳、百合等。银耳善于润肺滋阴,可用于肺热咳嗽、肺燥干咳,还能提高肝脏解毒能力,起保肝作用;百合则甘凉清润,主入肺心,长于清肺润燥止咳,清心安神定惊,可治肺阴虚的燥热咳嗽、肺虚久咳等。

精选治病偏方

百合参耳汤

●配 药 百合、太子参各15克,银耳12克,冰糖适量。

●制用法 先将银耳用清水泡发,去杂质洗净,与洗净的百合、太子参一同放入砂锅内,加水适量,先用武火煮沸,再转用文火炖至银耳熟烂,加冰糖调味,分2次温服,日服1剂。

●功 效 具有滋阴益气的功效。适用于肺胃气阴不足所致的咳嗽、少气、口干等。

银耳莲子汤

● **配 药** 莲子 50 克，银耳 30 克，冰糖 100 克，红枣适量。

● **制用法** 先将莲子、银耳分别用清水泡发，捞起。再把莲子、银耳放入碗中，加清水适量，在快半小时后加冰糖、红枣入蒸笼用武火蒸 1 小时即可。

● **功 效** 有润肺养胃、美容养颜的功能。

红糖姜枣汤

● **配 药** 红糖、红枣各 30 克，鲜姜 15 克。

● **制用法** 以水 3 碗煎至过半。顿服，服后出微汗即愈。

● **功 效** 驱风散寒。治伤风咳嗽、胃寒刺痛、恶阻等。

陈皮甘草煎

● **配 药** 炙麻黄、炙甘草各 6 克，砂杏仁 15 克，陈皮 9 克，法半夏、紫苏子、白芥子各 10 克，茯苓、莱菔子各 12 克。

● **制用法** 每日 1 剂，水煎，分 3 次内服。

● **功 效** 适用于久咳不止。

法半夏陈皮煎剂

● **配 药** 法半夏、旋覆花、海蛤壳、淡竹茹、陈皮、代赭石、川黄连、桑叶、茯苓、海石粉、炙草各 60 克。

● **制用法** 水煎服，1 日 1 剂，分 2 次服用。

● **功 效** 适用于肝火犯肺之咳嗽。

银耳茶

● **配 药** 银耳 20 克，茶叶 5 克，冰糖 15 克。

● **制用法** 将茶叶用纱布包好，银耳用冷水泡发，去杂洗净，撕碎，备用。砂锅内加水适量，放入银耳、冰糖煎至熟烂，投入茶叶袋，浸泡 5～10 分钟，拣出茶叶袋，即可饮服。每日 1 剂。

● **功 效** 养阴清热，润肺止咳。用治阴虚久咳、发热等。

第 6 章 呼吸系统精选偏方——呼吸畅快精神好

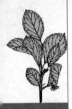

羊肝治咳嗽

● 配 药 羊肝60克，香油30克，精盐少许。

● 制用法 将羊肝切片，锅内放入香油至八成热，下羊肝及精盐翻炒即成。

● 功 效 润肺止咳。治久咳不止。

白梨蜂蜜盅治久咳

● 配 药 大白梨1个，蜂蜜50克。

● 制用法 将白梨洗净不削皮，从上部切开一个三角形的口，然后小心地将里面的核掏出来。将蜂蜜直接填入，放入蒸锅中加热蒸熟即可。每天早、晚各吃1个，连吃数天。

● 功 效 治阴虚肺燥之久咳咽干、手足心热等。

川贝冰糖炖雪梨

● 配 药 雪梨1个，川贝5克，冰糖适量。

● 制用法 雪梨掏空，装入川贝和冰糖，将雪梨的盖子盖好，放入碗中隔水蒸半小时即可。每天1次，每次吃1个。

● 功 效 润肺止咳。

小贴士

老年人身体虚弱，因感冒导致出现久咳不止时，应当考虑是否与自己的饮食有关。俗话说，鱼生火，肉生痰，青菜豆腐保平安。传统医学认为，鱼、蟹、虾和肥肉等荤腥、油腻食物，可助湿生痰，引起过敏反应，加重病情。这些食物应减少食用。辣椒、胡椒、生葱、芥末等辛辣之品，对呼吸道有刺激作用，可使咳嗽加重，应避免食用。因此，老年人出现久咳不止的现象时，不仅要及时治疗，还要控制自己的饮食，才能加快康复的速度。

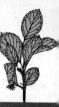

肺结核
猪肺贝母好润肺

第 6 章 呼吸系统精选偏方——呼吸畅快精神好

养生小课堂

肺结核是一种高传染性的疾病，该病患者往往遭受着生活和身体的双重折磨。肺结核一度是个"穷病"，因为肺结核最青睐抵抗力弱的人，除了年老体弱、营养不良、使用免疫抑制剂的人，很多劳累过度、长期熬夜的年轻白领也是肺结核的目标。自从有了特效抗结核药物以后，治疗肺结核已无必要长期休息，特别是卧床休养，随着症状的消失和体力的逐渐恢复，可以逐步增加活动量。

肺结核患者由于肺组织遭受破坏，需要增加一些营养，以弥补疾病消耗，有利于组织的修复。除药物治疗和适当的休养外，饮食调理也是很重要的。就是说肺结核就是一种"欺软怕硬"的疾病。所以预防肺结核就要加强抵抗力。

精选治病偏方

猪肺加贝母治肺结核

● **配 药** 猪肺（或牛、羊肺）1 具，贝母 15 克，白糖 60 克。

● **制用法** 将动物肺洗净，剖开一小口，纳入贝母及白糖，上笼蒸熟。切碎服食，每日 2 次。吃完可再继续蒸食。

● **功 效**

清热，润肺。有促使肺结核病变吸收钙化的作用。

韭白泥

● **配 药** 韭白 200 克，白糖 50 克。

●**制用法** 捣烂成泥，加糖取汁。每日服汁10滴，白开水调服。

●**功效**

解毒，抗痨。主治各类型肺结核。

大黄白及浸足方

●**配药** 大黄50克，白及20克，川椒9克。

●**制用法** 上药加清水350毫升，煎煮沸15分钟后，取药液倒入脚盆内，待温趁热将双足放入盆内浸洗，每次30~50分钟。每日1~2次，血止即止。

●**功效**

凉血止血，导热下行。主治肺结核咯血轻症。

地骨老鸭汤

●**配药** 老鸭1只，地骨皮20克，生姜3片，调料适量。

●**制用法** 将老鸭去毛杂，洗净，切块；余药布包，同入锅中，加清水适量同煮至老鸭熟后去药包，调味服食。

●**功效**

滋阴润肺，凉血止咳。适用于肺结核属肺阴亏损，症见干咳、咳声短促，痰中有时带血，手足心热等。

百部红蒜汤

●**配药** 红皮大蒜10头，百部200克。

●**制用法** 水煎至500毫升左右，每天服2次，每次10毫升，痊愈为止。

●**功效**

解毒抗痨，润肺化痰。主治各类型肺结核。

百部、贝母童子鸡

●**配药** 炙百部、蜜百合、白及、贝母、天冬各30克，童子鸡1只。

●**制用法** 将诸药布包，童子鸡去毛杂，纳诸药于鸡腹中，文火炖熟，去药渣，食鸡饮汤，每周1次，3个月为1个疗程，连续2~3个疗程。

●**功效**

补肺养精。适用于空洞型肺结核。

白果夏枯草饮

●**配药** 白果仁12克，夏枯草30克。

●**制用法** 将白果仁捣碎，同夏枯草共煎汤。每日1剂，分早、晚2次服下。

●**功效**

温肺益气。主治肺结核。

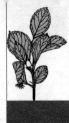

糙糯米红枣粥

●配 药 糙糯米100克,薏米仁50克,红枣8枚。

●制用法 按常法共煮作粥,早、晚各服1次。

●功 效

清热,利湿,排脓。主治肺结核。

虫草燕窝猪肝汤

●配 药 冬虫夏草5克,燕窝10克,猪肝150克,调料适量。

●制用法 将燕窝泡软、洗净;猪肝洗净、切片,加生粉勾芡。锅中放清水适量,煮沸后,下猪油(油食品)、葱、姜、椒各适量,待沸后下虫草、燕窝、猪肝,煮至熟后,调入适量食盐、味精服食,每日1剂。

●功 效

养阴润肺。适用于肺痨阴虚、干咳少痰等。

猪肺白及苡仁散

●配 药 猪肺1具,白及15克,苡仁30克。

●制用法 将白及、苡仁研末备用。取猪肺洗净,切块,文火煮熟后,去猪肺块沾白及苡仁散服食,每日1剂。

●功 效

利湿,清热,止血。适用于肺结核湿热犯肺,损伤肺络所致的咳嗽、咯血等。

浮麦羊肚汤

●配 药 浮小麦30克,羊肚150克,白糖适量。

●制用法 先将羊肚洗净,与浮小麦加水同煮至羊肚熟后,去渣取汁,加白糖适量饮服,每日1剂,连续5~10天。羊肚可取出佐餐服食。

●功 效

益气敛汗,清退虚热。适用于肺结核所致的阴虚盗汗、失眠多梦、形体消瘦。

枸杞大枣汤

●配 药 枸杞子15~30克,大枣6~8枚,鸡蛋2个。

●制用法 上药加水同煮,鸡蛋熟后去壳再煮片刻。吃蛋饮汤。每日或隔日1剂。一般3次左右即可见效。

●功 效

补虚劳,益气血,健脾胃,养肝肾。主治肺结核。

第6章 呼吸系统精选偏方——呼吸畅快精神好

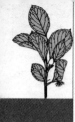

地榆治肺结核

●配 药 地榆（干品）3000 克。

●制用法 加水适量，煎煮 2 次，过滤，浓缩至 12 升。每次服 30 毫升。

●功 效

凉血止血，清热解毒。主治肺结核咯血。

鲜蚕豆荚治肺结核

●配 药 鲜蚕豆荚 250 克。

●制用法 水煎，日服 1 次。

●功 效

清热止血。主治肺结核之咯血、尿血、消化道出血。

沙参煨鸡蛋

●配 药 沙参、冰糖各 30 克，鸡蛋 2 个。

●制用法 先将鸡蛋洗干净，同沙参放入锅内，加清水 2 碗同煮，蛋熟后去壳再煨煮半小时，加冰糖调味，可饮汤食蛋。

●功 效

养阴清肺，降火除热。主治肺结核之咳嗽、痰中带血、虚火牙痛、咽痛等。

猪肺杏桑汤

●配 药 猪肺 250 克，南杏仁、桑白皮各 20 克。

●制用法 先将猪肺洗净挤去泡沫，切碎，与南杏仁、桑白皮同加入砂锅中煲汤即可。每日 2 次，每次 200 毫升，早、晚服用。

●功 效

补肺止咳。主治各类型肺结核。

小贴士 ▼

预防肺结核，宜多食含高蛋白、糖类、维生素类的食物，宜食新鲜蔬菜、水果及豆类，应戒烟禁酒。近年来研究证明，吸烟会使抗结核药物的血浓度降低，对治疗肺结核不利，又能增加支气管痰液的分泌，使咳嗽加剧，加重结核病潮热、咯血、盗汗等症状。饮酒能增加抗结核药物对肝脏的毒性作用，导致药物性肝炎，使机体血管扩张，容易加重咯血症状。

第 7 章
消化系统精选偏方
——吸收好,身体更棒

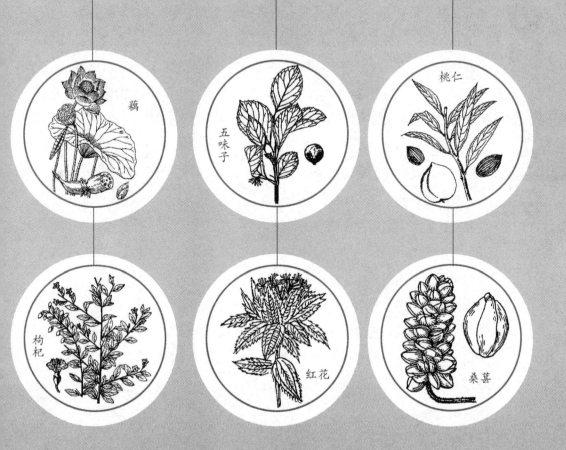

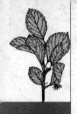

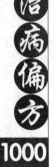

打嗝不止
按摩穴位止嗝快

养生小课堂

打嗝又称嗳气、呃逆，一般是由于胃肠道积气、积液过多，通过胃肠道的蠕动，便导致打嗝。如果排除胃、食道的器质性改变，常打嗝则很有可能是得了吞气症，这种病症属于功能性消化不良。

慢性胃炎、反流性食道炎等病症也会导致打嗝频繁。这类患者出现打嗝症状时，要尽量减少打嗝次数。因为频繁打嗝会使一些胃酸和胆汁进入食道，从而刺激食道黏膜，长此以往，有可能导致食道受到严重伤害。

一般说，打嗝可以自愈。偶尔打嗝制止起来也比较容易，可以尝试用按摩缓解打嗝。还可以做深呼吸或屏气，或向纸袋内吹气，大多可以停止打嗝。若反复或持久打嗝，除了应到医院诊治外，不妨采取恰当的食疗。

此外，还可以采取按摩治疗的方法。

1. 手部按摩疗法

对应穴位：横膈膜反射区、内关穴。

按摩方法：用拇指指腹推按横膈膜反射区，或用手多次搓手背的横膈膜。推按时，掌根或拇指要紧贴皮肤，用力要稳，速度宜缓慢而均匀；

用拇指指腹重力按压内关穴5~10分钟，如果依旧打嗝不止，可用牙签刺激或艾灸内关穴6~15次，打嗝自会停止。

2. 耳部按摩疗法

对应穴位：耳垂点。

按摩方法：用双手的拇指和食指紧紧捏住左右耳垂，两手同时用力将耳垂向下拉，力度以耳垂根受到刺激为宜，动作要缓慢，以免拉伤耳垂。将此动作重复多次后，就可使打嗝停止。

3. 头部按摩疗法

对应穴位：天突穴。

按摩方法：打嗝时，将右手拇指放置于天突穴处，然后由轻渐重、由重到轻地揉按该穴0.5~1分钟，便可止嗝。

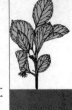

精选治病偏方

橘皮香姜汤

● 配　药　橘皮15克（鲜品30克），生姜5片，丁香2克。

● 制用法　水煎服，每日2剂。

● 功　效

温中降逆。用治胃寒呃逆，症见呃声沉缓有力，得热则减。

芦根冰糖饮

● 配　药　芦根50克，冰糖适量。

● 制用法　芦根洗净切段，水煎2次，每次用水300毫升，煎半小时，2次混合，去渣留汁于锅中，加入冰糖，继续加热煎溶。分2次服。

● 功　效

适用于胃热呃逆。

青皮鸭蛋汤

● 配　药　青皮鸭蛋1个，红糖适量。

● 制用法　青皮鸭蛋磕入碗中，搅拌均匀，加入红糖。温开水冲服。

● 功　效

可理气止呃。适用于病后呃逆。

姜枣炖麻雀

● 配　药　麻雀3只，生姜10克，陈皮3克，红枣5枚。

● 制用法　麻雀收拾干净，放入锅中，加入生姜、陈皮、红枣，炖熟即可。食麻雀，喝汤。

● 功　效

温补脾肾。可缓解呃声低弱、气不接续之呃逆。

第7章　消化系统精选偏方——吸收好，身体更棒

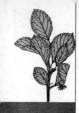

清呃汤

●配 药 生石膏、竹茹各20克，黄连、柿蒂各10克，橘皮、炒栀子各15克。

●制用法 上药加水煎沸15分钟，滤出药液，再加水煎20分钟，去渣，2煎所得药液对匀。分次服用，每日1剂。

●功 效

清热止呃，和胃平逆。

旋覆花代赭石汤

●配 药 旋覆花、半夏各15克，代赭石20克，生姜3片。

●制用法 水煎口服，每日2次。

●功 效

适用于呃逆而胸胁胀闷、抑郁恼怒者。

枇杷刀豆煎剂

●配 药 枇杷叶9克，刀豆3枚（切碎）。

●制用法 水煎，可频服。

●功 效

适用于胃火呃逆者。

橘皮竹茹汤

●配 药 橘皮10克，竹茹8克，生姜5克，红枣3枚。

●制用法 所有材料水煎2次，分次服用，每日1剂。

●功 效

橘皮可疏理气机、调畅中焦、降逆止呃。适用于呕吐、呃逆。

砂仁咽方

●配 药 砂仁2克。

●制用法 放入口内慢慢细嚼，将嚼碎的药随唾液咽下，每日3次。

●功 效

有理气和胃止呃的功效，病程短者一般2次即可见效。

三根汤

●配 药 白茅根、葛根、芦根各30克。

●制用法 上药共水煎，频服，每日1剂。

●功 效

清热生津和胃。治热性呃逆、口渴、心烦。

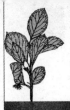

小贴士 ▽

经常出现打嗝不止症状的老年人，在饮食上要有宜忌。宜食用清淡蔬菜，可促进消化，缓解呃逆。多食香蕉、荠菜、木耳、绿豆、芝麻，以保持大便通畅。可适当食用生姜、胡椒、鲫鱼汤温胃。胡桃、羊肉、狗肉也能温胃驱寒，可适当进补。

忌强刺激性调味品，如辣椒粉、胡椒粉、咖哩粉、芥末等刺激物，它们都易引起胃气上逆，加重打嗝发作。在烹调方法上应以蒸、烧、煮、炒、炖为主，煎炸、烟熏、腌、生拌等法烹制的菜不宜多食。忌一切生冷食品，因生冷食品食用后不易消化，可使症状加重。

消化不良
鹌鹑炖山药可改善

养生小课堂

消化不良是一种由胃动力障碍所引起的疾病，并不是一种单一的病症，而是一种临床证候群，包括胃蠕动不好的胃轻瘫和食道反流病，分为功能性消化不良和器质性消化不良。功能性消化不良属中医的"脘痞""胃痛""嘈杂"等范畴，其病在胃，涉及肝脾等脏器，宜辨证施治，予以健脾和胃、疏肝理气、消食导滞等法治疗；器质性消化不良是由某器官病变引起的消化不良症状。

第7章 消化系统精选偏方——吸收好，身体更棒

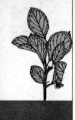

引起消化不良的原因很多，包括胃、十二指肠部位的慢性炎症，使食管、胃、十二指肠的正常蠕动功能失调；患者的精神不愉快、长期闷闷不乐或突然受到猛烈的刺激等均可引起。

鹌鹑炖山药可治疗各种消化不良症。鹌鹑肉其性平味甘，作为食疗有利水、退肿的功效；山药性味平、甘，无毒，有益肾气、强筋骨、健脾胃、止泄痢、化痰涎、润皮毛等功效。山药丰富的黏液蛋白质对肠胃非常好。

精选治病偏方

鹌鹑炖山药

●配 药 鹌鹑1只，党参25克，怀山药50克，精盐适量。

●制用法 将鹌鹑处理洗净，党参洗净，切成小段，怀山药去皮，切成块；将鹌鹑、党参、怀山药加水共煮约50分钟至熟。吃肉饮汤。

●功 效

适用于脾胃虚弱之不思饮食、消化不良等。

山楂核桃饮

●配 药 核桃仁150克，山楂50克，白糖200克。

●制用法 核桃仁加入水适量，浸泡30分钟，洗净后，重新加入少许水，用石磨将其磨成末，蓉浆装入容器中，再加水稀释调匀（大约2000毫升）待用；山楂碾碎，加入水适量，置中火上煎熬成汁，过滤去渣。将锅置火上，倒入山楂汁，加入白糖搅匀，待溶化后，再缓缓地倒入核桃浆，边倒边搅匀，烧至微滚，出锅装碗即成。每日1剂，分3次服用。

●功 效

补肾润肺，润肠化食。适用于津液亏损、口干燥渴等症。

胡萝卜糯米粥

●配 药 胡萝卜250克，糯米100克，红糖30克。

●制用法 胡萝卜、糯米按常法煮粥，熟后调入红糖即成。每日1剂，2次分服。

●功 效

健脾和胃，化滞下气。用治消化不良、腹胀食滞等。

白萝卜汤

● 配　药　白萝卜、精盐各适量。

● 制用法　白萝卜洗净，切成小片，直接加水熬煮，大约煮15分钟后即可饮用，萝卜亦可吃。为调味，可加点精盐，但不宜加油或味精。

● 功　效

消食下气，促进消化。

山药炖野鸭

● 配　药　野鸭1只，淮山药50克，党参、生姜各25克，精盐适量。

● 制用法　野鸭去毛及内脏，洗净，同其他4味加水共炖。食鸭肉饮汤，每日2次。

● 功　效

开胃消食。适用于肠胃虚弱而致的消化不良、食欲不佳等。

粳米牛肉粥

● 配　药　粳米100克，牛肉末50克，生姜10克，香菜适量。

● 制用法　将以上4种材料按常规的熬粥方法熬粥食用。

● 功　效

预防和改善风寒头痛、消化不良、痔疮出血等症。

山楂决明汤

● 配　药　山楂100克，广木香、沙参各50克，决明子20克。

● 制用法　上药以水煎煮，取药汁。每日1剂，当茶饮。

● 功　效

对亚健康、消化不良有辅助治疗作用。

鸡肫皮末

● 配　药　鸡肫皮（鸡内金）适量。

● 制用法　鸡肫皮晒干，捣碎，研末过筛。饭前1小时服3克，每日2次。

● 功　效

消积化滞。治消化不良、积聚痞胀等。

橘花茶

● 配　药　橘花3克，茶叶5克。

● 制用法　将上2味放入杯中，用开水冲泡，代茶饮用。每日1剂。

● 功　效

健脾理气，燥湿化痰。用治消化不良、胃脘胀痛、咳嗽痰多、嗳气呕吐或伤食生冷等。

第7章　消化系统精选偏方——吸收好，身体更棒

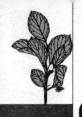

小贴士 ▼

消化不良患者的饮食宜忌：

忌：各种含糖食物（包括蛋糕）；

发酵食品：面包、啤酒、葡萄酒等；

麦芽食品，如某些谷物早餐中就含有麦芽成分；

酒、醋、腌制食物；

宜：所有谷物食品；

鱼类和肉食，包括熏鱼、熏肉或咸鱼、咸肉，但是不包括腊肠；

爆米花以及不加麦芽糖的燕麦片或全谷麦片；

自然发酵的酸奶酪及软干酪、鸡蛋；

各种新鲜蔬菜、土豆及西红柿等。

胃下垂
常喝苏枳壳山楂汤

养生小课堂

　　胃下垂多半与胃弛缓同时发生，所以其症状相似，至于纯粹的胃下垂，其特征是胃有压迫感，腰痛时，腹部会有裂开似的剧痛。此症会有头痛及不眠的情形发生。传统医学认为胃下垂是气虚下陷，主张补中益气，故宜食用易消化而富含营养的食物，包括糯米粥、蛋、奶、瘦肉、鱼、家禽、猪肝、蔬菜等。酵母类食物尤为相宜，但要少量多餐，汤水少喝。

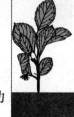

苏枳壳性味苦、辛、酸、温，归脾、胃经，有理气宽中、行滞消胀的功效。主要用于治疗胸胁气滞、胀满疼痛、食积不化、胃下垂等症。苏枳壳山楂汤，有助于老年人健胃消食，可治疗胃下垂。

精选治病偏方

苏枳壳山楂汤

●配药 苏枳壳25克，野山楂15克。

●制用法 用水煎，去渣，每天2次分服，可长期服用。

●功效

行滞消胀，开胃。治胃下垂。

炙黄芪和胃汤

●配药 炙黄芪20～30克，党参、山药、白术、升麻、枳壳各15克，陈皮、诃子、补骨脂、扁豆、肉豆蔻各10克，肉桂、炙甘草各6克，生姜3片，大枣5枚。

●制用法 水煎服，每日1剂，35天为1个疗程。

●功效

消食和胃。主治胃下垂。

仔母鸡汤

●配药 仔母鸡1只，干姜、砂仁、公丁香各3克。

●制用法 将仔母鸡（童鸡）宰杀后，去毛洗净，保留心、肝、肺。将鸡切成小块，放入砂锅中，用文火炖至烂熟，再把干姜、公丁香、砂仁研成细末，吃时加入鸡肉汤中。每3天吃1只鸡，1日分2次食用。一般吃1～5只鸡即能生效。

●功效

补中益气举陷。适用于胃下垂。

人参砂仁胶囊

●配药 人参、砂仁、九香虫各30克，苍术60克，陈皮20克。

●制用法 共研细末装入胶囊，每次2克，日服3次。

●功效

消食提胃。适用于胃下垂。

炙黄芪煎

●配药 炙黄芪120克，防风3克，炒白术9克，炒枳实、山茱萸各15克，煨葛根12克。

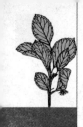

●**制用法** 水煎服，日1剂，分2次服。

●**功　效**

益气举陷升阳，适用于中气下陷脾胃虚火型胃下垂。

荷叶蒂治胃下垂

●**配　药** 新鲜荷叶蒂4个，莲子60克，白糖适量。

●**制用法** 将荷叶蒂洗净，对半切两刀，备用。莲子洗净，用开水浸泡1小时后，剥衣去心。把上2者倒入小钢精锅内，加冷水2大碗，小火慢炖2小时，加白糖1匙，再炖片刻，离火。当点心吃。

●**功　效**

补心益脾，健胃消食，对脾虚气陷、胃弱食滞的胃下垂患者有一定效果。

黄芪升麻半夏汤

●**配　药** 黄芪15克，升麻8克，半夏9克。

●**制用法** 所有药材用水煎2次。早、晚分服，每日1剂。

●**功　效**

补心益脾。适用于胃下垂之气虚乏力、胃虚呕吐。

柴胡饮

●**配　药** 柴胡9克，白术、白芍、茯苓各12克，枳实、党参、炒葛根各15克，山药、黄芪各30克，生麦芽20克，桂枝、炙甘草各6克。

●**制用法** 水煎服。每日1剂。

●**功　效**

升胃，健胃。对胃下垂有效。

白胡椒猪肚汤

●**配　药** 猪肚250克，白胡椒15克。

●**制用法** 将猪肚、白胡椒一起炖烂食用。每日1剂，连服1周。

●**功　效**

补益脾胃。适用于胃下垂。

党黄茯苓饮

●**配　药** 党参16克，黄芪、云茯苓各9克，白术、陈皮、半夏各6克，木香、砂仁、升麻、炙甘草各3克。

●**制用法** 水煎服。每日1剂。

●**功　效**

提升胃气。主治胃下垂。

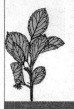

> **小贴士** ▽
>
> 体形消瘦的胃下垂患者可采取运动锻炼的方法治疗。经常锻炼身体可使肌肉，尤其是腹部肌肉保持一定的张力，对于胃下垂的恢复是非常有益的，但注意不宜做过分剧烈的运动，如跳高、跑步等，最适宜胃下垂治疗的运动项目是柔软体操、单杠、双杠、游泳等。这些运动有利于腹壁肌肉力量的增加和胃肠肌肉的紧张度加强。患者可根据自己的体力情况适当选择，在锻炼的过程中，应逐渐增加运动量，由少到多，长期坚持，持之以恒。

胃溃疡
三白汤轻松治溃疡

养生小课堂

胃溃疡是一种常见的消化道疾病，可发生于食管、胃或十二指肠，也可发生于胃—空肠吻合口附近或含有胃黏膜的憩室内，因为胃溃疡和十二指肠溃疡最常见。胃溃疡是一种典型的心身疾病，心理因素对胃溃疡影响很大。精神紧张、情绪激动，或过分忧虑对大脑皮层产生不良的刺激，使得丘脑下中枢的调节作用减弱或丧失，引起植物神经功能紊乱，不利于食物的消化和溃疡的愈合。保持轻松愉快的心境，是治愈胃溃疡的关键。

白及可止血，有良好的局部止血作用，可治疗溃疡。其原理为使血细胞凝集，形成人工血栓。白及末的止血效果迅速；白芍性凉，味苦酸，微寒，具有补血柔肝、平肝止痛的功效,可改善心肌营养血流、扩张血管、抗溃疡;白芷可祛风湿,活血排脓,生肌止痛。

精选治病偏方

三白汤

●配　药　白及、白芍各20克,乌贼骨、钟乳石各30克,当归、白芷、元胡、甘松、香附各10克,煅瓦楞子、炙甘草各15克。

●制用法　水煎服,每日1剂。30天为1个疗程。

●功　效　适用于胃溃疡（消化性溃疡）,症见胃痛连绵,反复发作,局部压痛,胃镜或钡餐检查证实有溃疡病灶。

姜汁猪肚

●配　药　猪肚1个,生姜250克。

●制用法　猪肚洗净后,塞入生姜（切碎）,结扎好后放入瓦锅,加水若干,以小火煮至猪肚熟而较烂为度,使姜汁渗透到猪肚。服时只吃猪肚和汤,不吃姜。如汤味辣,可冲开水。每个猪肚可吃3～4天,连续吃8～10个。

●功　效　适用于寒、湿、虚证的胃、十二指肠溃疡。

红花鱼肚

●配　药　红花10克,水发鱼肚50克,青笋100克,料酒10毫升,姜、葱各10克,精盐3克,植物油50毫升。

●制用法　鱼肚洗净,切成4厘米见方的块;红花洗净;姜切片;葱切段;炒锅置大火烧热,加入植物油烧六成热时,先下入姜葱爆锅,再下入鱼肚、料酒、青笋片、红花、精盐,炒熟即成。每日1次,每次吃鱼肚50克左右,佐餐食用。

●功　效　祛瘀血,健脾胃。血瘀脾胃虚弱患者食用尤佳。

黄芪羊肉汤

●配　药　黄芪30克,羊肉150克。

●制用法　取羊肉洗净,切小块,与

黄芪共置于蒸罐内蒸熟或炖熟。吃肉喝汤，每日1罐，7日为1个疗程。

● 功 效

温中益气，散寒止痛。治胃、十二指肠溃疡属脾胃虚寒者，症见胃脘痛，喜温喜按，口吐清涎，倦怠乏力，舌淡，苔薄白，脉沉弦。

薏苡芡实粥

● 配 药 粳米100克，薏苡仁50克，芡实30克。

● 制用法 先将粳米淘净，注入清水1000毫升，烧开后，再将薏苡仁、芡实分别洗净放入，慢熬成粥。分2～3次空腹服。

● 功 效

适用于胃、十二指肠溃疡。

清胃散

● 配 药 珍珠粉、广木香各50克，人工牛黄粉10克（如上腹疼痛较重时方中加延胡索50克）。

● 制用法 将上药研极细末和匀，用胶囊装，每粒0.5克，每服2粒，每日3次，食前1小时温开水送下。连服4周为1个疗程。如1个疗程溃疡尚未愈合可继续用。

● 功 效

适用于胃、十二指肠溃疡，慢性胃炎所致胃热气滞之上腹疼痛或胀满嗳气、嘈杂泛酸者。珍珠粉制酸收敛，人工牛黄镇静清热解毒（消炎），二者合用珠黄散有消炎、促进溃疡愈合之功，木香理气解痉，加延胡索活血散瘀，加强理气止痛之效。

地榆白芍煎剂

● 配 药 生地榆、白芍各20克，黄柏、竹茹、黄连、茜草、甘草各15克。

● 制用法 水煎温服，每日2次。

● 功 效

适用于消化性溃疡出血。

玫瑰花茶

● 配 药 干玫瑰花瓣6～10克（鲜品加倍）。

● 制用法 干玫瑰花瓣用沸水冲泡开，代茶饮用。

● 功 效

玫瑰花有疏肝解郁、健脾和胃的功效。适用于肝气郁结胁痛，胃、十二指肠球部溃疡疼痛等。

第7章 消化系统精选偏方——吸收好，身体更棒

附片白术方

●配 药 制附片、炒白术、高良姜、香附末、炒枳壳、干姜炭各10克，醋煅大黄炭6克。

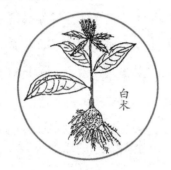
白术

●制用法 上药以水煎煮，取药汁2次，将2次煎得的药汁摇曳混匀。每日1剂，早、午、晚饭后分服。

●功 效

温中散寒，行气止痛。适用于慢性胃炎，胃、十二指肠溃疡病。

小建中汤

●配 药 桂枝15克，炙甘草9克，白芍30克，生姜3片，大枣6枚，饴糖10毫升。

●制用法 上药以水煎服，加饴糖调味。每日1剂。

●功 效

补中益气，缓急止痛。治消化性溃疡、胃炎属脾胃虚寒者，症见胃脘隐痛，遇寒或饥时痛剧，得温熨或进食则痛减，喜暖喜按。

延胡陈皮敷脐方

●配 药 川楝子、延胡索、陈皮各10克，丁香3克。

●制用法 上药共研细末，取适量药末与生姜汁和匀，调成药饼，敷于脐部，外用胶布固定，每日换1次，7日为1个疗程。

●功 效

行气止痛。治消化性溃疡属肝气犯胃者，症见胃脘胀痛，连及两胁，喜叹息。

白术木香散

●配 药 炒白术、乌贼骨各300克，参三七、木香各50克，延胡索、浙贝母、白及各100克，鸡蛋壳粉80克，金铃子、丹参各150克。

●制用法 上药共研细面，装瓶备用。每日3次，每次3克。在服药期间忌服生冷、辛辣之品。30天为1个疗程，一般1~2个疗程即愈。

●功 效

适用于胃、十二指肠球部溃疡。

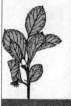

小贴士 ▽

溃疡病属心身疾病，患者应尽量避免不良刺激，建立乐观情绪，保持精神愉快。建立合理的工作和生活规律。在溃疡病活动期要适当休息，保证充分的睡眠。注意劳逸结合，尽量减少各种不良刺激和剧烈运动。

饮食要有规律，以少量多餐、定时定量为原则，同时以易消化食物为主，如糯米粥、面条、馄饨等。并发胃大量出血或胃穿孔时应暂时禁食。溃疡病患者用药必须慎重，不可擅自滥用。对胃黏膜有刺激性的药物，如阿司匹林、消炎痛等不宜使用。在溃疡活动期，病情不稳定时禁用强的松、地塞米松等激素类药物，以免诱发出血或穿孔。

慢性胃炎
莲子糯米是解药

养生小课堂

胃炎是胃黏膜炎性疾病，分急性、慢性两大类。急性胃炎主要是指因食物中毒、化学品或药物刺激、腐蚀、严重感染等引起的胃黏膜急性病变。主要诱因有烈酒、浓茶、咖啡、辛辣食物、药物、物理因素（粗糙食物）、细菌等。在夏秋季，起病急，主要表现为发热、恶心、呕吐、腹泻、腹痛、脱水休克、脐周压痛等，有时与溃疡相似，应及时治疗。

中医认为，本病属于湿热下注，脾胃失调所致，治疗时应清热利湿，解痉止痛，调理脾胃。胃炎患者饮食应清淡，勿过饥过饱，以少食多餐为原则。

忌食过冷、过热、过硬、辛辣的食物及不洁食物，平时饮食应细嚼慢咽，禁烟酒，以减少对胃黏膜的刺激。

精选治病偏方

龙胆草蒲公英治胃炎

●配　药　龙胆草3克，白花蛇舌草、蒲公英、全当归、杭白芍各10克，乌梅、甘草各6克。

●制用法　每日1剂，水煎服。

●功　效

清热解毒，敛阴生津。主治幽门弯曲菌相关性胃炎。

栝楼汤

●配　药　栝楼15克，厚朴、姜半夏、薤白各9克，枳实4.5克。

●制用法　上药共水煎，分2次服。每日1剂，连服23天。

●功　效

适用于慢性胃炎。

潞党参白术治胃炎

●配　药　潞党参、炒白术、白茯苓、甘草、制半夏、旋覆花、川楝子、徐长卿、神曲、莪术各10克，陈皮、砂仁、木香、乳香各6克，佛手、蒲公英各15克，冬瓜皮30克。

●制用法　每日1剂，水煎3次，分3次服。连服3周为1个疗程。

●功　效

健脾化湿，清热活血。主治慢性浅表性胃炎。

牛奶鹌鹑蛋治慢性胃炎

●配　药　牛奶200毫升，鹌鹑蛋1个。

●制用法　牛奶煮沸，打入鹌鹑蛋再沸即成。每日早晨空腹服1次，连续饮用。

●功　效

补胃，益胃。适用于慢性胃炎。

马齿苋蒲公英治胃炎

●配　药　马齿苋30克，黄芩15克，蒲公英20克，藿香、川连各10克，木香、生甘草各6克。

●制用法　将上药加水煎3次后合并药液，分2~3次口服，每日1剂。

● 功 效

主治胃肠炎。

车前子治胃炎

● 配 药 炒车前子适量。

● 制用法 研末装瓶，每顿饭前服4~5克。

● 功 效

主治急、慢性胃炎。

莲子糯米粥

● 配 药 莲子、糯米各50克，红糖1匙。

● 制用法 将莲子开水泡胀，剥皮去心，入锅内加水煮30分钟后加粳米煮沸，加入红糖慢火炖至米烂莲子酥，早餐服食。

● 功 效

糯米味甘、性温，入脾、胃、肺经，具有补中益气、健脾养胃、止虚汗之功效。此方温胃祛寒，适用于虚寒所致的慢性胃炎。

柴胡枳实治胃炎

● 配 药 柴胡、枳实、炙甘草、厚朴各10克，白芍、乌梅各30克。

● 制用法 每日1剂，水煎服。

● 功 效

疏肝理气，行气消积。主治萎缩性胃炎。

小贴士

慢性胃炎患者的饮食应根据病情区别对待：

胃酸分泌过多，其饮食应少用或不用酸性食物，如浓肉汤、柠檬酸、橘子汁、各种甜汤等。香蕉和橘子属于酸性食物，因此应少用或不用。而牛奶是碱性食物，是可以食用的。

胃酸分泌过少，其饮食应多用酸性食物，可食用少油清淡的肉汤、适量橘子、香蕉等，以刺激胃酸分泌，帮助消化。牛奶是碱性食物且易胀气，因此应少食。

第7章 消化系统精选偏方——吸收好，身体更棒

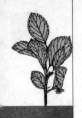

老年性便秘
清热润肠用麻仁

养生小课堂

中医认为，老年性便秘由大肠传导功能失常所致，肺与大肠相表里，肺气虚或肺气壅滞，导致气机升降失常，大肠传导迟缓而大便秘结。

约 1/3 的老年人出现便秘，原因大概有年龄的增大、不良的生活习惯、精神心理因素与病变等，严重影响老年人的生活质量。

经常便秘的老年人可以通过食疗改善。多吃水果蔬菜，如黄瓜、西红柿、萝卜、菠菜、白菜等。每日蔬菜摄入量应在 500 克以上。蔬菜水果与粮食的比例应是 2 份水果与蔬菜，1 份粮食，以刺激缺乏张力的肠道平滑肌收缩，增加肠道蠕动，有利于大便排出。若便秘是由于饮水量不足所致，应增加饮水量，坚持每天早上空腹饮 1 杯凉开水或淡盐水，平时养成饮水习惯，对便秘也大有裨益。

另外，早晚散步或慢跑，也有益于结肠张力的恢复。深呼吸运动对肠道也可起到自我按摩的作用，这类体育治疗可提高结肠的张力，增加肠蠕动。

精选治病偏方

麻仁杏仁治便秘

●配 药 麻仁、杏仁、栝楼各等份，白蜜适量。

●制用法 3 味共为细末，白蜜炼为丸如枣大，日服 2～3 丸，温开水送下。

●功 效

本方清热润肠，适用于热结所致

的便秘。

当归治便秘

●配　药　当归60克，白芍9克，火麻仁30克，郁李仁、苁蓉各15克，黑芝麻24克，甘草6克。

●制用法　水煎，冲蜂蜜60克，温服。

●功　效

主治年老或久病津液短少所致的便秘。

香蕉治便秘

●配　药　香蕉1~2个，冰糖适量。

●制用法　将香蕉去皮，加冰糖适量，隔水炖服，日1~2次，连服数日。

●功　效

适用于津枯肠燥之便秘。

猪脊瘦肉粳米粥

●配　药　猪脊瘦肉、粳米各100克，茴香、食盐、香油、川椒粉各少许。

●制用法　先将猪脊肉切成小块，在香油中稍炒，后入粳米煮粥，将熟，入茴香、川椒粉、食盐等，再煮1~2沸，早、晚空腹食。

●功　效

适用于热病伤津之便秘。

松仁糯米治便秘

●配　药　松仁15克，糯米30克。

●制用法　先煮粥，后将松仁和水作糊状，入粥内，待2~3沸，空腹服用。

●功　效

本方适用于气血不足所致的便秘。

人参白术治气虚便秘

●配　药　人参9克，白术、茯苓各12克，黄芪15克，黄精、当归、柏子仁（冲）、松子仁（冲）各10克，甘草7克。

●制用法　水煎服，1日1剂，分2次服。

●功　效

本方适用于气虚所致的便秘。

沙参玉竹老鸭汤

●配　药　沙参、玉竹各50克，老雄鸭1只，调料适量。

●制用法　将鸭去毛及内脏，洗净，与沙参、玉竹放入砂锅内，加葱、姜、水，烧沸，文火焖煮1小时，至

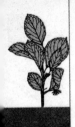

鸭肉烂熟，入盐、味精随意食。

● 功　效

本方适用于肺虚久咳、胃阴亏损之肠燥便秘。

芦荟朱砂治便秘

● 配　药　芦荟56克，朱砂40克。

● 制用法　将上药研细末和好酒为小豆大小的丸剂，1次4～6克，热水送服。

● 功　效

主治便秘。本方起效快，但不可多服。

白术苍术汤

● 配　药　白术、苍术、肉苁蓉各50克，枳壳10克。

● 制用法　上药共煎2次，每次以文火煎1小时以上，取浓液1碗，然后将渣除去，再将2次药液煮至半碗，1次温服。7岁以下儿童适当减量。

● 功　效

用治气虚性便秘。

草决明汤

● 配　药　草决明30克。

● 制用法　上药加水3碗，煎至1碗。

服时加少许蜜糖，日服1次，7天为1个疗程。要坚持按时解便习惯。

● 功　效

治老人体弱便秘。

枇杷叶治便秘

● 配　药　枇杷叶20克，天冬、麦冬各10克。

● 制用法　水煎服，早、晚服用。

● 功　效

适用于老年人体虚性便秘。

白芍赤芍饮

● 配　药　白芍30克，赤芍12克，生甘草10克。

● 制用法　水煎服，早、晚服用。

● 功　效

适用于老年人便秘。

芝麻秆汤治便秘

● 配　药　黑芝麻秆120克，蜂蜜适量。

● 制用法　将黑芝麻秆切碎水煎，调蜂蜜适量，连服3次。

● 功　效

适用于老年便秘干结。

膳食通

● 配　药　金银花、菊花、绿茶、山楂各 30 克，黑豆 100 克，鲜马齿苋 1000 克，芹菜叶 300 克。

● 制用法　金银花、菊花、绿茶加水煮沸，过滤去渣。在过滤后的茶水里加入黑豆、山楂，煮熟。马齿苋与芹菜叶炒干水分后与黑豆粥共煮 20 分钟即可。1 日 3 次，早、中、晚服用。

● 功　效

适合老年便秘患者服用。

小贴士

老年人便秘应该多吃一些由小米、玉米等粗粮制作的稀、软饭食，也可吃些煮得比较烂的菜或菜汤、熟透的水果或煮熟的水果汤。还要适量吃些产气食品，如豆类、瓜类等。多吃些植物油和含 B 族维生素的食物，保护末梢神经及肠黏膜的正常机能，也有利于预防便秘。

慢性肠炎
党参黄芪温肾清肠

养生小课堂

慢性肠炎泛指肠道的慢性炎症性疾病，其病因可为细菌、霉菌、病毒、原虫等微生物感染，亦可为过敏、变态反应等原因所致。临床表现为长期慢性或反复发作的腹痛、腹泻及消化不良等症，重者可有黏液便或水样便。

第 7 章　消化系统精选偏方——吸收好，身体更棒

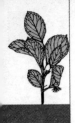

消化道症状表现为间断性腹部隐痛、腹胀、腹痛、腹泻，遇冷、进油腻之物或遇情绪波动，或劳累后尤著。大便次数增加，日行几次或数十余次，肛门下坠，大便不爽。慢性肠炎急性发作时，可见高热、腹部绞痛、恶心呕吐、大便急迫如水或黏冻血便。

中医治疗应以健脾补肾、益气除湿为治本之法，清热解毒、活血化瘀为治标之用，辨证施治，忌长期用大苦大寒之剂。

精选治病偏方

党参黄芪汤

●配　药　党参、黄芪、败酱草、白花蛇舌草各20克，苍术、骨碎补各12克，广木香、肉豆蔻、制附子、荜拨各10克。

●制用法　日1剂，水煎分服。

●功　效　益气健脾，温肾清肠。主治慢性结肠炎、久泻虚实夹杂者。

车前子金银花治肠炎

●配　药　车前子20克，金银花15克，防风、川黄连各10克，鸡内金8克。

●制用法　将上药水煎，每日1剂，分2～3次口服。

●功　效　清化湿热。主治肠胃炎。

当归白芍汤

●配　药　当归120克，白芍60克，甘草、槟榔、枳壳、车前子各10克，莱菔子30克。

●制用法　水煎服，日服1剂。

●功　效　养阴清热，健脾利湿，疏肝理气，行血止痛。主治肠炎。

二香肉桂散敷贴

●配　药　丁香、木香、肉桂、吴茱萸、薄荷各等份，生姜汁、酒适量。

●制用法　上药共研细末，密封备用。用时取上药末10克，以生姜汁及酒调成糊状，炒热后，分敷于穴位上（取天枢、足三里、脾俞、中脘、命门、关元。每次选2个穴位），外以纱布盖上，胶布固定。每天换药1次。

● 功 效

散寒，理气，止泻。主治肠炎。

白胡椒干姜散

● 配 药 白胡椒6粒，炮干姜、炒雄黄粉、肉桂、吴茱萸各1克。

● 制用法 上药共研细末，备用。将脱脂药棉蘸上药粉，敷贴于脐孔上，外以纱布盖上，胶布固定。每日换药1次。

● 功 效

温中，散寒，止泻。主治肠炎。

罂粟壳金银花冲剂

● 配 药 金银花60克，罂粟壳10克。

● 制用法 将金银花（干）炒黄研细末。用罂粟壳加水1000毫升煎至500毫升，冲服金银花末，每日3次，每次10克，1~2剂即效。有高血压、冠心病者慎用。

● 功 效

清热化湿。主治慢性肠炎。

二菜秦皮汤治痢疾

● 配 药 委陵菜、铁苋菜、秦皮各30克。

● 制用法 每天1剂，煎2遍和匀，日3次分服。

● 功 效

清热止血。主治急慢性细菌性痢疾，下痢大便带脓血、黏液，里急后重者。

炒苋菜

● 配 药 苋菜100克，大蒜1头，香油少许。

● 制用法 将苋菜洗净切段备用，大蒜去皮捣烂，铁锅倒入油后立即将苋菜放入，而后置于旺火上炒熟，撒上蒜泥。

● 功 效

清热解毒。对细菌性痢疾有辅助疗效。

金银花黄连清热汤

● 配 药 黄连6~9克，木香1.5~3克，莱菔子9克，槟榔、厚朴各5克，焦山楂12克，金银花30克，焦榔10克。

● 制用法 水煎服，每日2次。

● 功 效

清热导滞。主治赤白痢（细菌性痢疾）。

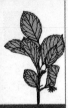

小贴士 ▽

慢性肠炎患者应遵循的饮食特点：

1. 低脂、少纤维。含脂肪太多的食物，除不易消化外，其滑肠作用常会使腹泻症状加重，因此患者不应吃油炸、油煎、生冷及多纤维食物，可选择容易消化的细挂面、烩面片、馄饨、嫩菜叶、鱼、虾、蛋及豆类制品等，以使肠道得到休息。

2. 慢性肠炎患者如伴有脱水现象时，可喝些淡盐开水、菜汤、米汤、果汁、米粥等，以补充水、盐和维生素。

3. 排气、肠鸣过强时，应少吃蔗糖及易产气发酵的食物，如土豆、红薯、白萝卜、南瓜、牛奶、黄豆等。

腹　泻

大蒜巧用可止泻

养生小课堂

传统医学将慢性腹泻称为"久泻"。老年人慢性腹泻多由于中气不足或脾肾阳虚导致，总的来说，是以脾气虚弱、运化失职为根本的病机。

另外，随着年龄的增长，老年人的免疫能力逐渐变弱，容易受细菌和病毒的感染。还有一些患有中风、糖尿病、动脉硬化等病的老年人，容易因病导致胃肠道动力减缓，给细菌繁殖创造了条件。患有慢性疾病的老人长期服药，特别是抗生素药物，容易抑制肠道中有益菌群生长，使原来就存在于肠内、毒力强的细菌大量繁殖，其毒素引起腹泻。

《本草纲目》有"大蒜捣烂贴足心，能引热下行，治泄泻暴痢"的记载，《中药手册》中亦介绍大蒜有解毒作用，生大蒜煎服可治腹泻。煨大蒜治疗老年性腹泻也有一定的效果。现代医学研究也证明，大蒜具有广谱抗菌能力，对葡萄球菌、痢疾杆菌、霍乱弧菌、大肠杆菌、伤寒杆菌、炭疽杆菌、副伤寒杆菌、霉菌等均有杀灭作用，人们称大蒜为"地里长出的青霉素"。

精选治病偏方

大蒜马齿苋粥

● **配 药** 大蒜30克，新鲜马齿苋60克，粳米100克。

● **制用法** 大蒜去皮，马齿苋洗净切碎，然后煮汁去渣，再加入粳米煮粥。早、晚温热服用。

● **功 效** 具有清热止痢作用，适用于急、慢性肠炎和细菌性痢疾。

大蒜饮

● **配 药** 紫皮大蒜50克，糖少量，温开水适量。

● **制用法** 将蒜捣碎后浸于100毫升温开水中2小时，然后用纱布过滤，加入少许糖即可。每次服20~30毫升，每4~6小时1次，直至症状减轻。

● **功 效** 杀菌消炎，治疗腹泻。

豆蔻煲乌鸡

● **配 药** 乌骨母鸡1只（1000克以上），草豆蔻、草果各30克。

● **制用法** 母鸡洗净去内脏，草豆蔻、草果烧存性，纳入鸡腹内，扎紧煮熟。空腹食用。

● **功 效** 补虚燥湿，健脾止泻。治虚寒湿腹泻，脘腹胀满冷痛。

人参粥

● **配 药** 人参末3克，粳米100克，冰糖少许。

● **制用法** 人参、粳米同入砂锅煮粥，粥将熟时放入冰糖，稍煮片刻即成。

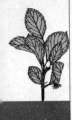

宜秋冬季节早餐空腹食用。

● 功 效

用于治疗老年体虚，慢性腹泻，食欲不振，心慌气短，失眠健忘，劳伤气损等一切气血津液不足的病症。阴虚火旺或身体壮实的中老年人不宜食用。在吃此粥期间，不可与萝卜和茶水同服。

羊肉黄芪羹

● 配 药 羊肉250克，黄芪、乌梅各15克，食盐少许。

● 制用法 先将黄芪、乌梅入锅，加清水1000毫升，浸透，煎20分钟，去渣留汁，加入羊肉（切小块）、食盐，文火煮至肉烂能食。每日早、晚温热食肉渴汤。

● 功 效

用治脾肾阳衰、久泻不止、滑脱不禁之重症，确有良效。

鲜山药羊肉粥

● 配 药 鲜山药500克，羊肉、糯米各250克。

● 制用法 羊肉去筋膜，洗净，切碎，与山药同煮烂，研泥，下糯米，共煮为粥。早、晚温热服食。

● 功 效

适用于脾肾阳虚所致的慢性腹泻。

银耳莲子汤

● 配 药 水发银耳5克，鲜莲子30克，料酒、精盐、味精、白糖、鸡汤各适量。

● 制用法 把发好的银耳放入一大碗内，加鸡汤蒸透取出；鲜莲子剥去青皮和内层嫩白皮，切去两头，摘去心，用沸水余烫后，用开水泡起。烧开鸡汤，加入料酒、精盐、白糖、味精，将银耳、莲子装在碗内，注入鸡汤即成。

● 功 效

莲子有补益脾胃、止泻、养心、宁神益肾的作用。

猪肾汤

● 配 药 猪肾（猪腰子）2个，骨碎补20克，精盐等调味品适量。

● 制用法 先将猪腰子剖开，剔除白筋膜，切片洗净，加水1000毫升与骨碎补共煮至熟。将骨碎补捞出，下精盐等调料，饮汤食猪腰子。隔日服用

1次，约10次见效。

● 功 效

补虚益肾，强身止泻。用治老年人肾虚不固、肠道功能紊乱而引起的身体虚弱、腰背酸痛、时常腹泻且经久不愈。

焦黄米糕

● 配 药 黄米适量。

● 制用法 黄米碾成面，按常法蒸成黄米糕，晾凉，切成一指厚的薄片，放在将尽的灰火中煨焦黄，取出研面。每日2次，每次15克，开水送下，连服2~3日有效。

● 功 效

对肠胃功能薄弱、饮食稍有不当即致腹痛作泻的患者有较好的疗效。

治泻汤圆

● 配 药 芡实、莲须各10克，潼蒺藜5克，莲子肉20克，煅龙骨、煅牡蛎各8克，糯米粉250克，虾米15克，猪瘦肉200克，味精3克，精盐、姜汁各5克。

● 制用法 芡实、潼蒺藜、莲子肉、莲须、煅龙骨、煅牡蛎去净灰渣，加工研制成末；猪瘦肉洗净，剁成细粒，加虾米、味精、精盐、姜汁、药末拌成馅心，用糯米包成40个汤圆，加入开水煮沸，每碗4个汤圆。在正餐时食用，每日1次。

● 功 效

适用于脾肾阳虚之泄泻。

麦芽山楂汁

● 配 药 炒麦芽10克，炒山楂片3克，红糖适量。

● 制用法 上药前2味水煎取汁，加红糖冲服。

● 功 效

适用于伤食性腹泻。

石榴皮敛肠汤

● 配 药 石榴皮1个，红糖25克。

● 制用法 石榴皮水煎取汁，调入红糖饮服。每日1剂，2次分服。

● 功 效

敛肠止泻。用治久泻不愈。

四神丸

● 配 药 五味子、补骨脂、肉豆蔻

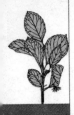

各 30 克，吴茱萸 15 克。

●制用法 上药共研细粉，每服 6 克，早、晚以温开水冲服。

●功 效

温补脾肾，涩肠止泻。治中老年人脾肾阳虚之五更泻。

疏风散表正泻汤

●配 药 大黄、木香、豆蔻、陈皮、檀香、厚朴、藿香、紫菜叶、香薷、薄荷、木瓜、枳壳、羌活、前胡、泽泻、白术、明党参、肉桂、丁香、山楂、肉豆蔻、小茴香、茯苓、砂仁、槟榔、甘草、白扁豆、桔梗、猪苓、香附、白芷、法半夏、苍术各 80 克，

茶叶 120 克。

●制用法 上药开水浸泡，或煎煮取汁，去渣。每日 1 次，每次服 12 克。

●功 效

疏风散表。适用于外感风寒、呕吐泄泻。

葛根粉

●配 药 葛根粉 30 克，砂糖适量。

●制用法 以 1 杯水的分量煮葛根粉，饮用前加入少许砂糖。

●功 效

适用于感冒引起的下泻。

小贴士

慢性腹泻病程长，常反复发作，影响食物消化吸收，并造成体内热能过度消耗。为改善营养状况，应给予高蛋白高热量饮食，可采用逐渐加量的方法。如增加过快，食物中的营养素不能完全吸收，反而加重了胃肠的负担。每天可供给蛋白质 100 克左右，热量 2500~3999 千卡。

腹泻患者宜供给低渣饮食。使用低渣饮食的目的是尽量减少食物在消化后给肠胃消化道留下的残渣量，从而减少粪便量，并排除机械性的刺激以及任何刺激物质。低渣饮食可减少肠胃道的蠕动，使其获得休息，促进肠道恢复健康。

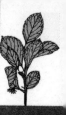

水 肿

红小豆快速消肿

养生小课堂

传统医学认为，水肿是体内水液潴留，泛溢肌肤，引起头面、四肢、腹部以及全身性的浮肿，称为水肿，是临床常见的病症之一。水肿可分为阴水和阳水。凡外感风邪水湿引起的水肿，多属阳水，属实证，病在肺脾；内伤饮食、劳倦、纵欲引起的水肿，多属阴水，属虚证，病在脾肾。现代医学上的急性肾炎、慢性肾炎、营养不良及内分泌紊乱等所出现的水肿，均属本病范畴。

治疗水肿，可用薏仁配红小豆的偏方。老年人常见足部特发性水肿、下肢浮肿、双脚肿胀不适等症，用薏仁红小豆既能快速消肿，又能预防、减缓水肿复发。薏仁味甘、淡，性微寒，有利水消肿、清热排脓、健脾祛湿等功效。红小豆是医家治病的妙药，南唐《食性本草》一书中明确指出，红小豆可"坚筋骨，疗水气"。

精选治病偏方

红小豆薏仁粥

● 配 药 薏仁60克，红小豆30克，粳米100克。

● 制用法 薏仁、红小豆与粳米加水煮成稀粥，每日1次，连服3～5日。

● 功 效
有利水消肿、健脾祛湿等功效。

栀子杏仁贴

● 配 药 栀子、杏仁、桃仁、神曲、芒硝、发面各10克，大枣7枚，双苗

第 7 章 消化系统精选偏方——吸收好，身体更棒

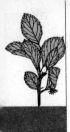

大葱白6厘米，蜂蜜80克，白皮鸡蛋清1个。

●**制用法** 栀子、杏仁、桃仁、神曲、芒硝、大枣（去核）、发面均研细末，把葱白砸成泥状，再与蜂蜜、蛋清拌和均匀，摊在干净布上，一次贴于患者神阙穴（肚脐）上。

●**功效**

药起作用后，患者肛门排气，小便利。36小时换药1次。

地龙猪苓葱汁贴

●**配药** 地龙、煅硼砂、猪苓各30克，葱汁适量。

●**制用法** 将前3味药混合共碾成细末，过筛，储瓶密封备用。用时取末15克，以葱汁调和如膏状，直接敷于患者肚脐上，外以纱布覆盖，胶布固定。每日换药1次，8～10次为1个疗程。

●**功效**

适用于水肿的实证。

菟丝子地龙膏

●**配药** 菟丝子、地龙各15克，蓖麻子27克，葱白1根，蜂蜜适量。

●**制用法** 将前4味药混合共捣烂，加入蜂蜜调和成膏状，敷于患者肚脐上，盖以纱布，胶布固定。每日换药1次，10次为1个疗程。

●**功效**

本方适用于水肿的实证。症见发病急速，突然浮肿，水肿自上而下，多从头面开始，后遍及全身，以上半身较著，按之凹陷，容易恢复，苔白，脉浮。

消肿散

●**配药** 白术、厚朴、独活、吴茱萸、肉桂、木香、大茴香、花椒壳、肉豆蔻、陈皮、槟榔各3克，附子6克，泽泻9克，散阴膏药适量。

●**制用法** 上方中除散阴膏药外，将其余药物混合共碾成细末，储瓶备用。用时将散阴膏药置水浴上溶化后，加入适量药末，搅匀，分摊于纸上或布上，每帖重20～30克，贴于患者的肚脐及命门穴上。每3日更换1次，5次为1个疗程。

●**功效**

本方适用于脾肾两虚型水肿。症见全身水肿，腰以下为甚，面色萎黄或眩白，纳少便溏，四肢厥冷。

赤小豆散

● 配　药　赤小豆 100 克。

● 制用法　将赤小豆研成极细粉末，装瓶备用。用时取药末 30～50 克，以水调和成糊状，敷于患者肚脐上，外用纱布覆盖，胶布固定。每日换药 1 次，10 次为 1 个疗程。

● 功　效

赤小豆有益脾胃、除水湿、利小便之功，故能消除水肿。

蔓陀罗根外洗方

● 配　药　蔓陀罗根、杏姜、白花矮陀罗、鱼腥草、西瓜藤各 15 克。

● 制用法　将上药加水煎煮后，取煎汁擦洗患部，1 日 2 次。此法亦可内服，1 日服 3 次，每次 30 毫升。

● 功　效

本方具有清热利水之功，主治水肿。

田螺大蒜贴

● 配　药　大田螺 4 个，大蒜 5 个（去皮），车前子 9 克（为末）。

● 制用法　共捣研成饼，贴脐中，以手帕缚之。贴药后少顷，小便渐渐自出，其肿立消。

● 功　效

治水肿小便闭淋。大田螺载于《本草经集注》，原称田中螺，甘咸性寒，清热利水，捣烂贴脐，下水气淋闭，利大小便，治热结小便不通、水肿。

赤小豆巴豆方

● 配　药　巴豆 1 枚，葶苈子、赤小豆、青皮葱心各 500 克，松菜子 1000 克，葫蘆 2500 克。

● 制用法　以上 6 味，加水煮取 8 升以淋洗肿处。

● 功　效

松菜子载于《本草经集注》，为十字花科植物青菜的种子，味甘性平，利小便。方用葶苈子祛风解表；赤小豆、松菜子性善下行，通利水道，使水湿下泄而消肿；葫蘆行气活血以利水；巴豆峻下水饮；葱白通阳开窍，解表发汗利小便。合用外洗，开毛窍，祛邪利水。

第 7 章　消化系统精选偏方——吸收好，身体更棒

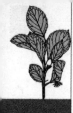

蓖麻石蒜方

● 配 药　蓖麻仁30粒，石蒜10个。

● 制用法　上药共捣如泥，外敷双侧涌泉穴（足掌心，第2跖骨间隙的中点凹陷处），纱布覆盖，胶布固定。约10小时后小便开始增多，然后去药。每日1次。

● 功 效

本方适宜于急、慢性肾炎水肿而体质尚佳者。

樟柳根赤小豆汤

● 配 药　樟柳根60克，赤小豆100克。

● 制用法　将樟柳根水煎，去渣，取汁。以此汁煮赤小豆，煮至豆烂熟，空腹食用，渴则饮汁，连服3天。

● 功 效

利尿消肿，疏风解毒。适用于风水相搏所致的水肿。

小贴士 ▼

水肿患者的营养原则：

在日常饮食中，水肿患者应尽量少食或不食盐，忌食生冷、油腻的食物；可以多吃些米、面、豆类、瘦肉、动物肝脏、鸡、鸭等温阳的食物。每天更应该补充优质的蛋白质，如鸡蛋、牛奶、鱼、鸡肉等动物食品和豆类食品。

水肿患者宜多食以下食物：

1. 主食宜选择薏米、赤小豆、小麦、荞麦等。

2. 宜多食鳝鱼、鸭肉、牛肉、猪肉、黑鱼、鲤鱼、鲫鱼、牛奶、蛋类等。

3. 宜多食萝卜、冬瓜、芹菜、土豆、扁豆、西葫芦等。

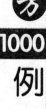

第8章
妇科男科精选偏方
——赶跑"不能说的烦恼"

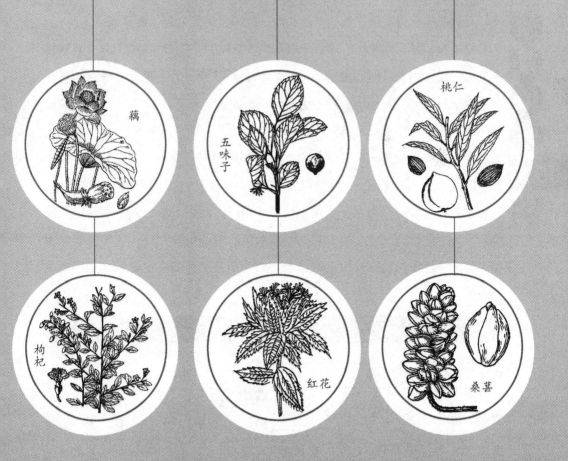

老年性阴道炎

仙灵脾抗炎杀菌

养生小课堂

传统医学认为老年人肝肾阳虚，精血不足，血虚化燥，生风作痒。

现代医学认为，绝经后的老年妇女，因卵巢功能衰退，雌激素水平降低，阴道壁萎缩、黏膜变薄、上皮细胞内糖原含量减少，阴道 pH 值上升，乳酸杆菌失去作用，阴道自洁防卫能力受到破坏，局部抵抗力下降，致病菌容易入侵繁殖引起炎症。另外，个人卫生习惯不良，营养缺乏，或是维生素 B 的缺乏都有可能是老年性阴道炎的诱因。

老年性阴道炎是现代医学名称，由于其症状表现为阴道分泌物增多，外阴瘙痒、灼热，因此在中医学中归属为"带下""阴痒"的范畴。中医认为，许多中草药具有清热解毒、杀虫止痒的作用，因此用于治疗老年性阴道炎既能解除外阴瘙痒，又能抗炎杀菌，一举两得。如仙灵脾，经现代药物学证明具有雌激素样作用，可以用于增加老年妇女阴道黏膜的抵抗力，减少阴道炎的发生。

精选治病偏方

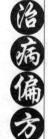

仙灵脾洗液

●配 药 仙灵脾 15 克，白鲜皮、鸡血藤、首乌、生地各 30 克，麻黄 9 克，红花 6 克。

●制用法 上药水煎 2 次，去渣，合并药液。坐浴，每日 2 次，每次 30 分钟。

● 功 效

《药性论》中记载白鲜皮可治一切热毒风、恶风、风疮等；鸡血藤具有活血补血、调经止痛、舒筋活络之功效。此方具有清热燥湿、祛风解毒之功效。可治疗老年性阴道炎。

山萸肉粥

● 配 药　山萸肉10克，山药、薏仁各适量。

● 制用法　将上3味共煮粥，每日1~2次，连服2周。

● 功 效

本方具有补肾、健脾、燥湿的作用。

苦参治阴道病

● 配 药　苦参70克，桃树叶、贯众、柳树叶各50克，蛇床子10克。

● 制用法　将以上5味药加水300毫升，煎煮2次，过滤去渣，将滤液浓缩至80毫升，取药棉制成14个棉球，用线扎紧留线10~15厘米，高压消毒后浸入上述浓缩液中饱吸，即得。每晚用1%的高锰酸钾水清洗外阴后，取药栓1枚送入阴道内，次日晨取出，连用14天为1个疗程。

● 功 效

杀虫止痒。适用于阴道滴虫病。

莲子薏仁炖蚌肉

● 配 药　莲子、薏苡仁各60克，蚌肉120克。

● 制用法　莲子去皮、心，薏仁洗净，蚌肉切成薄片，共入砂锅，加水750毫升，文火煮1小时即可，连服7~10天可以见效。

● 功 效

清热燥湿，止带。

蛇床子洗液

● 配 药　蛇床子、苦参、花椒、百部、枯矾各10~15克。

● 制用法　上药水煎取汁，先熏后洗阴部，每日早、晚各1次，10日为1个疗程。

● 功 效

燥湿，杀虫，止痒。治滴虫性阴道炎、真菌性阴道炎。若外阴破溃者应去花椒，以减少刺痛。

苦楝皮栓剂

● 配 药　苦楝皮流浸膏10000毫升，

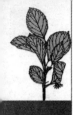

冰醋酸200毫升，甘油明胶10000克。

● 制用法 取苦楝皮低温干燥（维持在60℃以下），粉碎成中等粉，用氯仿水渗漉（按中国药典操作），浓缩成100%浓度即得苦楝皮流浸膏。甘油明胶按一般操作，明胶、甘油、水的比例是4：10：3。每取流浸膏100毫升，加冰醋酸2毫升，混匀；另取甘油明胶100克，在水浴上加温至完全熔化后加入以上溶液，搅匀，放冷至50℃左右，倾入模子，置冰箱冷冻2小时，取出包装即得。将栓剂放入阴道内，每晚或隔晚使用1枚，5次为1个疗程。

● 功 效

有清热、燥湿、杀虫的功效。

桃叶苦参洗液

● 配 药 桃树叶、黄柏、马尾连各30克，苦参20克。

● 制用法 将以上4味药混合捣碎，加水2000毫升，取汁1600毫升，用8层纱布滤过3次。如用于治疗滴虫性阴道炎、老年性阴道炎，在使用时需加醋10毫升；如用于治疗霉菌性阴道炎，需加碳酸氢钠2克，用做冲洗阴道或坐浴，每日1次。

● 功 效

主治妇女阴道炎。

苦参黄连散

● 配 药 苦参、蛇床子、鹤虱各15克，黄连、黄柏、花椒、枯矾各10克，冰片3克。

● 制用法 上药共研细。先用3%的小苏打液清洗阴部。再用消毒纱布1块涂上凡士林，再撒上少许药粉，折成条状，睡前纳入阴道，次晨取出。一般10次左右即愈。

● 功 效

本方适用于真菌性阴道炎。

乌梅治阴道炎

● 配 药 乌梅、鸦胆子、白头翁各25克。

● 制用法 上药加水600毫升，文火煎至500毫升，先熏后洗，或冲洗阴道。严重者，用带线棉球浸药液后塞入阴道，12小时后取出，每日1次，10次为1个疗程。为了巩固疗效，以每次经净后反复用1个疗程。

● 功 效

此方主治滴虫性阴道炎。乌梅、鸦胆子均为酸性，不利于滴虫生存，故能增强阴道的抵抗力。3 药合用，防治结合，标本兼治，且无副作用。

紫花马鞭洗液

●配 药 紫花地丁、马鞭草各 30 克。

●制用法 加水煎煮 2 次，合并滤液浓缩至 400 毫升，备用。每次取 200 毫升，用冲洗器或注射器冲洗外阴及阴道，每日 2 次，每次 15~20 分钟，7~10 日为 1 个疗程。

●功 效

本方适用于霉菌性阴道炎的治疗。症见白带增多，色白如乳块状或豆渣状，外阴瘙痒。紫花地丁可清热解毒，马鞭草可以消肿止痛。2 味相配具有利湿止带、清热止痒的作用。

防风地肤洗液

●配 药 荆芥、防风、地肤子、蛇床子各 15 克。

●制用法 上药加水煎煮，滤汁，倒入盆中，先熏后洗，每日早、晚各 1 次。每日 1 剂。一般 3 日可愈。

●功 效

对外阴湿疹、滴虫性阴道炎、真菌性阴道炎等所致的阴痒均有效。

苦参地肤子方

●配 药 苦参、生百部、蛇床子、地肤子、白鲜皮、紫槿皮各 30 克，龙胆草、川黄柏、川花椒、苍术、枯矾各 10 克。

●制用法 加水 2000~2500 毫升，煎煮 10~15 分钟，先熏后洗，每日 1 剂，早、晚各 1 次。10 天为 1 个疗程。也可用核桃大小消毒棉球缚以长线，饱吸药液，于睡前坐浴后塞入阴道并于次晨取出。

●功 效

燥湿止痒，清热解毒。主治老年性阴道炎。

熟地山药方

●配 药 熟地、山茱萸各 15 克，山药、茯苓、泽泻各 12 克，知母 9 克。

●制用法 每日 1 剂，水煎服。外用淫羊藿、蛇床子、鹿衔草、首乌、当归、百部、蝉蜕各 15 克，赤芍 12 克，金银花 30 克。水煎取液，每日 1 剂。坐浴，每次 15 分钟，每日 2 次。7 日为 1 个疗程。

●功 效

主治老年性阴道炎。

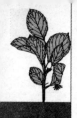

黄柏苦参液

●配 药 蛇床子30克，黄柏、苦参各12克，雄黄、鹤虱各10克。

●制用法 每日1剂，加水2500毫升，煎取溶液2000毫升，分2次外洗。

●功 效

清热燥湿，杀虫止痒。主治老年性阴道炎，滴虫性阴道炎，霉菌性阴道炎，淋菌性阴道炎，外阴尖锐湿疣。

野菊金银方

●配 药 野菊花、金银花、淫羊藿、丝瓜叶、紫草各30克，当归、黄柏、蛇床子、赤芍、丹皮各15克，冰片3克。

●制用法 将上药水煎2次，药液合并，每日熏洗外阴2次。

●功 效

本方具有清热、解毒、止痒、益肾、养血、凉血的功效。

小贴士▼

老年妇女要多到户外参加一些亲近大自然的活动，比如散步、呼吸新鲜空气。每分钟步行80米的速度不仅有助于脂肪的消耗，而且可有助于内分泌系统的稳定，有助于减少妇科疾病的发生。

老年性阴道炎的饮食原则：

1. 忌食葱、姜、蒜、辣椒等辛热刺激性食物，以免诱发阴道瘙痒；忌海鲜发物、腥膻之品，如桂鱼、黄鱼、带鱼、黑鱼、虾、蟹等水产品可助长湿热，食后能使外阴瘙痒加重，不利于炎症的消退，故应忌食。

2. 宜多进清淡而有营养的食物，例如牛奶、豆类、鱼类、蔬菜等；稀软清淡，可选用粳米、糯米、山药、扁豆、莲子、薏苡仁、百合、红枣、桂圆肉、栗子、黑芝麻、黑大豆、蚌肉、核桃仁、动物肝脏、蛋类等补益脾肾的食物。

3. 忌甜腻。油腻如猪油、肥猪肉、奶油、牛油、羊油等，高糖如巧克力、糖果、甜点心、奶油蛋糕等，这些有助湿增热的作用，会增加白带的分泌量，并影响治疗效果。

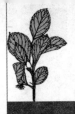

外阴瘙痒

杀虫止痒苦参最有效

第 8 章 妇科男科精选偏方——赶跑"不能说的烦恼"

养生小课堂

外阴瘙痒是妇女较常见的疾病，可由多种原因引起，如外阴湿疹、皮炎或霉菌性阴道炎、滴虫性阴道炎以及阴道分泌物增多刺激局部所致。其特征是外阴及阴道瘙痒，甚则痒痛难忍，坐卧不安。由于病因不同，因而还有其他不同的临床表现。如外阴湿疹、皮炎可见局部皮肤发红、渗液，霉菌性阴道炎有豆腐渣样白带，滴虫性阴道炎呈现黄绿色泡沫状白带，宫颈炎则为脓性白带。外阴瘙痒不仅影响老年女性的健康，而且也带来精神上的烦恼。

老年女性要做好私处的清洁工作，但不可清洁过度，比如每晚都用肥皂、热水、盐水、清洁液或消毒水清洗。其实，外阴并没有想象中的那么脏，过分的清洁、消毒，反而会使外阴的菌群失调、局部发炎，使外阴瘙痒更重，甚至引起肛周炎、膀胱炎、逆行性肾盂肾炎等。

精选治病偏方

鹤虱草苦参方

●配　药　鹤虱草50克，苦参、狼毒、蛇床子、当归尾、威灵仙各25克，猪胆2个。

●制用法　上药除猪胆汁外，用水10碗煎成5碗，滤去滓，储盆内，待药温热适度时再投入猪胆汁，搅匀即可。外洗患处。

●功效

用于阴唇内外起疙瘩，痛痒难忍，昼轻夜重，搔破流黄水，或流紫黑血。此症俗名"蚂蚁疮"。

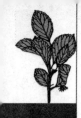

大枫子苦参敷剂

● 配 药 大枫子、苦参各50克,苍耳子30克,蛇床子、浮萍、豨莶草各15克。

● 制用法 加水2000~3000毫升,煮沸15~20分钟,倒盆中以熏蒸患部。待水温适度用纱布浸药湿敷3~5分钟,每日2~3次,每次20~30分钟。至病愈为止。

● 功 效

用于外阴瘙痒,局部有渗出、肿胀、瘙痒难忍等。大枫子、苦参具有燥湿止痒效果;苍耳子杀虫渗湿;蛇床子温肾消肿止痒;浮萍、豨莶草祛风除湿。诸药合用,可以燥湿消肿,止痒杀虫。

马齿苋方

● 配 药 马齿苋120克,青黛30克,香油少许。

● 制用法 将马齿苋置于新瓦上焙干,与青黛共研为末,入香油和匀,外敷于患处,每日换药2次,连涂7~10日。

● 功 效

适用于阴部湿疹剧痒。方中马齿苋清热利湿,青黛清热解毒。二者合用,具有清热消肿、止痒解毒的效果。

花椒苦参方

● 配 药 花椒叶30克,射干、苦参各20克。

● 制用法 将以上药物混合研为细粉,加水1000毫升,煎汤浓缩为800毫升,8层纱布滤过3次,冲洗阴道或坐浴,1日1次。

● 功 效

此方具有清热、解毒、杀虫、止痒之功能,用此方治疗霉菌性、滴虫性阴道炎或阴道瘙痒,疗效满意。

磺胺治外阴瘙痒

● 配 药 磺胺(有过敏史者勿用)、黄丹各10克,黄柏20克,儿茶、雄苗、青黛、炉甘石各5克,枯矾15克,冰片2克。

● 制用法 诸药材研末,储瓶封好备用。用时先将患处洗净,流水多者撒干粉;流水少者,用香油或凡士林将药末调成糊状,敷于患处,用卫生带衬干净细纱布扎好以防污染衣被。

● 功 效

本方具有清热解毒、收湿敛疮、杀虫止痒之作用,故对外阴局部起红疹奇痒、皮肤溃破、流黏水者有效。

榉树皮治外阴瘙痒症

●配　药　榉树皮100克，白矾60克，食醋250毫升。

●制用法　先将榉树皮水煎20~30分钟，滤去药渣，加白矾、食醋，再煮沸2~3分钟。趁热熏洗、坐浴，1日2次。

●功　效

主治外阴瘙痒症。

龙胆草薄荷洗液

●配　药　龙胆草50克，雄黄、生苡仁、苦参各25克，蛇床子、白鲜皮、薄荷各30克，川黄柏、全当归、益母草、蝉衣、茯苓各20克。

●制用法　将上药用纱布包煎，加水至3000毫升，煮沸后先作热熏，待温度适当时坐浴，每日1剂，早、晚各洗1次。1周为1个疗程。

●功　效

主治女阴瘙痒症。

蛇床子苦参治阴痒

●配　药　蛇床子30克，苦参、蒲公英各18克，狼毒、甘草节各15克，

薄荷、朴硝、雄黄各9克，白菜叶120克（切碎）。

●制用法　水煎，去渣熏洗，每日1剂，分2次洗。

●功　效

清热燥湿，托疮止痒。主治阴痒。

地肤子治外阴瘙痒

●配　药　地肤子、黄柏各20克，地丁、白鲜皮各30克，白矾10克。

●制用法　水煎，温洗患处，早、晚各1次。

●功　效

主治外阴瘙痒。

败酱草白鲜皮洗液

●配　药　蛇床子、败酱草、白鲜皮、苦参各30克，百部、防风、透骨草、花椒各20克，冰片4克。

●制用法　将前8味中药水煎，约得药液2000毫升，加入冰片搅拌，趁热熏外阴15分钟，待药液稍凉后洗涤患处。每日1剂，早、晚各1次。

●功　效

主治女阴瘙痒症。

小贴士 ▽

外阴瘙痒患者要保持外阴部清洁，每天清洗1次。内裤每日换洗后用沸水烫洗，经常放在太阳下曝晒。患者要勤洗手，勤剪指甲，防止抓破皮肤。治疗期间，夫妇双方应避免性生活。加强营养，忌食煎烤、油腻、辛辣食物。阴虚血燥型患者外阴粗糙、干痒者宜经常涂润肤止痒膏（或霜），以免病情加重或复发。

勤换内衣，衣着宽松，选用质地柔软透气性好，刺激性少的棉织品为宜；忌用肥皂或其他刺激性药物擦洗或熏洗外阴部；多食富有营养而又不肥腻食物以及含各种维生素的食物。

乳腺增生
穴位刮痧常预防

养生小课堂

乳腺增生是女性最常见的乳房疾病，其发病率占乳腺疾病的首位。乳腺增生常好发于中老年女性，但近些年来该病发病率呈逐年上升的趋势，年龄也越来越低龄化。

乳腺增生症既不是一种炎症也非肿瘤一类的病症。它是正常乳腺小叶生理性增生与复旧不全，乳腺正常结构出现紊乱，部分乳腺增生长期迁延不愈，会发生乳腺良性肿瘤或发生恶性病变。从本质上来讲，"乳腺增生"属于病理性增生，而非疾病。此病容易受精神状况的影响。紧张、情绪激动等不良精神因素容易形成乳腺增生，经常熬夜、睡眠不足等也会造成乳腺增生，而且这些不良因素还会加重已有的乳腺增生症状。

穴位刮痧法

取穴：刮拭与乳房同水平段的脊柱和两侧的背肌，也就是通常所说的肩胛部位。

手法：先刮肩部肩井穴、背部天宗穴，由于肩背部肌肉丰富，用力宜重，刮拭出痧为度。然后刮拭胸部正中线膻中穴，用刮板角部，不宜重刮，刮30次，出痧为度。再重刮上肢外侧外关穴30次，出痧为度。之后刮下肢外侧丰隆穴和足部太溪穴，各30次，可不出痧。最后重刮足背部行间、侠溪穴，出痧为度。刮拭前，先注意寻找压痛点，对它们进行重点刮拭。

功效：一旦疼痛区域出痧，或者疼痛减轻，结节变软缩小后，乳腺增生便可望缩小，乳房胀痛的症状也会随之减轻或消失。

刮痧治疗时应注意：室内保暖，必须注意避免风口，只要刮至毛孔张开即可，不一定强求出痧。刮拭结束后，最好饮1杯温开水（最好为淡盐水），并休息15～20分钟，30分钟内不宜洗凉水澡。

精选治病偏方

攻坚散

●配　药　夏枯草、玄参、生牡蛎各30克，昆布15克，姜半夏、海藻各12克，青皮、陈皮各9克，三棱、莪术各6克。

●制用法　水煎服，或研末，开水冲服。

●功　效

滋阴清热，化痰散结，行气破瘀。

橘络饮

●配　药　10个橘核，2～3个橘络。

●制用法　用开水冲泡当茶饮，平均每7天为1个疗程。可缓解或消除乳腺增生。冲泡时，也可将橘核压碎后再泡水。

●功　效

缓解乳腺增生。

第8章　妇科男科精选偏方——赶跑『不能说的烦恼』

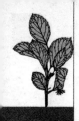

清肝解郁汤

●配 药 人参（去芦）、茯苓、熟地黄、贝母（去心）、炒山栀各3克，白术、当归各4.5克，柴胡、牡丹皮、川芎、陈皮各2.4克，甘草1.5克。

●制用法 水煎服，每日1剂，日服2次。

●功 效
清肝解郁，凉血散结。

玫瑰蚕豆茶

●配 药 玫瑰花6克，蚕豆花10克。

●制用法 将玫瑰花、蚕豆花分别洗净，沥干，一同放入茶杯中，加开水冲泡，盖上茶杯盖，闷10分钟即成。可代茶饮，或当饮料，早、晚饮用。

●功 效
疏肝理气，解郁散结。适用于乳腺小叶增生，证属肝郁气滞。

消乳汤

●配 药 山楂、五味子各15克，麦芽50克。

●制用法 水煎服，每日1剂，日服2次。

●功 效
疏肝散郁，止痛，化痰结。适用于乳腺增生的治疗。

海带鳖甲猪肉汤

●配 药 海带、鳖甲、猪瘦肉各65克，盐、麻油各适量。

●制用法 将海带用清水洗去杂质，泡开切块，鳖甲打碎，与猪瘦肉共煮汤，汤成后加入适量盐、麻油调味即可。每日分2次食用。

●功 效
海带咸寒，含维生素B_2、维生素C、胡萝卜素、钴及丰富的碘。鳖甲咸寒，软坚散结。常饮此汤，不仅可防治乳腺小叶增生，而且对预防乳腺癌有效，是价廉物美的食疗方。

肉苁蓉归芍蜜饮

●配 药 肉苁蓉15克，当归、赤芍、金橘叶、半夏各10克，柴胡5克，蜂蜜30毫升。

●制用法 分别拣去杂质，洗净，晾干或切碎，同放入砂锅，加适量水，浸泡片刻，煎煮30分钟，用洁净纱布过滤，取汁放入容器，待其温热

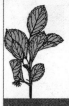

时，加入蜂蜜，拌和均匀即成。上、下午分服。

● 功　效

本方调理冲任，活血散结。适用于乳腺小叶增生，证属冲任失调者。

乳核饮

● 配　药　柴胡、白芍、香附、郁金各12克，青皮、丹参、三棱各9克，生牡蛎（先煎）、夏枯草各30克，白花蛇舌草、黄芪各15克。

● 制用法　水煎服，每日1剂，日服2次。

● 功　效

疏肝理气，活血化瘀，消痰散结。

乳块消汤

● 配　药　栝楼、生牡蛎、夏枯草、昆布、海藻、丹参各15克，柴胡、天门冬、三棱、莪术、橘叶、橘核、半夏各9克。

● 制用法　水煎服，每日1剂，日服2次。

● 功　效

疏肝解郁，活血祛瘀，去痰散结。

小贴士

乳腺增生的自我检查：检查时间应在月经之后的1~2周进行。

1. 视：站在镜子前双手下垂或双手叉腰，仔细观察双侧乳腺是否大小对称，皮肤及乳头是否有凹陷或湿疹，有无红肿，有无不正常突起等。

2. 触：左手上举或叉腰，用右手检查左乳，以指腹轻压乳房，触摸是否有硬块，由乳头开始做环状顺时针方向检查，触摸时手掌要平伸，四指并拢，用食指、中指、无名指的末端指腹按顺序轻扣乳房的外上、外下、内下、内上区域，最后是乳房中间的乳头及乳晕区。检查时不可用手指抓捏乳腺组织，否则会把抓捏到的乳腺组织误认为肿块。如发现乳腺内有肿物或出现乳头溢液等情况时，应及时就医，避免耽误病情。

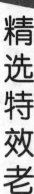

子宫脱垂

金樱子敛气固脱

养生小课堂

子宫脱垂是妇科病的一种，尤其多见于老年女性。60岁以上妇女约1/4有不同程度的子宫脱垂。轻度脱垂时，大部分病人没有异样感。但Ⅱ度以上时多有症状。主要症状为阴道掉出肿物。轻度时只在站立、劳动和活动后掉出，休息后消失。随着年龄增加脱出物逐渐增大，脱出时间也逐渐延长。最后可以发展为整个子宫脱出，还纳困难。脱出的宫颈由于长期摩擦或合并感染，可出现溃烂、出血等。伴随子宫脱垂，病人常有压迫下坠感觉以及腰骶疼痛。

子宫脱垂是严重威胁更年期妇女身心健康的疾病，手术是治疗中重度子宫脱垂的有效方法。不过，对轻度子宫脱垂或身体无法承担手术的老年病人，专家认为可以先用些药物进行调养、治疗。

《本草经疏》云："金樱子气温，味酸涩，入三经而收敛虚脱之气，故能主诸症也。"子宫脱垂，盖因肾气虚弱、固摄不力所致，用金樱子敛气固脱，子宫即可复原升至正常部位。

精选治病偏方

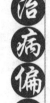

金樱子方

● **配　药**　金樱子干品适量。

● **制用法**　水煎2次，去渣浓缩，使每500毫升含生药相当于500克。每日服10毫升，早、晚分服。连续3天为1个疗程，间隔3天，再连服3天为第2个疗程。

● 功 效

收涩，固精理气，止泻。适用于脾虚泄泻，女子带下病，子宫脱垂症。金樱子对脱垂程度较轻的患者疗效较好。而对脱垂程度严重、年龄偏大的患者，只能作为一种辅助治疗方法。

金樱子黄芪饮

● 配 药 金樱子肉、黄芪片各500克。

● 制用法 水煎3次，每次用水800毫升，煎半小时，3次混合，去渣，用小火浓缩成膏。每日服3次，每次30～50克。用温开水送服。

● 功 效

益气固肾。适用于子宫脱垂。

莲子猪肚汤

● 配 药 莲子250克，猪肚1只，黄酒适量。

● 制用法 将莲子洗净，冷水浸泡半小时，备用；猪肚内外冲洗干净后，剖开1个缺口，将莲子塞入肚腔内，再用线将猪肚封口，两头也用线扎牢。再把猪肚放入砂锅内煮开，加黄酒2匙，再改用小火慢炖3～4小时。吃时，取出莲子，烘干，磨成粉末，每

日3次，每次1匙，开水吞服。莲子也可加白糖当点心吃；猪肚蘸酱油佐餐食，也可切片放入汤内，加细盐半匙，再烧片刻，连汤吃。

● 功 效

本方对子宫轻度下垂属气虚者有效。

棉花根枳壳煎剂

● 配 药 棉花根60克，生枳壳12克。

● 制用法 水煎服，每日1剂。

● 功 效

主治子宫脱垂。

首乌母鸡汤

● 配 药 首乌20克，老母鸡1只，精盐少许。

● 制用法 老母鸡宰杀去毛及内脏，洗净，将首乌装入鸡腹内，加水适量煮至肉烂，加精盐调味。饮汤吃肉。

● 功 效

补中益气。适用于子宫脱垂、痔疮和脱肛。

大补元煎

● 配 药 山药12克，人参、熟地黄、杜仲、当归、山茱萸、枸杞子、炙

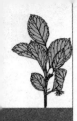

实、鹿角胶各10克，炙甘草6克，金樱子、紫河车各15克。

●制用法 水煎服，每日1剂。

●功 效

补肾固脱。主治子宫或阴道脱垂肾虚证。症见子宫下脱、腰酸腿软、小腹下坠、小便频数、夜间尤甚，头晕耳鸣，舌淡红，脉沉弱。

柴胡黄芪汤

●配 药 柴胡、升麻、知母各15克，黄芪、党参各60克，桔梗20克。重症者再加红参15克（另炖后对入）。

●制用法 上药水煎，2天服1剂。

●功 效

益气固脱。主治子宫脱垂。

银花蒲公英煎剂

●配 药 银花、紫花地丁、蒲公英各30克，苦参、蛇床子各15克，黄连、黄柏、枯矾各10克。

●制用法 上药加水煎煮，去渣。先熏后洗，并可坐浴。

●功 效

清热燥湿。适用于子宫脱垂并发感染者。

生芪党参煎

●配 药 生黄芪30克，党参15克，白术、枳壳各12克，益母草24克，升麻、地骨皮、石榴皮各4.5克。

●制用法 上药以水煎煮，取药汁。每日1剂，分2次服用。连服10剂，停药1天再服，如此服60剂。

●功 效

对女性子宫脱垂症有一定疗效。

升麻猪大肠汤

●配 药 猪大肠300克，升麻10克，黑芝麻60克。

●制用法 猪大肠清洗干净，纳入升麻、黑芝麻后，两头扎紧，加清水适量，煮熟后去升麻及芝麻，调味。吃肠喝汤，2天1次，连吃3～5次。

●功 效

适用于子宫脱垂气虚证。

黄芪甲鱼汤

●配 药 甲鱼1只（重约500克），黄芪50克，姜片、黄酒、精盐、味精、麻油各适量。

●制用法 甲鱼剖净、切块，黄芪洗

净同放于砂锅中，加水烧开后，加入姜片、黄酒和精盐，小火炖至肉烂，捡出黄芪，下味精，淋麻油。每日服1～2次，每次1小碗，分2～9日服完，趁热食肉喝汤。

● 功　效

益气养血，滋补肝肾。主治肝肾不足，气虚体弱，子宫脱垂。

丝瓜络炭酒

● 配　药　丝瓜络120克，黄酒少许。

● 制用法　将丝瓜络烧炭存性，研成细末。每天早、晚各服1包，用白开水冲少许黄酒送服。7天为1个疗程，连服2～3个疗程。

● 功　效

本方具有清热利湿凉血的作用，适用于湿热下注所致的子宫脱垂。轻度子宫脱垂者忌服。

收宫散

● 配　药　白胡椒、附片、肉桂、白芍、党参各200克，红糖60克，黄酒适量。

● 制用法　前5味共研细末，加入红糖，混匀，分成30包。每日早、晚空腹各服1包，温开水送下，服药前先服黄酒1杯，15日为1个疗程。

● 功　效

温补脾肾，升提固脱。治子宫脱垂。

小贴士▽

子宫脱垂患者的饮食原则：

1. 多喝水，多吃水果、蔬菜。患者应多摄取水分，多吃核果、种子、谷类等有益的食物。

2. 多食有补气、补肾作用的食品，如鸡、山药、扁豆、莲子、芡实、泥鳅、淡菜、韭菜、大枣等。

3. 平常的饮食多吃补血补肾的食物，以性平性温的肉类为主，如牛肉、羊肉、猪肉等，各种肉类要打碎打烂吃，利于养分的吸收。多吃性平性温的蔬菜，荤素搭配比例最好是1∶1。

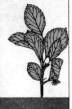

尿 频

多吃龟肉不起夜

养生小课堂

正常情况下，成年人每天排尿6~8次，次数明显增多则称尿频。尿频是一种症状，并非疾病。由于多种原因可引起小便次数增多，但无疼痛，又称小便频数。尿频的原因较多，包括神经精神因素，病后体虚，寄生虫病等。

尿频者最多见的是尿路感染和糖尿病。前者每次尿量少，有时伴有疼痛，属于中医的淋证，应多食清利小便的食物；后者往往尿量较多，或伴口干欲饮、消谷善饥等症状，宜以养阴清热为主，要适当控制糖分和热量的摄入，尤其要少吃高糖、高淀粉的饮食。

老年人常有尿多尿频，中医认为主要由于肾气不固，膀胱约束无能，其化不宣所致。龟肉有养阴补血、益肾填精的功效，清炖龟肉对肾气不固引起的尿频有效。

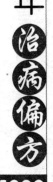

精选治病偏方

清炖龟肉

● 配 药 活龟1只，猪五花肉200克，精盐、味精、胡椒粉各少许，葱、姜各10克，绍酒、猪油各40克，清汤1000克。

● 制用法 将活龟宰杀收拾干净，沸水浇烫，再放入凉水中，撕去其表面粗皮，洗净，放砧板上，切去头和脚爪尖，切成2厘米见方的块，在开水锅中稍烫，捞出洗净血污。五花猪肉洗净切成片，在开水中氽过捞出。炒锅烧热下猪油，烧热，放姜片稍炒，倒入汆过水的龟肉、五花肉炒干水分，烹绍酒，加入清汤，放葱结，用旺火烧开，再改小火慢煨，炖至肉质软烂，将汤汁收浓稠，放胡椒粉、精盐、味精、葱花即成。

● 功　效

有补精益血之功效。

猪肚白果汤

● 配　药　白果10克，猪肚1个，生姜、盐各适量。

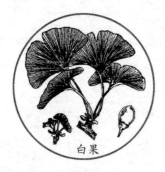

白果

● 制用法　猪肚洗净后，将白果塞入猪肚，放入锅中，加入生姜、适量水炖熟，调入盐即可食用。

● 功　效

有固肾气、治尿频的功效。

桑螵蛸肉桂酒

● 配　药　桑螵蛸、丁香、肉桂、夜关门各等份，黄酒适量。

● 制用法　将上药焙干，共研为细末，加入黄酒调成糊状。用时取适量以纱布包好，放于脐部，胶布固定。1日换药1次，连用5~7天为1个疗程。

● 功　效

本方具有温补命门、缩尿止遗之功，对肾阳不足、膀胱失约之尿频症有一定疗效。但湿热下注之症，不宜使用。

核桃栗子粥

● 配　药　核桃仁、栗子各20克，小米100克。

● 制用法　将核桃仁、栗子捣碎和小米同放锅内，加水适量煮粥，代早餐食。

● 功　效

适宜于老年人尿频、尿急、遗尿等。

丁香肉桂膏

● 配　药　丁香、肉桂各等量。

● 制用法　研细末，取适量，开水调成膏，晚上敷肚脐，外贴普通膏药，次日去掉。每日1次，10次为1个疗程。

● 功　效

温脾散寒。治尿频。

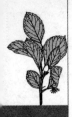

龙骨牡蛎散

●配 药 煅龙骨、煅牡蛎、五味子各3~5克。

●制用法 上药共研粗末，充分混匀，每晨起用患者唾液，取药末少许调成糊状，先用热的湿毛巾擦脐，然后将药敷上，纱布覆盖，胶布固定。如皮肤过敏可换肤疾宁固定。

●功 效 固肾气。主治尿频。

益智炮姜贴

●配 药 益智仁、炮姜、炙甘草、肉桂各30克，葱（带根须）1段。

●制用法 前4味共研细末，加葱捣成饼状，敷脐部，覆盖纱布，胶布固定，上用热水袋热敷30~60分钟，24小时换药1次。

●功 效 温阳散寒。治尿频。

乌鸡汤

●配 药 乌鸡1/4只，巴戟天（盐水炒制）10克，杜仲（盐水炒制）、淮山各15克。

●制用法 乌鸡去皮脂，与巴戟天、杜仲、淮山煲汤服食。

●功 效 补肾阳，温而不燥。

火麻仁覆盆子治尿频症

●配 药 火麻仁、覆盆子各15克，杏仁、生白芍各9克，生大黄6克，枳壳、厚朴各5克，桑螵蛸12克。

●制用法 将上药水煎，分2次服，每日1剂，5~7剂为1个疗程。

●功 效 主治尿频。

参芪大黄治尿频症

●配 药 党参、黄芪各20克，生大黄（后下）、车前草、茯苓、山药、泽泻、川黄连、白术各10克，生甘草8克。

●制用法 将上药水煎，分2~3次口服，每日1剂。5剂为1个疗程。

●功 效 适用于老年尿频患者。

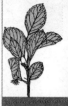

第8章 妇科男科精选偏方——赶跑"不能说的烦恼"

小贴士▽

中医认为，尿频多为虚证，需要调养。栗子为干果之王，有健脾养胃、补肾强筋、活血止血、祛风除湿的作用。栗子对肾虚的补益作用尤其明显，有"肾之果"的美誉。老年人肾虚尿频尿多，腰膝酸软无力，不妨每天早、晚各嚼1~2粒栗子，坚持一段较长的时间，就会收到不错的效果。

栗子的食用方法非常多，既可入菜肴，如栗子焖鸡、栗子炒鸭，又可糖炒、水煮等作为零食。但用于治疗肾虚尿频最好还是把栗子风干后生吃。每天早、晚各嚼1~2粒，注意服用时要细细嚼碎。因其含有较多淀粉，一次不宜食用过多，以免难以消化。

子宫肌瘤
心情舒畅肌瘤少

养生小课堂

中医认为子宫肌瘤因脏腑功能失调、气滞血瘀而成。血气失调是子宫肌瘤的特点。中药中治疗子宫肌瘤主要以活血化瘀、消瘀散结、清热解毒、疏肝理气、化瘀止痛为主，从而软化瘤体，使之彻底消散。

子宫肌瘤的形成与长期大量雌激素刺激有关，而动物实验表明，高脂肪食物促进了某些激素的生成和释放，故肥胖妇女子宫肌瘤的发生率明显升高。子宫肌瘤患者在日常生活中应注意调节情绪，防止大怒大悲、多思多虑，应

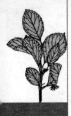

尽量做到知足常乐，性格开朗、豁达，避免过度劳累，这样五脏调和，气行疏畅，气行则血和，气血和则百病不生。

另外，患者应注意节制房事，以防损伤肾气，加重病情。更应注意房事卫生、保持外阴清洁，以防止外邪内侵，入里化热，凝滞气血，加重病情。

精选治病偏方

疏肝散结汤

●配 药 柴胡9克，生牡蛎30克（先煎），丹参、赤芍、玄参、当归、夏枯草、海藻、昆布、海浮石（先煎）、牛膝15克，川贝母3克（研冲）。

●制用法 每日1剂，水煎服，日服2次。

●功 效

疏肝解郁，活血化瘀，软坚散结。柴胡疏肝解郁；当归、赤芍、丹参理肝经之血瘀；牛膝引药下行；牡蛎、海浮石、玄参、川贝母、夏枯草、海藻、昆布软坚散结。合而用之，共收疏肝散结之功。

肌瘤内消方

●配 药 山慈姑、夏枯草、射干、海藻、何首乌、远志各等量。

●制用法 上药共研细末，炼蜜为丸，每丸重9克，每次1丸，每日3次。3个月为1个疗程。

●功 效

软坚散结。治子宫肌瘤。

银耳藕粉汤

●配 药 银耳25克，藕粉10克，冰糖适量。

●制用法 银耳泡发后加适量冰糖炖烂，入藕粉冲服。

●功 效

有清热、润燥、止血的功效。适用于月经量多、血色鲜红者。

猪肉桃树根汤

●配 药 桃树根、瘦猪肉各150克，精盐适量。

●制用法 将桃树根洗净切段，猪肉洗净切块，共入砂锅内，加水炖至肉烂，用精盐调味，吃肉喝汤。每晚睡前1剂。

● 功 效

行气，破瘀，消瘤。用治子宫肌瘤。

党参配伍汤

● 配 药 党参、炙黄芪、白术、山药、山慈姑、夏枯草、昆布各15克，三棱、莪术、枳壳各10克。

● 制用法 水煎服。每日1剂，2次分服。

● 功 效

补中益气，化瘀消瘤。用治气虚血瘀型子宫肌瘤，症见小腹坠痛，气短乏力，食少便溏，面色㿠白，舌质淡暗，边有瘀斑，脉虚细涩。

银花蕺菜饮

● 配 药 银花、土茯苓各15克，蕺菜、炒荆芥各10克，甘草3克。

● 制用法 上药水煎2次，取汁200毫升。每日口服2次，每次100毫升。

● 功 效

解毒除湿，破瘀消瘤。适用于湿毒蕴结型子宫肌瘤。

丹参赤芍方

● 配 药 丹参、赤芍各15克，生蒲黄、五灵脂、夏枯草各10克，制乳香、制没药各5克。

● 制用法 水煎服，日服2次。

● 功 效

活血化瘀，软坚散结。用于子宫肌瘤无明显症状者。

茯苓桂枝煎

● 配 药 茯苓15克，桂枝、桃仁、丹皮各9克，赤芍、莪术、蒲黄各12克。

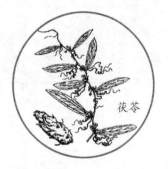

茯苓

● 制用法 水煎后，早、晚服用。

● 功 效

活血化瘀。用于子宫肌瘤经行量少不畅或量多，小腹疼痛者。

皮硝方

● 配 药 皮硝50克。

● 制用法 研粗末，敷于腹壁。

● 功 效

软坚散结。用于子宫前壁肌瘤、腹壁较薄者。

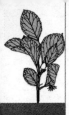

小贴士 ▽

子宫肌瘤患者的保养原则：

1. 保持心情舒畅。情绪稳定可以减轻来自工作、学习、生活中的各种竞争压力，切忌忧思烦怒，学会自我调整。

2. 注意保暖。避免受寒、淋雨、饮用生水，劳逸适度。饮食富于营养，合理搭配。宜清淡，易消化，应该多吃含蛋白质、维生素的食物。如果月经量过多，要多吃富含铁质的食物，以防缺铁性贫血。忌食辛辣生冷刺激性食物，保持正气充足，气血顺畅，机体健康。

3. 定期复查。偶然发现子宫肌瘤的，要养成定期进行妇科检查的好习惯，一般应3~6个月复查1次，如肌瘤增大较明显，出血严重，则应进行手术治疗。

前列腺炎
生大黄方简单好用

养生小课堂

前列腺炎是一种男性生殖系统较常见的炎症，致病菌多为葡萄球菌、大肠杆菌，常由尿道感染直接蔓延引起，亦可经血液、淋巴侵入前列腺，可分急性与慢性。前者并发于急性尿道炎，病程较短，易被忽视，因此临床表现多为慢性，尿道口时有乳白色黏液分泌，可伴有会阴部不适及排尿刺痛等症状。急性前列腺炎表现为发热、全身不适、尿频、尿急、尿痛,有时排尿困难,终末血尿。慢性前列腺炎表现为部分病人无症状,部分病人尿道有白色黏液,轻度尿频,会阴坠感,腰背酸痛并向腹股沟、睾丸及大腿部放射,伴有性欲下降、遗精。

前列腺炎是男性生殖系统最为常见的炎症疾病。因其治疗很难彻底,许多人误认为是性病之类的疾病。

急性前列腺炎多由细菌所引起。炎症的发生多来自尿道的细菌,80%为大肠杆菌,通过前列腺管进入腺体。来自体内其他部分病灶如扁桃体的致病菌也可经血液、淋巴进入前列腺,平时往往无任何症状,在某些外界因素刺激下可诱发前列腺的炎症,这些因素包括感冒、饮酒、纵欲或禁欲过度、长途骑车、会阴外伤、尿道器械检查及情绪变化等,但并不是性病。

精选治病偏方

吴茱萸贴

● 配　药　吴茱萸60克。

● 制用法　吴茱萸研细。取适量用酒、醋各半调成糊状,外敷中极穴(脐下4寸)、会阴穴(会阴部正中),纱布覆盖,胶布固定。每日1换。连用20日可愈。

● 功　效

散热止痛。

生大黄方

● 配　药　生大黄9克。

● 制用法　生大黄放入砂锅内加水400毫升煎至200毫升左右,倒入盆中熏洗会阴部,待药液不烫手时再用毛巾浸液擦洗会阴处。同时用手指在局部做顺时针按摩,早、晚各1次,每次30分钟,每剂熏洗2次。

● 功　效

清热利湿,祛瘀解毒。主治慢性前列腺炎。

牛膝肉桂方

● 配　药　牛膝、吴茱萸、川楝子、小茴香、肉桂各等量。

● 制用法　共研细末,每次3~6克,用白酒调成糊状,敷于曲骨穴,外用止痛膏贴盖，3~7日换药1次。

● 功效

温经散寒，行气散结。治慢性前列腺炎。曲骨穴位于下腹部，前正中线上，耻骨联合上缘的中点处。

麝香胡椒方

● 配 药　麝香0.15克，白胡椒7粒。

● 制用法　上药分别研细。先将麝香置于脐中，再加入胡椒粉，胶布固定。每7日换1次。

● 功效

有开窍、辟秽、通络、散瘀的效果。

生地虎杖酒

● 配 药　生地50克，虎杖、仙人球、白酒各30克，大黄10克。

● 制用法　先将虎杖、大黄共捣粉状，加入白酒调匀，后加入生地和仙人球（仙人球应先去刺）共捣烂，敷于小腹部中极穴，用布包扎，1日1换。

● 功效

适用于前列腺炎的治疗。

参芪枸杞粥

● 配 药　党参、黄芪各30克，枸杞子10克，粳米100克。

● 制用法　将前3味加水煎取浓汁，对入粳米粥内，再煮1~2沸即成。每日1剂，2次分服。

● 功效

健脾补肾。适用于脾肾亏虚型前列腺炎。

陈皮双花茶

● 配 药　陈皮、茉莉花各5克，玫瑰花10克。

● 制用法　将上3味放入杯中，用沸水冲泡，代茶饮用。每日1剂。

● 功效

疏肝理气。适用于肝经气滞型前列腺炎。症见胁腹胀满、小便不利、情志抑郁、多愁善感等。

麝香乌药方

● 配 药　麝香1克（后入），香附9克，乌药、延胡索、小茴香各6克。

● 制用法　上药共研细末，装瓶备用，勿泄气。取药末适量，用清水调为糊状，外敷于肚脐处，敷料覆盖，胶布固定。隔日换药1次，4次为1个疗程。

● 功 效

活血通络，疏肝理气。主治慢性前列腺炎。

淡竹叶治前列腺炎

● 配 药 淡竹叶、木通、灯芯草各10克。

● 制用法 加水煎沸15分钟，滤出药液，再加水煎20分钟，去渣，2煎药液对匀。分2次服，每日1~2剂。

● 功 效

主治前列腺炎。

黄芪丹参汤

● 配 药 生黄芪50克，生甘草12克，丹参、赤小豆各20克。

● 制用法 每日1剂，水煎服，3周为1个疗程。

● 功 效

清热解毒，利湿。主治前列腺炎。

参前六黄汤

● 配 药 党参、黄芪、生地黄、车前子各15克，黄连、蒲黄、黄柏、黄精各10克，淮牛膝12克。

● 制用法 每日1剂，水煎服，日服2次。

● 功 效

益气，解毒，利湿。主治前列腺炎。

猪殃殃治慢性前列腺炎

● 配 药 猪殃殃100克，半边莲15克，鱼腥草30克，红花10克，桃仁、泽兰、茯苓、车前子各12克，滑石18克，甘草3克，桂枝6克。

● 制用法 每日1剂，水煎，分3次服。

● 功 效

清热解毒，活血化瘀。主治慢性前列腺炎。

柴枳饮

● 配 药 柴胡、枳壳、陈皮、白芍、川芎、香附各10克，生甘草3克。

● 制用法 每日1剂，煎2次，共取汁300毫升，分早、晚口服，28日为1个疗程。

● 功 效

疏肝解郁，活血定痛。主治慢性前列腺炎。

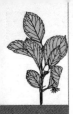

小贴士 ▼

研究证实，做一些温和运动可以保护老年人的前列腺健康。温和运动可改善老年人的血液循环，使前列腺液分泌更旺盛，有助于前列腺的炎症消退。而长时间的、剧烈的、过度的运动，却使儿茶酚胺和促肾上腺皮质激素分泌增多，会造成老年男性前列腺充血、水肿，因过分耗能而"磨损"前列腺。

温和运动的运动形式多样，既可全力整体运动，也可局部运动，如散步、快走、慢跑、爬山、跳绳、健身操、游泳、骑自行车、扭秧歌、跳交谊舞、保龄球、打羽毛球等，参与者可根据各自的体质和喜好来选择。较为理想的温和健身运动是每周3次，每次至少30分钟的有氧运动。

前列腺增生
常吃南瓜子可预防

养生小课堂

前列腺增生，又名良性前列腺增生或前列腺良性肥大，一般认为多是因内分泌激素平衡失调等综合因素引起腺体增生，使后尿道延长、弯曲、受压、膀胱出口抬高，出现排尿困难并逐渐加重的下尿道梗阻、尿潴留，继发感染、结石、肿瘤以致肾功能衰竭，是老年男性泌尿生殖系统的常见病。中医称本病为"精癃"，其基本病机为肾虚血瘀。

前列腺增生患者饮食宜清淡，忌辛辣，戒烟酒，防止受寒及劳累过度。不可憋尿、久坐。可适量多饮水。平时可按摩小腹，促进膀胱排空。一旦得此病，应及时治疗。

专家认为，男人在生活中可吃些南瓜子，由于南瓜子含有丰富的氨基酸、不饱和脂肪酸、维生素及胡萝卜素等营养成分。最主要的是，南瓜子中含有某种活性元素及微量元素锌，对前列腺有保健作用。研究表明，当男性血液中缺锌时，前列腺就会肿大、增生。正常情况下，在前列腺中锌含量比人体其他器官都高，这是因为男性雄激素的合成需要锌这种矿物质。所以每天坚持吃一些南瓜子，可防治前列腺肥大，增进性功能。

精选治病偏方

石榴花山药汤

●配　药　石榴花、山药各18克，五倍子15克。

●制用法　水煎服，每日1剂。

●功　效

补阴益气，固肾缩尿。适用于前列腺增生。

南瓜子方

●配　药　南瓜子20克。

●制用法　直接食用。

●功　效

南瓜子中含有大量的锌。从西医角度来说，多吃含锌丰富的食物不仅对前列腺有好处，还可以增加精子数量；从中医角度来说，含锌丰富的食物具有补肾的作用，有助于保护前列腺健康。

黄芪甘草汤

●配　药　黄芪75克，车前子30克，甘草20克，升麻7.5克，淮牛膝、滑石各25克，淫羊藿15克。

●制用法　每日1剂，水煎2次，头煎药用冷水浸泡半小时后煎煮，首煎沸后，慢火煎30分钟；2煎沸后再煎20分钟。每次取汁100毫升，2次混合一起，分2次，早、晚餐后1小时服用。

●功　效

益气升清，利水通闭。主治老年前列腺肥大。症见小腹坠胀，时欲小便而得出，或量少而不爽利，或小便不能控制，时有夜间遗尿、神疲倦怠等。

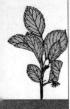

制大黄甘草煎剂

● 配 药 制大黄、当归、川牛膝、延胡索、车前子各10克，虎杖15克，滑石20克，琥珀、血竭各1.5克，炙穿山甲片、通草、甘草各5克。

● 制用法 水煎，分早、晚各服1次，每日1剂。

● 功 效 散瘀行水。主治前列腺增生属瘀浊阻塞证。症见小便滴沥不畅，或尿如细线，或阻塞不通，小腹胀满隐痛，舌紫暗有瘀点，脉涩细。

黄柏熟地治前列腺增生

● 配 药 黄柏12克，蒲公英、熟地各30克，附子6克。

● 制用法 每日1剂，水煎，内服。10天为1个疗程。

● 功 效 补气活血，清热利湿。主治前列腺增生症。

山药牡蛎治前列腺增生

● 配 药 山药、生牡蛎、石韦各30克，杜仲、山茱萸各15克，炮山甲10克，王不留行20克。

● 制用法 每日1剂，水煎分早、晚2次口服，1个月为1个疗程，观察2～3个疗程。

● 功 效 补肾化瘀。主治前列腺增生。

海藻连翘治前列腺增生

● 配 药 海藻15克，连翘14克，昆布、青皮、陈皮、浙贝、半夏、独活、当归、川芎、穿山甲、王不留行各10克，海带30克。

● 制用法 每日1剂，水煎服。第3煎熏浴，每日2～3次。

● 功 效 清热利湿。主治前列腺增生症。

双虎大黄清热利水丸

● 配 药 琥珀粉、虎杖、当归尾、桃红、石韦各1克，大黄、海金沙各1.5克，地鳖虫2克，萹草、白花蛇舌草各30克。

● 制用法 上药研细末，炼蜜为丸。每日3次，每次服1丸，用萹草、白花蛇舌草煎汤送服。

● 功 效 通瘀散结，清热利水。主治前列腺增生症。

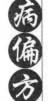

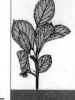

> **小贴士** ▽
>
> 前列腺增生预防要点：
>
> 1. 多补充锌元素。前列腺肥大是老年常见病。锌的含量和前列腺有密切关系：锌缺乏可使前列腺组织中铜锌比值增高，铜可干扰有关雄性激素的代谢，主要使3α-3β-羟基类固醇脱氢酶活性降低，使双氢睾酮含量增高，导致前列腺组织异常增生。
>
> 2. 保持清洁。男性的阴囊伸缩性大，分泌汗液较多，加之阴部通风差，容易藏污纳垢，局部细菌常会乘虚而入。这样就会导致前列腺炎、前列腺肥大、性功能下降。
>
> 3. 坚持提肛练习。反复收缩上提，提肛、提睾，然后放松肛门、睾丸，此种练习可改善局部血液循环。或使用盆肌训练法：放一手指入肛门内。不用腹压而轻柔缓和地利用排便反射将手指推出，同时放松盆肌，可起到扩肌与放松盆肌的作用。

早 泄
食用香蕉恢复快

养生小课堂

早泄是一种男子性功能障碍，指阴茎插入阴道不到1分钟便射精，不能进行正常性交的疾病。中医认为早泄与心、肝、肾密切相关，临床上常与遗精、阳痿并见，治疗上可互相参照。

很多水果可以帮助人体补充大量的营养成分，如果体内缺乏这些营养成分就有可能导致各种疾病，其中镁元素缺乏就容易导致早泄等性功能障碍。虽然镁在体内的含量比钙等营养素少，但它可以提高精子的活力，增强男性生育能力，研究显示精液不液化的原因之一就是微量元素镁的缺乏。香蕉中富含镁元素，所以食用香蕉可有助于治疗早泄，镁元素还是重要的神经传导物质，可以让肌肉放松下来，同时食用香蕉也可预防高血压、高血糖。

老年男性还可以在早餐时，喝一碗香蕉燕麦粥，香蕉中除了富含镁元素，还含有丰富的锌，在吃香蕉时可与含钙食物一起食用，能够促进钙的吸收。

精选治病偏方

香蕉燕麦粥

●配　药　香蕉1根，燕麦20克，脱脂牛奶200毫升，蜂蜜少许。

●制用法　燕麦片加适量水，煮成粥状，将香蕉切片加入燕麦粥中，倒入脱脂奶，略搅拌均匀，大火煮1分钟，可加入蜂蜜调味。

●功　效

香蕉味甘、性寒；入肺经、脾经。有清热、润肠、解毒的功效。常吃可改善男性早泄状况。

附子肉桂方

●配　药　附子、肉桂各6克，熟地、山萸肉各9克，茯苓、丹皮各10克，泽泻、山药各12克。

●制用法　水煎服，日1剂，分2次服。

●功　效

本方益肾固精，适用于肾气不固所致的早泄。

山药粥

●配　药　淮山药30克，芡实、金樱子各15克，糯米50克，白糖适量。

●制用法　先取金樱子加水煎30分钟，去渣取药汁与山药、芡实、糯米煮成粥，加入白糖，即可食用。连服1周可见效。

●功　效

补气健脾，固肾涩精。主治早泄。

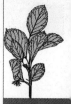

龙马童子鸡

● 配 药 童公鸡1只,海马10克,虾仁15克。

● 制用法 公鸡去毛和内脏,与药材一起放炖盅内,加适量水,隔水炖熟,加入调味料,食肉饮汤。

● 功 效

补肾壮阳。治阳虚早泄、阳痿、小便频数。

芒果炒虾仁

● 配 药 芒果100克,明虾或者基围虾300克,小尖椒6~8个,青豌豆50克,料酒、水淀粉、精盐、植物油、葱末、姜末、明油各适量。

● 制用法 虾去皮、留尾,一切两半,用料酒、精盐、水淀粉充分抓匀;芒果切长滚刀块;热锅中加植物油烧温,放入虾尾段划出;锅中留底油,放入葱末、姜末烹出香味,加入芒果、小尖椒稍炒,加入虾、青豌豆,调味淋明油即可。

● 功 效

改善男性早泄症状。

泥鳅枣仁汤

● 配 药 泥鳅1条,酸枣仁50克,姜、葱、黄酒各适量。

● 制用法 泥鳅活杀,去内脏洗净,切段;酸枣仁洗净。同置锅中,加清水500毫升,加姜、葱、黄酒,急火煮开3分钟,去浮沫,改文火煮15分钟,分次食用。

● 功 效

补益心脾。适用于早泄、心悸、失眠多梦。

知柏三子汤

● 配 药 知母、黄柏、金樱子、枸杞子各10克,五味子6克。

● 制用法 水煎,每日1剂,煎2次和匀,早、晚分服。

● 功 效

滋阴泻火,补肾固精。治早泄。

芡实莲子饭

● 配 药 大米500克,莲子、芡实各50克。

● 制用法 大米淘洗净;莲子温水泡发,去心、去皮;芡实也用温水泡

第8章 妇科男科精选偏方——赶跑"不能说的烦恼"

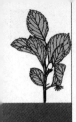

发。大米、莲子、芡实同入铝锅内，搅匀，加适量水，如焖米饭样焖熟。常食有益。

● 功 效

适用于阳痿不举、遗精、早泄和脾虚所致的泄泻等。

宁心安神汤

● 配 药 五味子、巴戟、枣仁各10克。

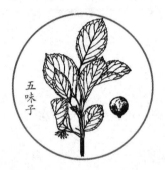

五味子

● 制用法 水煎服。每日1剂，2次分服。

● 功 效

宁心安神，益肾固精。用治早泄。

珍珠母补益方

● 配 药 珍珠母60克，龙骨30克，酸枣仁9克，五味子6克，女贞子、熟地黄各15克，白芍12克。

● 制用法 将上药以水煎煮，取药汁。每日1剂，1次服完。

● 功 效

育阴潜阳，养血安神，益肾固精。适用于肝肾不足、心神不宁之早泄。

锁阳鸡

● 配 药 锁阳、金樱子、党参、怀山药各20克，五味子15克，小公鸡1只。

● 制用法 鸡开膛去内脏杂物，洗净，连同上述药物一并放入大炖盅内，注入开水八成满，盖上盅盖，放入沸水锅中，隔水炖4小时即成。

● 功 效

固肾止遗，滋阴壮阳。用治肾虚阳痿、遗精、早泄等。

金锁固精汤

● 配 药 豆蔻、五倍子各6克，金樱子、海金沙、龙骨（先煎）、牡蛎（先煎）各9克，焦白术、罂粟壳各12克，竹叶3克。

● 制用法 水煎。每日1剂，日服2次。

● 功 效

固肾涩精，健脾助胃。适用于早泄。

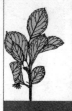

> **小贴士** ▽
>
> 1. 早泄患者首先要排除精神上的紧张状态，消除恐惧心理，保持心情舒畅。如果是双方性交时配合不协调，则应通过实践，延长性交前的准备时间。
>
> 2. 生活要有规律，起居定时，参加适当的体育活动，劳逸结合。由长期手淫或纵欲等不良习惯所引起者，则应改掉手淫及适当节欲。
>
> 3. 对包皮过长、阴茎包皮系带过短等可进行手术矫正。患有器质性疾病者，则应去医院检查治疗。

膀胱炎
车前草清热利尿

养生小课堂

膀胱炎分为特异性和非特异性细菌感染。非特异性膀胱炎系大肠杆菌、变形杆菌、绿脓杆菌、粪链球菌和金黄色葡萄球菌所致。其临床表现有急性和慢性两种。

急性膀胱炎发病突然，排尿时有烧灼感，并在尿道区有疼痛感，有时有尿急和严重的尿频。上述症状白天、晚间均可发生，女性常见终末血尿，时有血尿块排出。患者感到体弱无力，有低热，也可有高热以及腰背痛。

膀胱炎在生活中很常见，尿频、尿急、尿痛等症状表现给患者的生活带来了很大的麻烦。对于膀胱炎患者来说，可用车前草治疗。《雷公炮制药性解》中记载："中药车前草主淋沥癃闭，阴茎肿痛，湿疮，泄泻，赤白带浊，血闭难产。"车前草有清热败火、利尿消水肿的功效。

精选治病偏方

车前草方

● 配 药 车前草200克，姜1块，大枣30克，枸杞20克。

● 制用法 车前草用清水洗干净，加姜块和1500毫升的水，大火煮到沸腾。加入大枣，大火再次煮滚。转文火继续煮20分钟，最后加入枸杞，煮10分钟即可。早、晚服用。

● 功 效

利尿通淋，凉血止血。适用于慢性肾炎水肿、膀胱炎、小便不利等。

青小豆麦粥

● 配 药 小麦、青小豆各50克，通草5克。

● 制用法 先以500毫升清水煮通草，去渣后再加入洗净的青小豆和麦粒共煮成粥。作早餐食用。

● 功 效

主治膀胱炎。

大麦姜汁

● 配 药 大麦100克，生姜15克，蜂蜜少许。

● 制用法 大麦、生姜洗净，用清水煎汁，弃渣，加蜂蜜调味，分3次饭前服用。

● 功 效

适用于膀胱炎、小便淋沥涩痛。

车前草猪膀胱汤

● 配 药 鲜车前草60～100克，猪膀胱200克，精盐适量。

● 制用法 上述材料同煮汤，加少许精盐调味食用。

● 功 效

本方适用于膀胱炎、尿道炎等症。

鸭跖草饮

● 配 药 鸭跖草60克，车前草50克，天胡荽15克，白糖适量。

● 制用法 水煎2次，去渣，分2次

服，服时加少量白糖。

● 功 效

治疗膀胱炎、水肿。

马木汤

● 配 药　马鞭草20克，木贼10克。

● 制用法　水煎服。每日1剂，分2次服。

● 功 效

清热解毒，利湿通淋。主治急性膀胱炎。

青金竹叶汤

● 配 药　青金竹叶15克，生石膏30克。

● 制用法　将鲜青金竹叶、生石膏研碎，以水煎服。每日1剂，分3次服。

● 功 效

治急、慢性膀胱炎。减轻症状、消炎、止痛、利尿效果佳。

茴铃汤

● 配 药　小茴香、金铃子、泽泻、猪苓、木通、云苓各6克，牛膝9克，桂枝、白术各3克。

● 制用法　水煎服。1次服完。

● 功 效

治膀胱胀痛。

小贴士▽

膀胱炎患者日常生活饮食原则：

1. 多吃利尿性食物，如西瓜、葡萄、菠萝、芹菜、梨等。

2. 田螺、玉米、绿豆、葱白可帮助缓解尿频、尿急、尿痛等症状。

3. 多饮水，保持每日至少1500毫升以上的排尿量。

4. 忌食酸辣刺激性食物，如烈酒、辣椒、原醋、酸味水果等。

5. 避免食用柑橘类水果，如橘子、柚子等，否则容易导致碱性尿的产生，加重炎症。

6. 少喝咖啡，因为咖啡因能导致膀胱颈收缩而使膀胱产生痉挛性疼痛。

7. 治疗期间禁酒、辣椒、鸡、鱼、牛肉、海鲜、咸菜，佐料只能用盐、醋、味精。

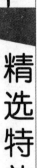
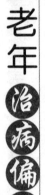

尿路感染
苦参柴胡可消炎

养生小课堂

尿路感染是泌尿系，包括肾盂、输尿管、膀胱和尿道等部位因病原体侵犯引起的急性或慢性炎症性病变。中医属"淋证"范畴。多发于20～40岁女性和50岁以上男性。临床表现主要有尿频、尿急、尿痛、尿液混浊，偶可见血尿，腰部酸痛，可伴有食欲不振、恶心呕吐、腹胀腹泻等症状。急性发作者，常见寒战、高热，伴有全身酸痛；慢性期者可以低热为主，也有无症状而有真性细菌尿者。本病如经久不愈，也可引起肾功能受损而衰竭。

尿路感染者忌胀气、发物、助长湿热的食物：胀气的食物包括牛奶、豆浆；发物包括猪头肉、带鱼、螃蟹、蘑菇等；助长湿热的食物包括酒类、甜品和高脂肪食物。

精选治病偏方

柴苓汤

● **配　药** 柴胡、滑石24克，茯苓、猪苓、黄芩各12克，法半夏9克，泽泻、车前草、金银花藤、白茅根各30克，甘草3克。

● **制用法** 水煎服，每日1剂，日服2次。

● **功　效** 和解少阳，疏利三焦，清热除湿，利尿止血。

苦参柴胡汤

● **配　药** 苦参、柴胡、黄柏各9克，蒲公英、马齿苋、石韦各30克。

● 制用法 上药水煎服，每日1剂。分2次服。

● 功 效

适用于急性泌尿系统感染。清热解毒，利尿通淋。据现代药理研究，本方有抗菌、消炎、利尿之功。

茶叶金沙散

● 配 药 海金沙60克，茶叶30克，生姜甘草汤适量。

● 制用法 上药共研细末，每服10克，每日2次，用生姜甘草汤送服。

● 功 效

清热利尿，通淋排石。用治尿路感染及尿路结石。

石韦滑石方

● 配 药 石韦、滑石各30克，瞿麦、车前子、冬葵子各15克。

● 制用法 水煎服，每日1剂。

● 功 效

清热利尿通淋。治急性尿路感染。

地榆汤

● 配 药 生地榆、生槐角、半枝莲、白花蛇舌草、大青叶各30克，白槿花、飞滑石各15克，生甘草6克。

● 制用法 每日1剂，水煎服，日服2次。

● 功 效

清热解毒，利湿通淋。生地榆清热、凉血、化瘀，又能利小便，为治慢性尿路感染之妙品；生槐角活血化瘀；半枝莲、白花蛇舌草、飞滑石、甘草清利湿热；大青叶清热解毒；白槿花活血凉血。诸药合用，共奏清热利湿、凉血通淋之功。

绞股蓝敷脐方

● 配 药 鲜绞股蓝适量。

● 制用法 上药捣烂成糊状，敷于脐部，然后用消毒纱布覆盖，再用胶布固定，每日3次。

● 功 效

主治尿路感染。

血淋安逸汤

● 配 药 红参6克，北黄芪15克，全当归、净地龙、小蓟各10克，鲜白茅根30克，甘草5克。

● 制用法 水煎服，每日1剂，日服3次。

● 功 效

补气摄血，养血止血。

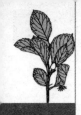

导赤清心汤

● 配 药 鲜生地、沙参各30克，麦冬、丹皮、茯苓各9克，玄参、莲子心各12克，益元散3克，竹叶、灯芯草、通草各6克。

● 制用法 水煎服，每日1剂，日服2次。

● 功 效

滋阴，清热，通淋。方用生地、麦冬、玄参滋阴润燥；丹皮清血中郁热；茯苓、益元散（滑石、甘草、辰砂）渗湿利尿；竹叶、莲子心、灯芯草、通草清心火，导赤浊。诸药合用，共奏滋阴清热、泻火通淋之功。用之可使血尿迅速消失。

桃仁车前膏

● 配 药 桃仁10克，鲜车前草30克，精盐少许。

● 制用法 将桃仁、车前草捣烂成泥，加入精盐拌匀，敷于关元穴（脐下3寸处），外用纱布覆盖，再用胶布固定。每日1剂，连用3~5剂。

● 功 效

活血化瘀，利尿消肿。治瘀血阻滞型尿路感染，症见病程日久，反复发作，尿频急痛，小腹胀满，夜尿频数，咽干口苦，舌暗或有瘀斑，苔白或中根兼黄，脉细弦。

小贴士▼

尿路感染注意事项：

1. 避免不洁性生活。性生活不洁是导致尿路感染的一个原因，平时过性生活要注意卫生，如果在发病期最好避免性生活。

2. 勤洗澡。要养成每天洗澡的好习惯，特别要注意清洗外阴、肛门部位。

3. 多喝水，少憋尿。多喝水就能多排尿，多排尿就可以更加快速地排出细菌，防治尿路感染。憋尿不利于身体健康，也不利于尿路感染的治疗，有尿意就要上厕所。

第9章
急症杂症精选偏方
——少一份意外,多一份幸福

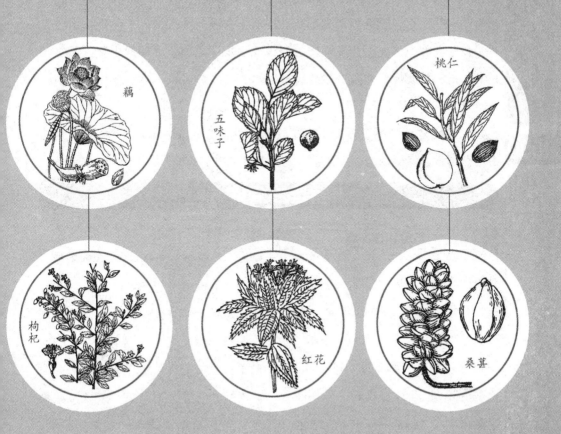

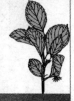
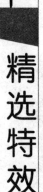

烧烫伤
试试龙骨地榆膏

养生小课堂

烧烫伤亦称灼伤，是指高温（包括火焰、蒸汽、热水等）、强酸、强碱、电流、某些毒剂、射线等作用于人体，导致皮肤损伤，可深在肌肉、骨骼，严重的合并休克、感染等全身变化。按损伤深浅分为三度。Ⅰ度烧伤主要表现为皮肤红肿、疼痛；Ⅱ度烧伤主要表现为皮肤焦黑、干痂似皮革，无疼痛感和水疱；Ⅲ度烧伤常常产生感染、脱水、休克、血压下降。烧烫伤属中医学"火烧伤""汤火伤""火疮"等范畴。

龙骨地榆膏可用于深Ⅱ度以下烧伤，可以有效减少和消除疤痕的产生。有清热解毒、燥湿敛疮、修复再生的功效。可用于各种原因引起的烧烫伤。

精选治病偏方

龙骨地榆膏

●配　药　煅石膏、龙骨、地榆各15克，儿茶25克，白芷、乳香、没药、青黛、冰片、紫草、当归、苍术、金银花各10克，白蔹8克，血竭30克。

●制用法　上药熬制成膏，采用干燥暴露疗法，清创后将药膏均匀涂覆于创面，1日1~2次。

●功　效

方中煅石膏、龙骨、儿茶、地榆具有清热收湿敛疮，保持烧烫伤的创面干燥，防止大量渗液渗出的作用；紫花、金银花、青黛具有清热凉血生肌之功，能够抑制细菌的繁殖，有效防止烫伤创面的感染；当归、苍术、

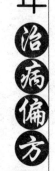

白芷合用清热解毒,消痈散结;白蔹、乳香、没药、血竭、冰片活血止痛、消肿生肌,从而使创面快速修复。

苦瓜汤

● 配 药 鲜苦瓜250克,瘦猪肉100克,精盐适量。

● 制用法 苦瓜去瓤切块,瘦猪肉切片,同放锅内加适量水煮汤,熟后加适量精盐调味食用。

● 功 效

清热解毒。可作为烧烫伤伴口干、心烦、尿短赤、大便干等里热炽盛者的辅助治疗。

蛇舌草汤

● 配 药 白花蛇舌草、羊蹄草、鸭跖草、野菊花、积雪草各30克。

● 制用法 水煎服,每日1剂。

● 功 效

清热解毒。治烧烫伤合并感染。

枯矾糊

● 配 药 枯矾、菜油各适量。

● 制用法 枯矾放入锅内熬至熔化不再冒气泡即成,待凝固再研为细末,装瓶盖封备用。用时根据伤面大小取适量枯矾末,加菜油少许,充分混匀调成糊状,涂敷患处,然后用消毒纱布覆盖包扎。2~3天换药1次。

● 功 效

清热解毒,燥湿收敛。用治水火烫伤,皮肤感染糜烂、溃疡。

黄瓜汁

● 配 药 生黄瓜数斤。

● 制用法 用冷开水反复洗净,捣烂,取汁,放在事先消毒好的容器中,用消毒棉签蘸黄瓜汁涂于伤面。轻者每天涂3次,重者每天涂6~9次。

● 功 效

适用于烧伤,复原快,愈后无瘢痕。

松树皮粉冰片方

● 配 药 松树皮粉250克,冰片10克。

● 制用法 取松树去其外层粗皮,用内层树皮适量,焙干研末,再取冰片研末,将2药细末按上述比例调匀,储瓶备用。外用,取消毒液(1∶5000过锰酸钾溶液或1%的新洁尔灭等)洗净创口,挑破水疱及坏死组

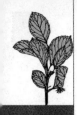

织，将本散剂撒于创面上，每日2～3次，直至痊愈。如创面上有渗液，在用消毒水清洗后，撒上药粉后创面渗液被药粉吸收，形成一层干燥的保护膜，患者疼痛明显好转。

● 功　效

胜湿祛瘀，敛疮生肌止痛。适用于烧烫伤。

大黄苦参方

● 配　药　大黄、苦参、黄柏、生石膏、龙骨（煅）各9克，儿茶、地榆炭、琥珀末各6克，青黛12克，三七4～5克，冰片1～2克。

● 制用法　上药共同研细末。若为水、火烫伤，用香油调敷；若为刀伤、外伤流血，则用干粉末敷。

● 功　效

可用于水疱及火烫伤、刀伤、外伤等伤口的处理。

冰片醋治疗烧伤

● 配　药　冰片3克，米醋250毫升。

● 制用法　将冰片放入醋瓶内，使冰片溶化。用时摇匀，涂搽患处，1日数次。

● 功　效

解毒止痛。用于烫伤水疱未破者。

五倍子蛋清治疗烧伤

● 配　药　五倍子、鸡蛋清各适量。

● 制用法　将五倍子研末调鸡蛋清成糊状，敷患处。

● 功　效

治疗烧伤。

鲜牛奶治灼伤

● 配　药　鲜牛奶适量。

● 制用法　将消毒过的纱布浸于牛奶中。将纱布敷于伤口。

● 功　效

生津润燥。用治火灼致伤。

马铃薯汁

● 配　药　马铃薯适量。

● 制用法　将马铃薯去皮，洗净，切碎，捣烂如泥，用纱布挤汁。以汁涂于患处。

● 功　效

清热，防腐。用治轻度烧伤及皮肤破损。

四黄地榆膏

●配　药　黄蜡500克，生黄柏、生大黄各600克，姜黄、生地榆各250克，麻油1000克。

●制用法　上药按常规熬制成膏备用。使用时常规清创处理后以烫伤膏均匀外涂患处，创面以暴露为好。每日换药1次，后期隔日1次。

●功　效

活血生新。主治小面积深Ⅱ度以下烧伤、烫伤、铁水、火焰、电弧灼伤以及化学烧伤。

紫草麻油治烧伤

●配　药　紫草30克，生地榆20克，虎杖、当归各15克，黄柏12克，麻油500克。

●制用法　上药研磨，加麻油调匀，外涂患处。

●功　效

凉血解毒，生肌。主治烧伤。

乳香冰片治烧烫伤

●配　药　乳香、没药各20克，冰片1克，生蜂蜜150毫升。

●制用法　将乳香、没药、冰片研成细末加入蜂蜜中，调成糊状即可。对烧烫伤有水疱者，将水疱刺破一小孔排完水（孔不宜大，以防感染）之后，将受伤部位涂此药膏即可。每日1次。

●功　效

主治Ⅰ、Ⅱ度烧烫伤。

二黄珍珠贴

●配　药　黄连、黄柏各100克，珍珠母粉300克，地榆炭、丹参各150克。

●制用法　诸药烘干混合研成细末，装瓶消毒密封备用，用前根据创面大小，确定用药量，将药末加适量蜂蜜和水，文火煮成稠糊状后，加入适量的消毒纱布，调匀，冷却至微温即可使用。用药前先清洗去除创面的分泌物，敷上单层超出创缘约1厘米的药贴，并使之与创面紧贴，呈半暴露状，一般不需加敷料包扎，敷药后创面渗出多者，每日换药1次，渗出少者，隔3~5日更换1次，直至创面愈合，10日为1个疗程。

●功　效

活血化瘀，清热解毒，祛腐生新。主治烧伤残余创面。

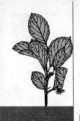

小贴士 ▽

烧烫伤患者的饮食原则：

1. 多食鸡蛋、豆类及其制品等易吸收的优质蛋白。

2. 少食辛辣刺激性食物，如辣椒、姜、蒜等。

3. 烧伤后，体内会有大量的热能消耗，创面有大量的蛋白质渗出，体重会随之下降。这时，及时合理的营养治疗显得极为重要。

4. 供给患者适量的蛋白质及热能、矿物质和微量元素、维生素、水分等，可减慢体重下降的程度，改善全身营养状况，加速伤口愈合和疾病恢复。同时可预防和减少并发症。

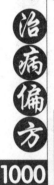

盗 汗
当归六黄汤方可见效

养生小课堂

医学上将在醒觉状态下出汗，称为"自汗"；将睡眠中出汗称之为"盗汗"。盗汗是中医的一个病症名，是以入睡后汗出异常，醒后汗泄即止为特征的一种病症。"盗"有偷盗的意思，古代医家用盗贼每天在夜里鬼祟活动，来形容该病症具有每当人们入睡或刚一闭眼而将入睡之时，汗液像盗贼一样偷偷的泄出来的特征。

盗汗的病人，有的一入睡即盗汗出，有的入睡至半夜后盗汗出，有的刚闭上眼睛一会儿即盗汗出。出的汗量，相差悬殊很大。中医认为，"汗为心液"，若盗汗长期不止，心阴耗伤十分严重。老年若出现轻度盗汗，可用当归六黄汤治疗。

当归六黄汤见于《兰室秘藏》，由当归、生地黄、熟地黄、黄柏、黄芩、黄连、黄芪等组成。原书指出此方为"治盗汗之圣药也"。后世医家对本方倍加推崇，认为此方为治疗盗汗之主方。

精选治病偏方

当归六黄汤

●配　药　熟地18克，生地15克，黄连、黄芩、黄柏各6克，当归12克，黄芪、菟丝子、龙骨、牡蛎各30克，桃仁、川断、桑寄生各15克。

●制用法　上药加水1600毫升煎至600毫升，留汁。每次200毫升，温服，日3次。连服7剂。

●功　效

本方可用于阴虚火旺，迫液外泄的自汗。因本方滋阴清热之力较强，又能直泻虚火，因此可以治疗阴虚火旺引起的盗汗。

百合莲子汤

●配　药　百合20克，莲子、冰糖各30克。

●制用法　百合、莲子洗净，放锅内加适量水，炖至百合、莲子烂熟，加入冰糖溶化后即可食用。每日1次，连服数日。可常服。

●功　效

补脾健胃，养心安神。治盗汗。

猪肾杜仲汤

●配　药　猪肾1个，杜仲20克，精盐适量。

●制用法　猪肾剖开，剔去筋膜，洗净切块，与杜仲一同入锅，加水炖熟，用精盐调味，吃肉喝汤。每日1剂。

●功　效

补肝肾，强筋骨，益精气。用治盗汗、耳聋、遗精、小便频数等。

五味雀肉

●配　药　麻雀5只，五味子3克，胡

椒粉、精盐、姜、花椒、葱、料酒各适量。

● 制用法 麻雀去毛、内脏，洗净。五味子洗净，与葱、姜、花椒、料酒同放入砂锅内，放麻雀，加水以浸没麻雀为度。武火烧开，文火炖约30分钟，起锅，滤去五味子及调料，调入精盐、胡椒粉即可食肉饮汤。

● 功 效

温补心脾。

黄芪羊肉汤

● 配 药 黄芪、怀山药各15克，羊肉90克，桂圆肉10克。

● 制用法 羊肉用沸水先煮片刻，捞出后用冷水浸泡以除膻味。用砂锅将水煮开，放入羊肉和3味中药同煮汤，食时调好味。饮汤吃肉。如无咀嚼能力，可煮成浓汤饮用。

● 功 效

健脾补虚，滋养敛汗。主治病后体虚盗汗。

肉麸汤圆

● 配 药 小麦麸100克，猪肉末、水磨糯米粉各250克，葱末、姜末、精盐、酱油各适量。

● 制用法 小麦麸与肉末、葱末、姜末等调料调成肉馅，水磨糯米粉加水适量，拌成软料，再与肉馅包成汤圆。煮熟后可随量食用。

● 功 效

用治虚汗、自汗、盗汗等。

加味牡蛎散

● 配 药 煅牡蛎、生黄芪各100克，麻黄根、五味子各50克。久病气虚加人参须6克；阴虚燥热加生地、白芍各10克；心悸眠差加酸枣仁、麦冬各10克。

● 制用法 上药研粗末，储瓶备用。每次10～20克，用浮小麦15克同煎，滤去渣热服，每日2次。

● 功 效

治夜寐盗汗，醒则汗止，气短神疲；气虚表弱，卫阳不固之证。

芪附汤

● 配 药 炮附子6克，炙黄芪12克。

● 制用法 水煎服，每日1剂。

● 功 效

温阳益气固表。治阳虚自汗、肢体倦怠、畏寒等。

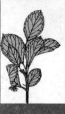

小贴士 ▽

若盗汗患者出汗较少,伴发症状不明显时,可自由活动。居室温、湿度要适宜,阴虚者应偏凉些,阳虚者应偏暖些,并应注意营养摄入,如阳虚者可食羊肉、蛋、乳等,阴虚者多食蔬菜水果,以加强营养。

出汗较多者,待汗出后可用干毛巾将汗擦干,但仍需盖好衣被,不要袒胸露背,以致当风受寒,又受外感。经常保持衣被、床单干燥清洁,汗湿后要勤换勤晒。患者在汗出后宜安静休息,多饮水或淡盐水,以恢复体力。

扭 伤
桃仁杜仲消肿散瘀

第9章 急症杂症精选偏方——少一份意外,多一份幸福

养生小课堂

老年人发生扭伤的概率比较高,一旦发生足踝部或腰部扭伤,及时的诊断和处理是非常重要的。首先要分清伤势的轻重。如果扭伤后能持重站立,勉强走路,说明只是轻度扭伤,可自行处置;如果脚扭伤后活动时有剧痛,不能持重站立或挪步,疼痛处逐渐肿起来,说明可能扭伤到骨头,应立即去医院诊治。

还要正确使用热敷和冷敷。扭伤初期,毛细血管破裂,此时可用冷敷,使血管收缩凝血。24小时后,破裂血管流血停止,这时可用热敷,促使扭伤处周围的瘀血消散。

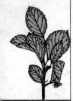

正确按揉扭伤局部。扭伤初期，以在血肿处做持续的按法为好；24小时后做揉法，以肿处为中心，向周围各个方向擦揉。扭伤发生时，不需内服药，不宜外敷活血的药物，以免血流更多，肿胀更大。可服用偏方"桃仁杜仲汤"，此方对老年人扭伤有缓解作用。

精选治病偏方

桃仁杜仲汤

● 配 药 红花、桃仁、羌活、赤芍、川断、木瓜、小茴香、破故纸各9克，炒杜仲15克。

● 制用法 水煎服，每日1剂，日服2次，以黄酒为引，饭后服用。

● 功 效 补肾壮腰，理气止痛。主治腰部损伤，伤及肾气。

栀黄酒

● 配 药 栀子60克，大黄、乳香、没药、一支蒿各30克，樟脑饼1个（约7克），白酒适量。

● 制用法 将上药装入瓶内，加白酒适量（以淹没药物为度）浸泡15天，密闭。以软组织损伤的范围、疼痛面积的大小，剪相应大小的敷料块浸入药液，拧成半干，敷于患处，再盖以敷料，用胶布固定，24小时换药1次，轻者1~2帖愈。重者2~4次即愈，用4次以上无效者则停用。

● 功 效 治疗各种闭合性软组织损伤，挫伤，撞伤，无名肿毒，肋间神经痛。

土鳖虫酒

● 配 药 土鳖虫7个，白酒30毫升。

● 制用法 先将土鳖虫焙干，白酒浸泡1昼夜后，去土鳖虫渣。上酒分作3份内服，日服3次。

● 功 效 用于治疗腰部扭伤。土鳖虫即䗪虫，始载于《本经》，具有破坚逐瘀、疗伤止痛的功效，故入酒能治闪挫。

解痉汤加味

● 配 药 白龙须15~20克，钩藤根、当归尾、伸筋草各15克，紫丹参、

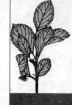

炙甘草各20克，制乳没各6~10克，延胡索、川续断各12克，白芍35克，生麻黄、草红花各3克，熟地18克，香附10克。

●制用法 水煎服，每日1剂，日服2次。

●功效

行气活血，舒筋解痉。

穿山龙药酒

●配药 穿山龙600克，白酒1000毫升。

●制用法 取穿山龙切成片，加白酒浸泡15日。过滤后室温下静置48小时，再过滤。得滤液分装，每瓶100毫升或200毫升。口服，每次服10毫升，每日2次。

●功效

舒筋，活血，止痛。用于跌打损伤、扭腰岔气、风湿证等。

建曲酒

●配药 建曲100克，黄酒200克，白酒200毫升。

●制用法 上3味共合1处，泡2小时即成。每日1次，每次50毫升，也可依自己酒量饮用。

●功效

主治急性腰扭伤。

神曲酒

●配药 神曲、老酒各适量。

●制用法 陈久神曲一大块，烧通红，淬老酒，去神曲。服后仰卧片刻，见效再服。

●功效

治闪挫腰痛，不能转侧。

小贴士▼

扭伤后的错误做法：

1. 足踝部扭伤后，立即热敷。当足踝部有了扭伤、骨折或者脱位时，不要立即热敷，因为热敷会引起血流加快，导致软组织肿胀，使神经受压，产生更深的痛感。

第9章 急症杂症精选偏方——少一份意外，多一份幸福

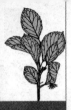

正确做法：一旦足踝部扭伤，应立即给予冷敷（最好是冰块加水），可用毛巾包裹冰袋，敷于受伤表面，对防止局部组织过度肿胀和减轻疼痛能够起到很好的作用。在没有冰块的情况下，可以买些冰棍雪糕，砸碎后敷于伤处，同时尽快就医。

2. 用姜和酒推擦扭伤的脚踝。扭伤脚踝、手腕等部位时，民间的一些方法是用手掌去按摩，或用姜和酒去推擦，这些方法都会促使受伤软组织的血管扩张，血流加快和增加渗出，加剧局部的肿胀和疼痛。

正确做法：一旦发生扭伤，应该抬高及固定损伤部位，并进行冷敷，以减轻肿胀和疼痛，同时，应该尽快找专业医师诊治。

另外，脚踝部扭伤时需要立即停止行走、运动等活动，取坐位或卧位，另外可用枕头、被褥或衣物、背包等把足部垫高，以利静脉回流，从而减轻肿胀和疼痛。

中　暑

藿香香薷解暑快

养生小课堂

中暑是指在高温环境下人体体温调节功能紊乱而引起的以中枢神经系统和循环系统障碍为主要表现的急性疾病。除高温、烈日曝晒外，睡眠不足、过度疲劳等均可导致中暑。老年人耐热能力差，尤易发生中暑。

中暑前，一般都会出现先兆症状，比如头痛、头晕、口渴、多汗、四肢无力发酸、注意力不集中、动作不协调等症状，体温正常或略有升高。如及时转移到阴凉通风处，补充水和盐分，短时间内即可恢复。

轻度中暑时，人的体温往往在38℃以上。出现头晕、口渴等现象，伴有面色潮红、大量出汗、皮肤灼热等表现，或出现四肢湿冷、面色苍白、血压下降、脉搏增快等表现。如及时处理，往往可于数小时内恢复。

夏季气候炎热，老年人可常用藿香、薄荷、香薷煎水饮用。香薷有发汗解表、和中利湿的功效，可用于暑湿感冒的治疗；藿香可祛暑解表、化湿和胃，主要用于夏令感冒、寒热头痛；中医也认为薄荷性凉味辛，有宣散风热、清头目、透疹之功。

精选治病偏方

三叶方

●配　药　藿香叶、香薷叶、薄荷叶各10克。

●制用法　加水淹没药物为度，煎开即可，煎时加盖。日服2次，早、晚服用。

●功　效

本方适用于治疗中暑，有消暑清神、健脾醒脑的作用，对已中暑者尤为适用。

三花方

●配　药　野菊花、荷花各10克，茉莉花3克。

●制用法　将上述3种花洗净后以沸水冲泡，加盖稍冷后当茶饮。

●功　效

本治疗中暑方清暑解热，芳香开窍，可去心胸烦热。

银花茯苓方

●配　药　金银花10克，土茯苓20克，生蚕豆30克。

●制用法　加水煎煮，以蚕豆煮熟为度，饮汁食豆。

●功　效

本治疗中暑方消暑健身，清热解毒，尤宜暑天好生痱子、水疱者食用。

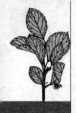

藿香粥

●配　药　藿香15克，粳米50克。

●制用法　将藿香加水150~200毫升；煮2~3分钟，过滤去渣；再把粳米淘净熬粥，将熟时加入藿香汁再煮沸2~3分钟即可。每日2次，温食。

●功　效

本治疗中暑方解表邪，化里湿，对中暑高热、消化不良、感冒胸闷、吐泻等症，有较好的防治作用。

荷叶银耳羹

●配　药　鲜荷叶、鲜银花、鲜扁豆花、丝瓜皮、竹叶、琼脂各15克，白糖200克，银耳20克。

●制用法　将上述各味中药洗净后，药入锅，加水煎成药汁，澄清去沉渣。把锅洗净，加入药汁、琼脂、银耳、白糖溶化后，放入冰箱凝成冻，取出划块即成。1天2次，餐前用。

●功　效

清凉爽口，消热解暑，滋阴润肺。适用于暑热耗伤气阴所致身热口渴、头昏眩微胀等症。

银花山楂膏

●配　药　金银花、菊花各250克，山楂100克，白糖500克。

●制用法　将银花、菊花择洗干净，与山楂一同放入锅中，放清水适量，烧开水后小火煎半小时，倒出药汁，再把药汁、白糖充分拌匀，入冰箱冷冻划块即成。1天2次，餐前服用。

●功　效

本治疗中暑方清热解毒，散风清肝，适用于夏天泻痢、流感、疮疖、痱毒等症。

银花粥

●配　药　银花30克，粳米50克。

●制用法　将银花水煎去渣，取浓汁约150毫升，再加水300毫升与粳米煮成稀粥。早、晚2次温服，夏秋季服用尤为适宜。

●功　效

本治疗中暑方清热、消暑、除烦，可防治中暑、风热感冒、头痛目赤诸症。

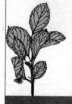

小贴士

有助于避暑的饮食：

1. 多用醋、大蒜、生姜、芥末等酸、辛、香等作料，可起到清瘟杀菌、解毒和增强食欲的作用。

2. 可多吃生姜，有利于食物的消化吸收，对心脏、血管有一定的刺激作用，能帮助汗液排泄通畅，对防暑有一定的好处。

3. 补充蛋白质，夏季人体营养消耗大，代谢机能旺盛，要常吃些富含优质蛋白质又易于消化的食品，如蛋、鱼及含脂肪少的肉类、豆制品、牛奶等。

4. 可多吃些新鲜蔬菜和水果，如西红柿、西瓜、甜瓜、水蜜桃、李子、杨梅等，以补充维生素。

第9章 急症杂症精选偏方——少一份意外，多一份幸福

跌打损伤
小磕小碰用三七

养生小课堂

生活中，一些意外的跌打损伤常常会让老年人手足无措。跌打损伤是指人因跌、打、磕、碰等原因而受的伤，如刀伤、枪伤、跌倒伤、刺伤、擦伤、运动损伤等，都属于跌打损伤。伤处有疼痛、肿胀、出血或骨折、脱臼等症状。当然，如果受伤严重一些，还会造成内脏损伤。如果治疗不及时，轻则会留下不同程度的后遗症，重则可迅速致死。面对这些不可避免的伤害，老

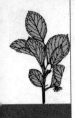

年人一定要及时处理。

三七可用于各种跌扑瘀肿。三七为五加科植物三七的根，味甘，微苦，性温，无毒，归肝、胃、心、肺、大肠经。有止血、散瘀、定痛的功能，适用于瘀血阻滞导致的跌扑瘀肿、胸痹绞痛、癥瘕、血瘀等。

精选治病偏方

姜黄三七敷

●配　药　生大黄、生栀子、姜黄、土鳖虫各150克，生川乌、生草乌、生南星、生半夏各100克，三七、乳香、没药、青陈皮各50克，白酒适量。

●制用法　将上药共研为极细末，装入瓶内备用。用时，根据受伤部位大小，取药末用白酒调匀外敷患处，每日3～4次。外敷药后局部用热水袋外烫药物，效果更佳。

●功　效

主治跌打损伤。此方与白酒搭配，有舒筋活血的作用，有助于瘀肿处的恢复。

生地黄酒

●配　药　生地黄汁、白酒各500毫升，桃仁适量。

●制用法　将桃仁去皮尖后研膏备用，生地黄汁、白酒同入锅中煎煮至沸，再放桃仁膏入内，煎数沸，去渣，收储备用。每次温服10～15毫升，任意服用。

●功　效

活血化瘀。桃仁味苦，具有泻血热、滋肠燥之功，可活血祛瘀、润肠通便。用于跌打损伤、肠燥便秘等。

韭菜根饮

●配　药　韭菜根60克，白酒50毫升。

●制用法　韭菜根切碎，用纱布绞汁，再将所取汁液与白酒相混合，空腹饮用。每次1剂，早、晚各1次。

●功　效

对于跌打损伤有效。中医认为，韭菜根有温中散寒、活血化瘀、止血等功效。

跌打风湿药酒

●配　药　勒党根75克，小棵蔷薇根7.5克，山花椒根40克。

●**制用法** 上药用三花酒（50度白酒）500毫升浸半个月后即可。急性扭挫伤，口服。首次100毫升，以后每次50毫升，每日2次。同时适量外擦。风湿关节痛、腰部劳损、晚睡时服100毫升，或每日2次，每次50毫升。20日为1个疗程，病重者可连续服1～2个疗程。出现咽喉燥热，停药数日后，可继续服用。

●**功　效**

散风祛湿，活血止痛。用于急性挫伤、风湿性关节痛、腰部劳损。

活血酒治跌打损伤

●**配　药** 当归、川芎各15克，白芷、桃仁、红花、丹皮、乳香、没药各9克，泽泻、苏木各12克。

●**制用法** 上药泡酒服效果更好，不能饮酒者水煎服。

●**功　效**

止痛活血，逐瘀消肿。适用于跌打损伤。

生栀子鸡蛋清治扭伤

●**配　药** 生栀子30～50克（研细末），鸡蛋清1个，面粉、白酒各适量。

●**制用法** 上药共调成糊状，贴在扭伤部位，用草纸（或棉垫、布类）覆盖，绷带固定，于扭伤当天敷药后休息，次晨取掉，不必辅用其他疗法。

●**功　效**

治扭伤。本法对陈旧性扭伤效弱，必须在1～5天内扭伤者效果方佳。本方不适合开放性软组织挫损伤者。

丹参红花糊

●**配　药** 生大黄100克，丹参、红花各60克。延胡索40克，冰片10克，蜂蜜、75%的酒精各适量。

●**制用法** 将上药共研为细末，装入瓶内备用。用时取药末适量，用蜂蜜和75%的酒精各半制成糊状，均匀地敷于患处，再用绷带包扎固定，每日换药1次。

●**功　效**

活血化瘀，舒筋通脉。适用于外伤所致筋骨、肌肉疼痛，局部肿胀青紫，屈伸不利者。

降枝散治不完全断指

●**配　药** 降香、荔枝核各等份。

●**制用法** 将上药焙干，研细，过100目筛成粉，调匀备用。伤口清洗缝合，撒上该药粉，7天左右拆线，一般不需他法处理。

● 功 效

止血定痛，消肿生肌。荔枝核具有行气散结、散寒止痛的功效。而降香则具有化瘀止血、理气止痛的功效。二者合用，可消肿生肌，快速止血定痛。

药桃树枝敷

● 配 药 黄枝子2份，乌药、桃树枝心、樟树枝心各1份，面粉、50%的酒精各适量。

● 制用法 将上药分别晒干，研成细粉，分装保存备用。用时，以水和50%的酒精调成糊状，再加上适当的面粉，混合搅匀。然后摊在塑料布上（用药量根据扭伤的面积而定），厚约0.3厘米，外敷于患处，用绷带包扎固定，以防药液外溢。冬季可2~3天换药1次，夏季1~2天换药1次，以保持其湿润。

● 功 效

温经通络，活血化瘀。乌药可起到行气活血、消肿止痛的效果。还可配合桃红四物汤使用，不仅有活血化瘀的作用，还能起到行气活血的功效。但用量一般在12克左右。

小贴士▼

跌打损伤的处理要点：

1. 不能随便扭动：人们在扭伤四肢的时候，常常会不由自主地转动或者按摩，然而这很可能会使损伤的部位症状加重，尤其在没有进行确切的诊断之前，更不应该随便活动已经扭伤的部位。

2. 不能热敷：很多人认为，跌打损伤后，用热毛巾敷在疼痛的部位会减轻疼痛。其实这是错误的，因为毛细血管破裂后，热敷会使血管进一步扩张，血肿会变得更厉害，影响伤口愈合。而冷敷可以控制毛细血管出血量，如果觉得疼痛难忍可以用冰块冷敷。

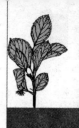

蚊虫叮咬

有艾草，蚊虫不咬

第9章 急症杂症精选偏方——少一份意外，多一份幸福

养生小课堂

炎热的夏季，蚊虫叮咬是最常见的困扰。由于蚊虫太多，老年人发生皮肤过敏的机会也随之增高。被蚊虫叮咬后，大部分人表现为叮咬部位的暂时性反应，如轻度红肿、疼痛。这种情况，如果皮肤无感染，只要用肥皂和清水冲洗，使用冰块冷敷即可，一般30~60分钟后就会好转。

蚊虫叮咬后，若有奇痒、烧灼或痛感出现，则可能是因蚊虫叮咬引起的皮炎。中医药治疗皮炎有很多方法，比如说内治宜清热利湿解毒，外治可选用清凉油、风油精等。

蚊虫叮咬后久痒不消，可用艾草治疗。艾草属菊科多年生草本植物，是我国传统中医常用的中草药。艾蒿具有特殊的香味，做成馨香枕头，有安神、帮助睡眠、解乏的功效；熬成汁，兑水稀释后沐浴，可消除皮肤过敏导致的小红疙瘩。夏季熏艾草还可以驱蚊蝇、灭菌消毒。

精选治病偏方

七叶一枝花方

●配　药　七叶一枝花30克，白酒250毫升。

●制用法　七叶一枝花洗净后用白酒浸泡，待酒成黄色后，涂在被叮咬的地方。

●功　效　七叶一枝花又名轮叶王孙，可止痒消肿。

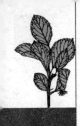

艾草方

●配 药 取新鲜艾叶50克（干艾叶25克）。

●制用法 艾叶加水1000毫升煮沸，将药液倒入澡盆中，加凉水适量调至适宜水温（37℃左右）即可沐浴，每次30分钟，一般连续洗浴2天就可以止痒。

●功 效

艾叶味苦、辛，性温，能温通血脉，驱逐寒湿而止痒。现代医学的药理研究表明，艾叶是一种广谱抗菌抗病毒的药物，对很多病毒和细菌都有抑制和杀伤作用。

西瓜皮方

●配 药 西瓜皮适量。

●制用法 用西瓜皮在叮咬部位反复涂抹1分钟，再用清水洗净即可。

●功 效

止痒，消肿。

苯海拉明注射液

●配 药 苯海拉明注射液适量。

●制用法 在蚊虫叮咬后的地方抹上苯海拉明注射液，24小时内涂抹3～5次，即可止痒。

●功 效

对局部红、肿、热、痒现象有抑制效果。

阿司匹林止痒方

●配 药 阿司匹林适量。

●制用法 被蚊子叮咬后，可将1～2片阿司匹林研碎，用少许凉开水溶化，搅拌成糊状，涂在被蚊虫叮咬的地方，马上就可止痒。

●功 效

止痒。

生姜片

●配 药 新鲜生姜适量。

●制用法 新鲜生姜切片，摩擦蚊子咬伤之处。

●功 效

止痒，杀菌。

肥皂涂抹止痒方

●配 药 肥皂适量。

●制用法 在叮咬处用肥皂反复涂抹。

●功 效

蚊虫叮咬时，在蚊子的口器中分

泌出一种有机酸——蚁酸。这种物质可引起肌肉酸痒，而肥皂含高级脂肪酸的钠盐，这种脂肪酸的钠盐水解后显碱性。肥皂的碱性与蚁酸的酸性中和后可迅速消除痛痒。

苦杏仁油

●配　药　苦杏仁适量。

●制用法　将苦杏仁放在火中烧，把硬壳烧焦，但杏仁不能烧糊，挤杏仁油涂抹患处，几次后就可好转。

●功　效

止痒，消炎。

白胡椒方

●配　药　白胡椒 20 克，60 度白酒 100 毫升。

●制用法　白胡椒捣碎浸泡在白酒中，将容器密封置于阳光下曝晒 3～7 天，即可搽蚊虫叮咬处，每天 1～2 次。

●功　效

镇痛，止痒，消肿。

雄黄方

●配　药　雄黄 10 克，大蒜（去皮）10 头，60 度白酒 200 毫升。

●制用法　将大蒜、雄黄浸泡在白酒内，待 10 天左右，即可搽蚊虫叮咬处，每天 1～2 次。

●功　效

解毒，镇痛，止痒，消肿。

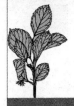

第 9 章　急症杂症精选偏方——少一份意外，多一份幸福

小贴士 ▼

蚊虫叮咬后慎用风油精。

风油精是居家必备的药品，但是很少有人知道使用风油精也会出现过敏反应。凡对风油精过敏者，涂擦皮肤后可能会出现色素沉着的后果，影响美观。另外，外用风油精时注意不要将药液误入眼内。用后拧紧瓶盖，以防止药物挥发。药品性状发生改变时要禁止使用。

一般情况下风油精可外用给药，但必要时也可口服，成人一次 4～6 滴。但有报道成人因长期服用本品而成瘾，应引起人们注意。

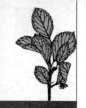

破伤风
天南星防风治可镇静

养生小课堂

破伤风是一种由破伤风杆菌经伤口侵入机体而引起的急性特异性感染疾病。本病是风毒自创口而入，袭于肌腠筋脉，内传脏腑，筋脉拘挛，产生大量外毒素而作用于中枢神经系统。其症发前一般表现为乏力、多汗、头痛、嚼肌酸胀、烦躁，或伤口有紧张牵拉感觉；多是由头面开始，扩展到机体和四肢，临床表现为牙关紧闭、语言不清、张口困难等，有的还会出现发热、头痛、畏寒等症状。严重者可因身体衰竭、窒息或并发肺炎而危及生命。

破伤风是一种历史较悠久的梭状芽胞杆菌感染，通常情况下，深而小的伤口，尤其是由于带有铁锈、土壤的东西刺入体内需要打破伤风抗毒素。因此，老年人若因利物导致皮肤破损，首先应正确及时处理伤口。伤后尽早去医院进行清创，若伤口较深，则需要考虑接受疫苗。除此之外，还可以用中药偏方进行辅助治疗，帮助恢复。

精选治病偏方

天南星防风散

●配 药 天南星、防风各等份，温酒适量。

●制用法 前味汤洗7次，后味去叉股，2者共研为细末。如破伤，以药敷贴疮口，然后以温酒调下3克。如牙关急紧，角弓反张，用药6克，童子便调下，或因相打头伤，内有伤损之人，以药6克，温酒调下。

● 功 效

天南星有加强镇痉熄风的作用，适用于破伤风及跌打损伤。

鱼鳔散

● 配 药 鱼鳔胶 10～15 克，黄酒 120 克。

● 制用法 将鱼鳔胶用线捆扎数周，用草燃烧，烧焦后，放土地上晾干，研末。用黄酒煎开冲服，见汗即愈。

● 功 效

祛风邪，消肿毒。适用于破伤风。

大河蟹治破伤风

● 配 药 大河蟹 1 个，黄酒适量。

● 制用法 大河蟹去壳，捣烂。用黄酒冲服，出微汗。

● 功 效

清热，散风。适用于破伤风。

蜈蚣三草治破伤风

● 配 药 玉竹草（又名哨子草）30 克，五爪风（又名蛇含草）、车前草各 20 克，蜈蚣 10 克。

● 制用法 每日 1 剂，煎水频频饮用。

● 功 效

解毒，驱风，镇痉。主治破伤风。

蒲公英金银花治破伤风

● 配 药 蒲公英、金银花、当归、败酱草各 30 克，连翘 20 克，僵蚕、栀子各 12 克，蜈蚣 3 条。

● 制用法 上药水煎 3 次后合并药液，分早、中、晚 3 次口服，每日 1 剂。

● 功 效

清热活血。主治破伤风。

芪归白芍饮

● 配 药 黄芪、当归、生地、僵蚕、钩藤（后下）、大贝母各 15 克，白芍 25 克，制白附子、全蝎粉（分 2 次吞服）、制南星各 5 克，甘草 10 克。

● 制用法 每日 1 剂，水煎服。

● 功 效

活血通脉，清热化痰。主治破伤风。

蝉衣蜈蚣散

● 配 药 蝉衣 20 克，全蜈蚣、僵蚕各 12 克，辰砂、胆星、竺黄各 6 克，巴比妥片 10 克。

● 制用法 将上药合研为细末，每次服 6 克，每日 2～3 次。

● 功 效

宣通经络，驱风镇痉解毒。主治破伤风。

第 9 章 急症杂症精选偏方——少一份意外，多一份幸福

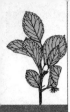

> **小贴士** ▽
>
> 破伤风患者的饮食禁忌：
>
> 1. 忌食辛辣刺激食物，如辣椒、咖喱、芥末等可刺激神经兴奋，易诱发肌肉痉挛、强直，故应忌食。
>
> 2. 忌食辛热食物，如辣酱、羊肉、狗肉等，易助火生风，可使病情加重，故应忌食。
>
> 3. 忌酗酒、饮咖啡及浓茶：这些食物可刺激神经兴奋，诱发肌肉痉挛，不利于病人康复。
>
> 4. 忌食油腻食物，如动物脂肪、肥肉等，不利于消化，致恶心、呕吐而加重病情。
>
> 5. 忌食坚硬、油炸食品：如油炸猪排、牛排等，可使吞咽更加困难。

鼻出血
桑菊薄荷饮泻火止血

养生小课堂

鼻出血，又称"鼻衄"，是临床常见的一种症状，可由多种原因引起，如外伤、鼻中隔偏曲、肿瘤及全身性疾病等。出血部位多发生在鼻中隔前下部，轻者仅涕中带血，重者大量出血，甚至引起休克，反复出血还可发生失血性贫血。

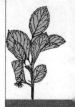

中医认为流鼻血是由于人的气血上逆导致的。鼻属于肺窍，鼻子出现病症，一般来说，与肺和肝等部位出现异常有着很大的关系。当人的气血上升，特别是肺气较热时，人就会流鼻血。肺气过热时，人的眼底也会带血或出血。上火和流鼻血的原因是一样的，都是气血上逆导致的结果。

从中医学的角度来说，体内燥热也有可能引起流鼻血。如果经常流鼻血外，亦患有鼻敏感，流出黄色或绿色的鼻涕，又或嘴唇经常殷红、有口气，便是体内燥热。这种状况就可用桑菊薄荷饮治疗。

精选治病偏方

桑菊薄荷饮

● 配 药　冬桑叶10克，菊花5克，薄荷3克。

● 制用法　开水冲泡，约5分钟后即可饮服。不拘时，不拘数。

● 功 效

清泻肺热，凉血止血。适用于燥热型鼻出血。

猪蹄黑枣汤

● 配 药　猪蹄1只，黑枣500克，白糖250克。

● 制用法　猪蹄洗净，入黑枣同煮，加糖。分数天食完，连服2～3剂。

● 功 效

健脾益气，养胃止血。适用于肝阴肾虚型鼻出血。

甘蔗雪梨汁

● 配 药　甘蔗汁500毫升，雪梨汁250毫升。

● 制用法　上2味混合均匀即成。每日2～3次分服。

● 功 效

清热凉血。治鼻出血。

生鸡蛋萝卜汁

● 配 药　鲜生鸡蛋1枚，白萝卜240克，白糖120克。

● 制用法　鲜生鸡蛋于中午12时生服；萝卜切碎，放白糖浸泡，取汁内服。

● 功 效

止血。主治鼻出血。

第9章 急症杂症精选偏方——少一份意外，多一份幸福

丹芍茅花汤

●配 药 粉丹皮、生白芍药、黄芩各9克，白茅花、蚕豆花、仙鹤草、旱莲草各12克。

●制用法 水煎服。每日1剂，分3次服。

●功 效

清热敛阴，平肝抑阳，化瘀止血。适用于热证型鼻出血。

茅根止血汤

●配 药 白茅根30克，生地黄15克，丹皮10克。

●制用法 上药加水400克，煎取药汁。每日1剂，4剂为1个疗程。

●功 效

清热凉血止血。适用于鼻出血。

萱草姜茶

●配 药 生姜汁1份，萱草根汁2份。

●制用法 上药混合，每次15毫升，每日2次，温开水送服。

●功 效

适用于阴虚火旺型鼻出血，症见鼻中出血、咽干口渴等。

木贼液

●配 药 木贼适量。

●制用法 木贼水煎成浓液，往鼻腔内滴注。

●功 效

适用于经常鼻出血。

藕粉菊花汤

●配 药 菊花、旱莲草各15克，藕粉30克。

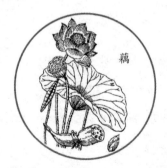
藕

●制用法 前2味煎汤，趁热冲藕粉，加白糖调服。

●功 效

适用于鼻衄肝火上扰证。

石膏知母散

●配 药 生石膏30克，知母、麦冬各15克，黄芩、牛膝各12克。

●制用法 以上5味共研细末，备用。

用时取药末适量，用凉开水调和成糊状敷于脐部，然后用消毒纱布覆盖，再用胶布固定，隔日换药1次。

● 功　效

清泄肺胃，止血生津。适用于鼻出血，症见血色鲜红，鼻干口渴，烦躁便秘，舌红苔黄，脉数。

大黄乌贼骨粉

● 配　药　大黄2份，乌贼骨1份。

● 制用法　大黄炒炭存性后同乌贼骨一块研为细末。用时取此粉3～5克，黏附于油纱条上，填塞患侧鼻腔。出血较少、部位明显者，隔日换药；出血较多、部位不明显者，可3天换药1次。

● 功　效

止血生津。治鼻出血。

葫芦子酒

● 配　药　苦葫芦子（捣碎）30克，白酒150毫升。

● 制用法　葫芦子置于净瓶中，用白酒浸之，经7日后开口，去渣备用。用时，取少量纳鼻中，每日3～4次。

● 功　效

清胃泻热，凉血止血。适用于血热引起的鼻出血。

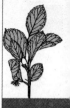

第9章　急症杂症精选偏方——少一份意外，多一份幸福

小贴士 ▼

鼻子的保养知识：

1. 鼻出血患者不要常用手指挖鼻孔，它会使鼻毛脱落，黏膜受伤，血管破裂，引起出血。

2. 鼻子干燥不舒服时，可用毛巾或棉花蘸温开水轻擦一下，也可以用开水的蒸汽熏一熏。

3. 要避免外伤及头部、鼻部的强烈震动和冲撞。

4. 多喝水，多吃新鲜蔬菜、水果，使鼻黏膜保持湿润，增加抵抗力。少进或忌食烟、酒、辛辣刺激性食品。体热者，少食辛热食品如芥、韭、雪里红、榨菜之类。

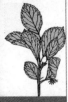

蜂蜇伤
家常食材可解毒

养生小课堂

夏秋之际，蜂蝶类昆虫的活动高蜂期到来，此时老年外出时易被小区绿地或是公园中安居的蜂虫蜇伤。尤其是一些有毒的蜂虫，对老年人的健康构成很大威胁。

蜂有蜜蜂、黄蜂、大黄蜂及土蜂之分。不管是哪种蜂，雌蜂的尾部均有毒腺及蜇针。蜇针本为产卵器的变形物，可由它注毒液到人体。蜜蜂的毒刺上尚有逆钩，刺入人体后，部分残留于伤口内。黄蜂的刺则不留于伤口内，但黄蜂蜇伤较蜜蜂严重。雄蜂之毒腺及蜇针不伤人。

蜂毒主要含有蚁酸、神经毒和组胺。人被蜇伤后，主要是局部剧痛、灼热、红肿或水疱形成。被群蜂或毒力较大的黄蜂蜇伤后，症状较重，可出现头晕、头痛、恶寒、发热、烦躁、痉挛及晕厥等。少数可出现喉头水肿、气喘、呕吐、腹痛、心率增快、血压下降、休克和昏迷。

蜂蜇后，可用一些家庭常见的材料诊治，比如生姜、白酒、肥皂等。这些家常食材对蜂蜇都有一定的疗效。

精选治病偏方

生姜方

- 配　药 生姜30克。
- 制用法 捣烂敷患处。
- 功　效 治蜂蜇伤。

白酒方

● 配 药 白酒30毫升。

● 制用法 放杯中加热，外涂患处。

● 功 效

可止痒、消炎。

芽茶明矾末

● 配 药 芽茶、明矾各等份。

● 制用法 共研细末，凉开水调服9克，或涂伤口。

● 功 效

治蜂蜇伤。

古钩藤方

● 配 药 古钩藤15克，鲜六月棱叶7.5克，鲜枫树嫩叶7.5克。

● 制用法 共捣烂外敷伤处，数分钟换药1回，以吸尽毒汁，至伤口不痛为止。

● 功 效

古钩藤根和果实常用于祛风、止鼻血、消水肿；叶外用可治疮毒。此方可治蜂蜇伤。

鲜岗松方

● 配 药 鲜岗松适量。

● 制用法 捣烂敷于痛处。

● 功 效

本方适用于黄蜂蜇伤，也适用于蜈蚣咬伤、蝎子蜇伤。

斩龙草方

● 配 药 斩龙草茎、根60～90克。

● 制用法 水煎服。也可用鲜斩龙草嫩枝叶60～120克，捣敷患处。

● 功 效

本方适用于蛇咬伤、蜂蜇伤。

半枝莲方

● 配 药 大叶半枝莲60克，酒500毫升。

● 制用法 用酒将药浸泡1周备用。一般只用于外擦伤处，每天2～3次。全身症状严重者也可内服，每次50毫升。

● 功 效

治蜂蜇伤。

第9章 急症杂症精选偏方——少一份意外，多一份幸福

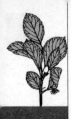

小贴士 ▽

1. 黄蜂有毒，但蜜蜂没有毒。被蜜蜂蜇伤后，要先剔出断刺。

2. 如果蜇伤处疼痛明显，取1%的盐酸吐根碱水溶液3毫升，加2%的利多卡因在蜇伤近端或周围皮下注射，可很快止痛消肿。

3. 如果被蜂蜇伤的患者出现全身性的反应，如：皮肤红肿、有水疱，可以口服抗组胺药及皮质固醇，也可服用季德胜蛇药片。如果患者有心悸、虚脱、呼吸困难或有休克症状的话，要及时进行抢救。

鸡　眼
生半夏消痞散结

养生小课堂

　　鸡眼是一种多见于足底及足趾的角质增生物，呈灰黄色或蜡黄色，是足上较突出部分的皮肤长期受压或摩擦发生的局限性角层增厚。其尖端渐深入皮层，圆形基底裸露皮外，坚硬如肉刺，行走时因鞋过紧，或脚部先天性畸形，长期重心固定，使尖端压迫神经末梢，产生疼痛。

　　鸡眼治疗方法有很多种，比如中医偏方治疗法、食疗药膳、手术治疗法等，具体有：药物腐蚀、中药贴敷、穴位注射治疗、火针、熏灼、液氮冷冻、激光及电灼烧法、挖除术、切除术等。若鸡眼的症状不是很严重，宜选择偏方治疗，比如生半夏贴，有消痞散结的功效，使用起来既方便又轻松。

精选治病偏方

生半夏贴

● 配　药　生半夏100克。

● 制用法　将生半夏晒干后，研为极细末，装入瓶内密闭备用。用时，先将鸡眼浸温水中泡软，削去角化组织，以有渗血为度，放上生半夏粉，并用胶布贴上，1周内即可脱落。如未脱落，可如同前法再用1次。

● 功　效　本品外用能消肿止痛，消瘀散结。主治鸡眼。

蜈蚣乌梅液

● 配　药　干蜈蚣30条，乌梅9克，菜籽油或香油适量，1%的盐水适量。

● 制用法　将蜈蚣、乌梅焙干，共研细末，装入瓶内，再加入菜籽油或香油（以油浸过药面为度）。浸泡7～10天后，即可使用。用时先以1%的盐水浸泡患部15～25分钟，待粗皮软化后，剪除粗皮（以见血丝为宜），再取适量药膏调匀，外敷患处，用纱布包扎，每12小时换药1次。

● 功　效　通络止痛，解毒散结。主治鸡眼。

六味鸡眼膏

● 配　药　五倍子、生石灰、石龙脑、樟脑、轻粉、血竭各1克，凡士林12克。

● 制用法　各研细粉，用凡士林调匀（可加温）成膏即成。先用热水泡洗患处，待鸡眼外皮变软后，用刀片仔细刮去鸡眼的角质层，贴上剪有中心孔的胶布（露出鸡眼），敷上此药，再用胶布贴在上面。每日换药1次。

● 功　效　杀菌解毒，散结止痛。主治鸡眼。

荸荠葱白贴

● 配　药　荸荠1枚，葱白1根。

● 制用法　将荸荠、葱白去皮，捣烂如泥。敷于鸡眼处，用卫生布包好。每晚睡前洗脚后换药1次。

● 功　效　软结蚀疣，使皮肤角化细胞软化脱落。适用于鸡眼。

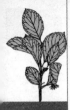

紫果敷

●配 药 紫果、食盐各适量。

●制用法 紫果加盐适量捣烂,先把鸡眼厚皮刮去后,用此药外敷患处。每日4～6次。

●功 效

消肿解毒。治鸡眼。

消赘液

●配 药 骨碎补、补骨脂各9克,巴豆30克,鸦胆子20克,95%的酒精1000毫升。

●制用法 将上药置于酒精中浸泡7天,去渣,用时用药棉蘸药液涂擦患处,每次4～6分钟,每日2～4次,一般3～7天即可痊愈。

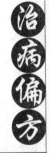

●功 效

祛腐消赘。适用于鸡眼。

无花果贴

●配 药 未成熟的无花果适量。

●制用法 捣烂。敷于患处。每日换药2次,数日见效。

●功 效

消肿解毒。治赘疣、鸡眼。

糯米膏

●配 药 糯米100克,15%的氢氧化钾液250毫升。

●制用法 将糯米泡入氢氧化钾液,隔24小时后捣成透明药膏。用胶布挖孔套在患处,保护皮肤,露出鸡眼后,直接涂药,再盖胶布固定,3日换药1次,脱落为止。

●功 效

主治鸡眼。有轻微腐蚀效果。

红花艾叶方

●配 药 红花5克,艾叶25克,食醋100毫升,花椒20粒,盐2勺。

●制用法 每日1剂,用纱布包裹,加水煮开,趁热泡脚15～30分钟。

●功 效

去除死皮。主治鸡眼。

乌梅醋

●配 药 乌梅、米醋各等份。

●制用法 将乌梅去核取肉并切碎,放入米醋中密封24小时即可使用。用药前先用温开水浸泡患处,用刀刮去表面角质层,再涂药膏。每日换药

1次,连用3~5日即可见效。

● 功 效

蚀恶肉,去死肌。治鸡眼。

升麻地骨皮膏

● 配 药 升麻、地骨皮、红花、鸦胆子、花蕊石、凡士林各适量。

● 制用法 将上药研极细末,用凡士林调成膏状。用消过毒的刀片将茧肉层层削掉呈网状点,直至有血渗出为度。然后,将药膏敷于患部,包扎,2天换药1片。待茧肉呈腐白色后,在水中浸泡,用手术刀拔取,即可得一豆粒大带有瘀血点的硬蕊。无须再敷他药;患处自可愈合,鸡眼根除。

● 功 效

清热解毒,止痛散结。主治鸡眼。

橡皮膏贴

● 配 药 橡皮膏适量。

● 制用法 用热水把鸡眼泡软发白后,将上边的老皮用小剪刀剪去,然后把橡皮膏剪成比鸡眼大些的方块贴上。过3~4日揭下橡皮膏后,重复进行,坚持至鸡眼彻底治好为止。

● 功 效

软结蚀疣。用于治疗鸡眼。

小贴士 ▼

鸡眼的预防:

1. 选择合适、宽松的鞋子,避免造成脚部畸形。

2. 当感觉到脚部某一部位受到挤压和摩擦时,应及时选用鸡眼垫、顺趾器、分趾器、护趾套等足科支具,来减轻摩擦和挤压。

3. 忌用不干净的刀剪,以防感染。勿自行将鸡眼或厚茧去除,糖尿病患者尤其勿自行处理厚茧或鸡眼,以避免恶化。

4. 经常泡脚:坚持养成每天晚上热水泡脚的习惯,以软化鸡眼和脚垫。

5. 要经常清洗脚部,不要不洗脚。

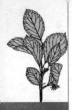

食物中毒
仙鹤草止血解毒

养生小课堂

食物中毒在生活中虽然发生的概率不高，但因其危险性较高，老年人应掌握一些紧急处理方式及日常护理。食物中毒包括细菌性食物中毒、化学性食物中毒（如农药中毒）、动植物性食物中毒（如木薯、扁豆中毒）、真菌性食物中毒（毒蘑菇中毒）等。食物中毒的表现为在短时间内，吃某种食物的人单个或同时发病，以恶心、呕吐、腹痛、腹泻为主，往往伴有发热。严重的还会发生脱水、酸中毒，甚至出现休克、昏迷等症状，救治不及时会危及生命。

发生食物中毒后，可以采取的应急措施有这几种：①饮水，立即饮用大量干净的水，对毒素进行稀释；②催吐。用手指压迫咽喉，尽可能将胃里的食物吐出；③封存。将吃过的食物进行封存，避免更多的人受害。

除了及时采取抢救措施外，还可以用民间偏方治疗食物中毒。仙鹤草在民间偏方里常用于食物中毒的治疗。仙鹤草全草为强壮性收敛止血药，有强心、升血压、凝血、止血、凉血、抗菌等作用，还有涩敛之性，能涩肠止泻止痢。副溶血性弧菌食物中毒者宜用仙鹤草偏方。

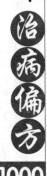

精选治病偏方

杏树皮解杏仁中毒

●配　药　杏树皮60克。

●制用法　将杏树外表皮削去不用，取中间纤维部分，加水200毫升，煮沸20分钟，去渣。饮汁温服。

● 功 效

用治食杏仁过量引起的头痛眩晕、倦怠无力、恶心呕吐、意识不清、呼吸困难、气喘、牙关紧闭。

仙鹤草煎剂

● 配 药 仙鹤草30克。

● 制用法 水煎成100毫升，每日1次，口服。

● 功 效

能解毒杀虫，还可用治疮疖痈肿、阴痒带下等症。

藿香方

● 配 药 鲜藿香适量。

● 制用法 捣汁用开水冲服。

● 功 效

适用于胃肠型食物中毒。

茶叶方

● 配 药 茶叶适量。

● 制用法 浓煎，日服3～4次，每次5～10毫升，辅以一般处理。

● 功 效

治中毒性消化不良。

紫苏方

● 配 药 紫苏15克。

● 制用法 水煎服。

● 功 效

适用于胃肠型食物中毒。

生姜方

● 配 药 鲜生姜1块。

● 制用法 将生姜捣烂，开水冲服或水煎服。

● 功 效

适用于胃肠型食物中毒呕吐者。

川连木香饮

● 配 药 川连、木香各9克，甘草6克。

● 制用法 水煎服，每日2次。

● 功 效

适用于胃肠型食物中毒。

猪骨方

● 配 药 猪、牛、羊骨（任选一种）、白酒各适量。

● 制用法 烧灰，酒调服。

第9章 急症杂症精选偏方——少一份意外，多一份幸福

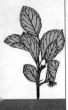

● 功　效

用于食果类中毒。

杨梅酒

● 配　药　杨梅、酒各适量。

● 制用法　浸泡后食用，每次2~3个。

● 功　效

适用于食物中毒脘腹痛。

白酒方

● 配　药　白酒适量。

● 制用法　热饮之。

● 功　效

治误食桐油，吐不止。

蒜头雄黄方

● 配　药　大蒜头1个，雄黄1克。

● 制用法　共捣烂，温开水冲服。

● 功　效

治八目鳗鱼中毒，症见严重出血性腹泻。

楠木治河豚鱼中毒

● 配　药　楠木（二层皮）60~120克。

● 制用法　将上药加水300~600毫升，煎至200~400毫升，1次口服或灌服。

● 功　效

治疗河豚鱼中毒。

南瓜根汤

● 配　药　南瓜根1千克。

● 制用法　煎浓汁饮。

● 功　效

用治河豚中毒。

番薯叶解河豚及菌毒

● 配　药　番薯嫩叶。

● 制用法　将嫩叶捣烂，冲入开水。大量灌服催吐，不吐再灌，待吐出黏液即奏效。

● 功　效

用治误食河豚或毒菌中毒。

无花果叶治鱼蟹中毒

● 配　药　无花果叶（采新嫩叶）适量。

● 制用法　将叶洗净捣烂绞汁。顿服半杯。

● 功　效

用治食鱼蟹中毒。

芦根汤

● 配　药　鲜活芦根150～200克，鲜姜25克，紫苏叶25克。

● 制用法　水煎服。

● 功　效

用治河豚或其他鱼、蟹中毒，腹痛吐泻。

鱼脑石解野菌中毒

● 配　药　鱼脑石（黄花鱼头中之石）、甘草各25克，黑豆50克。

● 制用法　共煎煮成浓汤。尽量多饮。

● 功　效

解野菌毒。

蕹菜解多种食物中毒

● 配　药　蕹菜（别名空心菜、瓮菜、藤藤菜）适量。

● 制用法　将蕹菜洗净，捣烂取汁。大量灌服。

● 功　效

清热，凉血，解毒，利尿。

小贴士

虽然食物中毒的原因不同，症状各异，但一般都具有如下流行病学和临床特征：

1. 潜伏期短，一般由几分钟到几小时，食入"有毒食物"后于短时间内几乎同时出现一批病人，来势凶猛，很快形成高峰，呈爆发流行。

2. 病人中毒表现相似，且多以急性胃肠道症状为主。

3. 发病与食入某种食物有关。病人在近期同一段时间内都食用过同一种"有毒食物"，发病范围与食物分布呈一致性，不食者不发病，停止食用该种食物后很快不再有新病例。

4. 一般人与人之间不传染。发病曲线呈骤升骤降的趋势，没有传染病流行时发病曲线的余波。

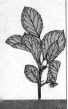

晕车

鲜橘皮可解困扰

养生小课堂

中医认为,晕车的发生多由于先天禀赋不足或后天失养、体质虚弱有关。老年人因体质较为虚弱,也常容易发生晕车的反应。在外出乘车时,应尽量选择靠窗、空气流通的位置,且与行驶方向一致。另外,乘车前不要吃过饱或油腻食物。如果突然发生晕车反应,可用大拇指掐内关穴(前臂屈侧,腕横纹上2寸处,桡侧腕屈肌腱与掌长肌腱之间),可以缓解晕车的反应。

还可以用风油精帮助缓解晕车。乘车途中,将风油精搽于太阳、神阙(肚脐)或风池穴(位于人体项部,当枕骨直下,胸锁乳突肌与斜方肌上端之间的凹陷处),可防止晕车。

柠檬和柑橘类水果能帮助缓解晕车。晕车初期,口中唾液会增加,唾液进入胃后,会加重恶心的感觉,而橄榄和柠檬所含的鞣酸能中和消化液,使口腔变得干燥,很快消除恶心感。

精选治病偏方

橘皮方

● 配　药　新鲜橘皮适量。

● 制用法　乘车前1小时左右,将新鲜橘皮表面朝外,向内对折,然后对准两鼻孔挤压,皮中便会喷射出带芳香味的油雾。可吸入10余次,乘车途中也照此法随时吸闻。

● 功　效

柑橘类水果特有的精油有提神醒

脑的功效，能缓解晕车症状。

薄荷水

- **配 药** 薄荷适量。
- **制用法** 煎水，晕车前服用。
- **功 效**

薄荷有助于消化，加速胆汁流动，能平息肠痉挛以及胃痛，止住因晕车导致的恶心。

当归水

- **配 药** 当归40克。
- **制用法** 当归放在1升水中煮15分钟左右，过滤后保存在保温瓶里，乘车前饮用1小杯。

- **功 效**

有利于消化，缓解因饱食引起的晕车。

榨菜止晕车

- **配 药** 榨菜适量。
- **制用法** 乘车前，将榨菜作为佐餐小菜食用，也可携带，晕车发作时食用。
- **功 效**

《本草纲目》中记载："榨菜性温，有宣肺化痰之功效，可以利膈顺气。"这也是榨菜能够开胃并减缓晕车症状的缘由。

第9章 急症杂症精选偏方——少一份意外，多一份幸福

小贴士

经常发生晕车的老年人平时应加强锻炼，增强体质，尤其在抗头晕上要下功夫，如多做转头、原地旋转、翻滚等运动，通过这些运动使晕车得到缓解。

睡眠充足也可缓解晕车，因为精神好，可提高对运动刺激的抗衡能力。另外，乘车前不宜过饥或过饱。只吃七八分饱，尤其不能吃高蛋白和高脂食品，否则容易出现恶心、呕吐等症状。还可以买些含咖啡因的饮料喝，如可乐、巧克力，或上车时塞几个咸化梅在嘴里，也可缓解晕车。

脚 气
车前子除湿杀菌

养生小课堂

脚气是由真菌引起的传染性脚部皮肤病，容易反复发作。现实生活中，由于患者的草率处理和错误用药，往往会造成一些并发症的出现。比如有糖尿病的患者免疫力就不好，如果在抓挠痒处时造成破口，就会引起细菌感染。更有甚者还会出现细菌进入血管的情况，从而形成丹毒，也就是俗称的"流火"。如果此时依旧不能彻底治愈脚气，将导致丹毒反复发作，进而造成更加严重的并发症。

从长期的临床治疗效果看，治疗脚气1个疗程至少要4周左右。这是因为杀死真菌后，还会有部分真菌残留，新的皮肤组织长好需要至少4周左右的时间，如果真菌刚被杀死就停药，容易在新皮肤组织上寄生，导致复发。如果更复杂一点，像角质增生比较厚的老脚气，治疗时间应加长，必要时还应用些口服药。

民间一些食疗偏方也有治疗脚气的功效，比如紫菜车前子煎剂，《本经》记载，车前子有"主气癃、止痛，利水道小便，除湿痹"的功效，患有脚气的老年人可常食用。

精选治病偏方

海带煮猪肉

● 配 药　海带、猪肥肉各120克。

● 制用法　把海带浸泡洗净，切丝。把猪肥肉切成薄片，与海带丝共入白开水煮熟，不能放油、盐等调味品。

每日1剂，分2次，于饭后约1小时，将海带丝、猪肉连汤同食。10日为1个疗程。

● 功 效

散瘀润燥。治手足癣。

紫菜车前子煎剂

● 配 药 紫菜、车前子各25克。

● 制用法 水煎。每日服2次。

● 功 效

适用于湿性脚癣。有利湿清热的功效。

赤小豆冬瓜汤

● 配 药 赤小豆150克，冬瓜300克。

● 制用法 加水煎汤服食。每日1剂，2次分服。

● 功 效

清热解毒，利水消肿。适用于治脚气肿痛。

皂荚炖乳鸽

● 配 药 乳鸽1只（约250克），皂荚5克。

● 制用法 乳鸽去肠杂，将皂荚纳入鸽腹内，同煮食。

● 功 效

祛风痰，除湿毒。治脚气。

生地当归煎剂

● 配 药 生地60克，当归15克。

● 制用法 水煎服，也可煎液浸泡患处。

● 功 效

适用于手足癣。

陈酒木香汤

● 配 药 陈酒、木香、干姜各适量。

● 制用法 以上材料加水煎。每日服用3次。

● 功 效

治疗脚气。

苦杏仁涂搽剂

● 配 药 苦杏仁100克，陈醋300毫升。

● 制用法 2者放入搪瓷容器内煮沸后，文火继续煮15～20分钟（使药液浓缩至150毫升为宜），冷却后装瓶备用。用时先用温水将足洗净晾干，再涂药液，每日3次。

第9章 急症杂症精选偏方——少一份意外，多一份幸福

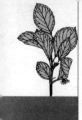

● 功 效

清热解毒，散瘀消肿。适用于脚气有奇痒难忍、搔破流水者。

黄柏明矾泡方

● 配 药 黄柏50克，明矾30克。

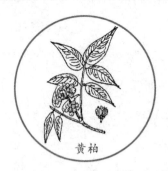

● 制用法 先将黄柏研碎，加水煮15分钟成500毫升药液，滤渣后，再加入明矾，趁热泡患部。每日2次，每次20～30分钟。

● 功 效

适用于手癣和脚癣。

米醋泡脚方

● 配 药 米醋一斤。

● 制用法 将醋倒入洗脚盆内，加温水浸泡或浸洗，每日2次，每次约1小时。

● 功 效

此方消炎杀菌，可治脚气，又简单，见效又快，轻者四天根治。

复方藿香洗剂

● 配 药 藿香25克，生大黄2克，黄精、明矾各10克，白醋500克。

● 制用法 以白醋浸泡上药24小时，经煮沸冷却后，将患部浸洗3～4小时。用药期间，5天内不用肥皂或接触碱性物质，连续使用2剂。

● 功 效

治脚气。

独活茱萸酒

● 配 药 独活、山茱萸、天门冬（天心）、黄芪、甘菊花、防风、天雄（炮裂）、侧子（炮裂）、防己、白术、茯苓、丹参、牛膝各120克，枸杞、贯众各90克，生地黄240克，生姜180克，磁石300克（绵裹），白酒10～15升。

● 制用法 将以上诸药各切薄片，以绢袋盛之，置于容器中，投入白酒密封浸泡约1周后启封取用。每日2～3次，每次服10～20毫升。

● 功 效

祛痰止咳，疏风止痒。适用于咳嗽，兼治疝、脚气。

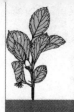

小贴士

脚气患者多食这几种食物：

1. 米皮糠：米皮糠含有极为丰富的维生素B_1。《千金翼方》里记载其"治脚气病常作，米皮糠五升，以水一斗，煮取七升，去滓，煮米粥常食之，即不发。"米皮糠宜与其他谷物搭配食用。

2. 小麦麸：又称麸皮、小麦皮。《药物图考》中说小麦中含有一种生物素，有和缓神经的功效。现代医学证实，小麦皮中含有多量的维生素B_1，有防治脚气病、末梢神经炎的作用。

3. 豌豆：脚气病患者均宜食用，宋代《圣济总录》中早有豌豆"治脚气病抬肩喘"的记载。相似于湿性脚气病的气促现象，可经常用青豌豆煮熟淡食。

醉 酒
喝蜂蜜水，酒后不头痛

养生小课堂

酒有一定的营养价值，老年人适量饮酒对身体有好处。它含有人体需要的氨基酸、维生素等营养素，如啤酒含有17种氨基酸和12种维生素，有"液体面包"之称。但是如果过度饮酒就会伤肝伤身，增加身体的负担。如果一次大量饮酒，会造成急性酒精中毒。因为短期内摄入大量乙醇会增加肝脏的氧气消耗，使肝脏组织缺氧而致小叶中心型坏死，这是乙醇肝毒性的特征

第9章 急症杂症精选偏方——少一份意外，多一份幸福

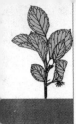

表现。另外，醉酒还表现为中枢神经兴奋、共济失调或昏睡、昏迷症状。醉酒后所产生的效应也让人十分痛苦，比如头痛、恶心、口渴与昏眩等症状。

蜂蜜水可缓解醉酒后的不适。蜂蜜中含有一种特殊的果糖，可以促进酒精的分解吸收，减轻头痛症状，尤其是红酒引起的头痛。另外，蜂蜜还有催眠作用，能使人很快入睡，第二天起床后也不会头痛。

精选治病偏方

乌梅方

● 配 药 乌梅30克。

● 制用法 煎水，频服。

● 功 效

乌梅性味酸、涩、平，有敛肺、涩肠、生津之功效。

五味子解酒方

● 配 药 五味子20克。

● 制用法 水煎饮，频服可解酒。

● 功 效

五味子性味酸、甘、温，有敛肺滋肾、生津敛汗、涩精止泻之功。可用于解酒。

葡萄治酒后反胃

● 配 药 新鲜葡萄适量。

● 制用法 饮酒或酒后食用。

● 功 效

葡萄中含有丰富的酒石酸，能与酒中乙醇相互作用形成酯类物质，达到解酒目的。

桑葚方

● 配 药 鲜桑葚150克。

● 制用法 鲜桑葚捣汁饮用。

● 功 效

桑葚性味甘、微寒，具有滋阴补血、润肠作用。

高良姜方

● 配 药 高良姜15克。

● 制用法 水煎服。

● 功 效

高良姜性味辛热，有温中止呕、散寒止痛之功。可用于饮酒太过，身寒呕逆。

白茅根方

- 配 药 白茅根30克。
- 制用法 水煎服。
- 功 效

　　白茅根性味甘寒，有凉血止血、清热利尿作用。可解酒毒。

竹茹治酒后头痛

- 配 药 竹茹15克。
- 制用法 水煎服。
- 功 效

　　竹茹性甘微寒，有清热化痰止呕作用。

蜂蜜柠檬水

- 配 药 柠檬2个，蜂蜜300克。
- 制用法 柠檬洗净切片，去籽后取广口瓶，放一层柠檬进去，倒入适量蜂蜜，以刚刚没过放入的柠檬为佳，重复上述步骤，直至将柠檬用完。密封放进冰箱冷藏24小时，即可取出冲饮。
- 功 效

　　柠檬蜂蜜水有滋润和营养的作用，柠檬富含维生素C、维生素B_1、维生素B_2等，能补充因醉酒消耗的营养素。

小贴士

1. 醉酒后不要吃退热药。醉酒后服用退热药（羟苯基乙酰胺）会产生有毒物质，导致肝脏发炎甚至永久性损伤。

2. 不要大量喝咖啡。咖啡因是一种利尿剂，酒后大量喝咖啡会导致身体缺水加剧，感觉更糟糕。建议：多喝红茶，第二天多喝水，可起到提神作用。

3. 不要剧烈运动。不提倡酒后锻炼，酒精具有利尿作用，醉酒后体内水分流失更多，容易发生脱水。此时再锻炼则会加重脱水危险。建议：最好冲个凉，并好好放松一下。

第9章 急症杂症精选偏方——少一份意外，多一份幸福

尿失禁
枣仁芡实可补脾止泄

养生小课堂

尿失禁是指患者因身体损伤或器官衰老而丧失排尿自控能力。该病可发生于各年龄组的病人，但以老年病人更为常见，其中老年女性病发率比较高。尿失禁是一种严重影响着患者生活的一种疾病，很容易引发尿路感染、湿疹等，还会给患者带来一定的心理打击。

由于尿失禁在老年人身上比较常见，致使人们错误地认为尿失禁是人到老年不可避免的自然后果。事实上，老年人尿失禁的原因很多，其中有许多原因可控制或避免。尿失禁不是衰老的正常表现，也不是不可逆的，通过一些运动锻炼或者治疗是可以避免的。

盆底肌肉康复训练可减少尿失禁的发生。该训练是通过增强盆底肌肉和尿道肌肉的张力，提高肌肉对压力作用的反应性收缩力，从而改善尿道括约肌功能。还可用桂元枣仁芡实汤治疗尿失禁，枣仁能滋养心肝，安神，敛汗；芡实能固肾涩精，补脾止泄，利水渗湿。可治遗精、小便失禁、泄泻等症。《神农本草经》记载芡实为延年益寿的上品，认为其具有"补中、除暑疾、益精气、强志、令耳目聪明"等作用。

精选治病偏方

桂元枣仁芡实汤

● 配药 炒枣仁15克，芡实12克，桂元肉20克。

● 制用法 加水适量，煎煮后取汁，1日服完。

● 功　效

此方具有养血安神、益肾固精及缩尿的功效。

枸杞大枣蛋

● 配　药　鲜鸡蛋2个，枸杞子20克，大枣4枚。

● 制用法　共放入砂锅内加水煎煮。蛋熟后去壳，放回鸡蛋再煮片刻，吃蛋喝汤。隔日1次，连服3次即获显效。

● 功　效

本方适用于年老肾虚之尿失禁。

鸡肠黄酒

● 配　药　鸡肠、黄酒各适量。

● 制用法　鸡肠洗净晒干，炒黄研成粉，用黄酒送服，每次5克，1日3次，服完即愈。忌姜、辣。

● 功　效

治老年性尿失禁。

党参核桃仁汤

● 配　药　党参18克，核桃仁15克。

● 制用法　加适量水浓煎，饮汤食核桃仁。

● 功　效

益气固肾，对老年人肾虚致小便失禁有显著疗效。

葱姜硫黄糊

● 配　药　带须葱白根20克，硫黄15克，鲜生姜2片。

● 制用法　共捣成糊状，睡前用绷带敷于肚脐眼上，次晨取下。轻者1次即愈，重症者3～4次可痊愈。

● 功　效

对尿失禁有效。

三味茶

● 配　药　龙眼肉15克，炒酸枣仁12克，芡实10克。

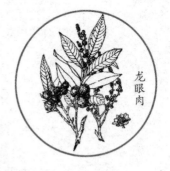

龙眼肉

● 制用法　加适量水煎汁，代茶饮。

● 功　效

有养血安神、益肾固精、缩尿作

第9章　急症杂症精选偏方——少一份意外，多一份幸福

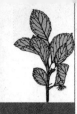

用,可治老年人心阴虚损、心肾不交而致失眠、小便失禁。

人参山药炖羊肉

●配 药 白参10克,山药30克,羊肉200克,葱、姜、调味料适量。

●制用法 先将白参、山药分别洗净后晒干或烘干切成饮片备用;将羊肉洗净,用快刀切成薄片,放入砂锅,大火煮沸,加葱花、姜末,烹入料酒,并加白参、山药片,改用小火煨炖至羊肉熟烂,加少许精盐、味精、五香粉,拌匀,淋入麻油即成。佐餐当菜,随餐服食。

●功 效

对肺脾气虚型老年性尿失禁及夜间多尿者有疗效。

党参苏叶汤

●配 药 党参20克,苏叶10克,陈皮7克。

●制用法 煎煮后取汁,放少许白糖代茶饮,日服1剂。

●功 效

此方具有补肺缩尿、顺气开胸之功效,对肺气虚弱、咳嗽伴有尿失禁的老年患者有较好疗效。

小贴士

尿失禁预防方法:

1. 保持良好的心态。要有乐观、豁达的心情,以积极平和的心态,笑对生活和工作中的成功、失败、压力和烦恼,学会自己调节心境和情绪。

2. 加强体育锻炼。加强体育锻炼,积极治疗各种慢性疾病。肺气肿、哮喘、支气管炎、肥胖、腹腔内巨大肿瘤等,都可引起腹压增高而导致尿失禁,应积极治疗该类慢性疾病,改善全身营养状况。同时要进行适当的体育锻炼和盆底肌群锻炼。最简便的方法是每天晨醒下床前和晚上就寝平卧后,各做45~100次紧缩肛门和上提肛门活动,可以明显改善尿失禁症状。

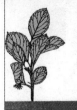

脱 发
首乌固精气，留住"烦恼丝"

第9章 急症杂症精选偏方——少一份意外，多一份幸福

养生小课堂

脱发是指头发非生理性脱落的一类疾病，包括斑秃、脂溢性脱发等疾病。其中，斑秃是一种头发突然成片脱落、头皮鲜红光亮、无明显自觉症状的慢性皮肤病，相当于中医的"油风"；脂溢性脱发是指在头皮脂溢性皮炎的基础上发生的头发细软、稀疏、脱落，中医称之为"发蛀脱发"。传统医学认为，脱发的基本病机为风盛血燥，气血亏虚，精血不足，气血瘀滞而致发失所养，宜用首乌汤治疗。

精选治病偏方

首乌鸡血藤汤

●配 药 何首乌、鸡血藤、胡桃肉、大胡麻各20克，全当归、枸杞子、侧柏叶、黄精、楮实子各15克，冬虫草、炙甘草各10克。

●制用法 每日1剂，水煎，分2～3次口服。半个月为1个疗程。

●功 效

乌须发，固精气。主治脱发。

首乌汤

●配 药 制首乌24克，熟地、侧柏叶、黄精各15克，枸杞、骨碎补各12克，当归、白芍各9克，大枣5枚。

●制用法 水煎服，早、晚服用。

●功 效

乌须发，固精气。治脱发。

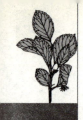

透骨草汤

●配 药 透骨草45克。

●制用法 日服1剂,水煎,先熏后洗头,熏、洗各20分钟,洗后勿用水冲洗头发。连用4~12天。

●功 效 祛风除湿,活血祛瘀。治脂溢性脱发。

干地黄丸

●配 药 干地黄、山药、枸杞子、女贞子、桑葚子各60克,神曲、蚕砂各30克。

●制用法 研成细末,炼蜜为丸,每丸重9克。每日早、晚各服1丸,开水送服。

●功 效 滋肝益肾,凉血熄风。用治斑秃。

苣胜子煎剂

●配 药 苣胜子、黑芝麻、桑葚、川芎、酒当归、甘草各9克,菟丝子、首乌、白芍各13克,炒白术16克,木瓜6克。

●制用法 水煎服,每日1剂。

●功 效 养阴补血,乌须生发。用治斑秃、脱发。

榧子液

●配 药 榧子3枚,胡桃2个,侧柏叶30克,雪水适量。

●制用法 将药共捣浸雪水梳头。

●功 效 补肾,乌发。适用于肾虚型脱发。用后头发不脱落,而且光润。

侧柏叶水

●配 药 侧柏叶、椿油各适量。

●制用法 将侧柏叶阴干研细,以椿油浸之。每朝蘸刷头,头发长出后,用猪胆汁入汤洗头。

●功 效 止脱发。适用于妇女脱发。

生发煎

●配 药 桃仁、红花、赤芍各9克,川芎5克,当归须10克,麝香0.3克,生姜2片,大枣7枚,葱白3根,黄酒250毫升。

●**制用法** 黄酒加适量水，将药倒入浸泡1小时后煎，煮沸后再煎25分钟，去渣，滤取药汁300~500毫升（如有麝香可加入0.03克，再煮10~15分钟后服），每日煎服2次。

●**功　效**

活血化瘀，透络通窍。用治脂溢性脱发、斑秃。

四味生发酒

●**配　药** 当归、党参、北芪各1份，何首乌3份，50度白酒10份。

●**制用法** 上药按比例浸泡1周后使用。每日4次，每次20毫升空腹服，一般用2个月左右；同时将药酒外擦患处，1日2次，配合治疗。少洗头发，或用清水洗头。

●**功　效**

活血补血，补肾气虚、肺气虚。主治气血虚型斑秃。

小贴士 ▼

多吃碱性食物，如蔬菜和水果，能缓解脱发的烦恼。掉头发及头发变黄的因素之一是血液中有酸性毒素，原因是体力和精神过度疲劳，长期过食纯糖类和脂肪类食物，使体内代谢过程中产生酸毒素。肝类、肉类、洋葱等食品中的酸性物质容易引起血中酸毒素过多，所以要少吃这些食品。

绿色蔬菜如菠菜、韭菜、芹菜、圆辣椒、绿芦笋等，能美化皮肤，有助于黑色素的运动，使头发永葆黑色，并且，由于这些蔬菜中含有丰富的纤维质，能不断增加头发的数量。

第9章　急症杂症精选偏方——少一份意外，多一份幸福